ハーバード式
大人のADHD
パーフェクトガイド

クレイグ・サーマン Craig Surman
ティム・ビルキー Tim Bilkey
カレン・ウェイントラーブ Karen Weintraub
［著］

福西勇夫・福西朱美［日本語版監修］
村木美紀子［訳］

**FAST MINDSを持っているあなたへ——
誰にでも役立つ、成長しながら生きるコツ**

法 研

FAST MINDS : *How to Thrive If You Have ADHD*
(Or Think You Might)

by
Craig Surman, M.D., Tim Bilkey, M.D., with Karen Weintraub

Copyright © 2013 by Harvard University
Japanese edition supervised by
Isao Fukunishi, Akemi Fukunishi
Translated by Mikiko Muraki

First published 2015 in Japan by Houken, Corp.
Japanese translation rights arranged
with Harvard Health c/o Books Crossing Borders, New York
through Tuttle-Mori Agency, Inc., Tokyo

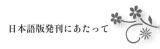

日本語版発刊にあたって

医療法人社団真貴志会・南青山アンティーク通りクリニック
福西勇夫、福西朱美

　本書は、成人期ADHD（注意欠如・多動性障害）に関する翻訳本ですが、ADHDという名前は、同じ心の病でもうつ病ほど有名ではないかもしれません。しかしながら、現在では20人から25人に1人はADHDであるという疫学的な調査報告があります。このことはADHDがまれな病気ではないことを示しており、世界にはADHDで苦しんでいる方が大勢いることになります。私たちは精神科臨床を通じて、成人期ADHDの人たちを診療する機会がありますが、自分がADHDであることに気づかずに日々の生活を送ってきたという方も少なくありません。

　ADHDは子どもに起きる発達障害の一つです。幼稚園児や小学校低学年の児童たちにおいて、知的レベルは問題ないのですが、集団行動ができない、遊び道具などの片付けができない、授業中に席を離れてうろうろする、落ち着きがなくキョロキョロする、学校の提出物をよく忘れるなどの問題行動に端を発し、ADHDが見つかることがあります。知識と経験さえあれば、比較的容易に子どものADHDを見つけることができるかもしれません。ところが、多動性や衝動性がさほど顕著でなく、不注意の症状がその中心であり、しかもそのレベルが重度でない場合、ADHDであることが発見されないまま成人になることもあります。本書が取り扱っている成人期ADHDの患者さんには、そういう人たちがたくさんいます。

　例えば、社会人になって、上司から「何度同じ注意をしても一向に改善されない」「ケアレスミスが多くて仕事を安心して任せられない」などと叱責され、その繰り返しの結果、仕事に自信をなくしてうつ状態に陥った

り、「また注意されるんじゃないか？」と予期不安が生じ、パニック発作を頻繁に起こすまでになったり、何度も確認行為を行うため円滑に仕事ができない状態になったりして、うつ病、不安障害、あるいは適応障害のクライアントとして精神科や心療内科を受診することもあります。また、受診したのはいいのですが、ベースにADHDが存在することが見落とされ、うつ病、不安障害、適応障害などの治療に終始するといったこともあるように思います。

　クライアントがADHDに特徴的な不注意、多動性、衝動性に関する症状を直接的に訴えてくれれば、診断は容易かもしれませんが、多動性や衝動性が比較的軽く、職場などで繰り返される不注意などの症状から二次的に生じた抑うつや不安がその中心的な症状である場合、ADHDの存在が隠れて見えづらくなっていることがあります。現代社会では"仕事に十分に適応できない人"、"うつ病になって会社を休んでいる人"が増えているようですが、その根底にADHDが存在していないか常に考えないといけない時代になっていると言えます。

　ここ数年、思春期の子どもを持つお母さんが、わが子の行動を細かく観察し、自分の子どもがADHDではないかと疑ってクリニックを受診されるケースが増えている印象があります。ADHDとしては決して重度ではなく、比較的軽度のレベルのように思いますが、成人期まで持ち越されない段階でADHDと診断し治療を始めることができるならば、医療者の立場からすれば大変好ましいことと言えます。

　また、アルコール、薬物、買い物などに対する過度のアディクション（嗜癖）で悩む方々のなかに、その根底に存在する激しい衝動性から成人期ADHDを発見し、ADHDの薬物治療を行って奏効したケースも少なくありません。このことは、精神医療の現場には、未治療の成人期ADHDの方が相当数存在する可能性があることを示唆しています。

　次にADHDの治療に目を向けると、ADHDでは薬物治療が非常に有効であるように思います。ここ数年の間に成人期ADHDの治療薬として保

険適応のある薬剤がわが国でも登場し、ADHDで苦しむ方々に多大な恩恵をもたらしています。都心の一クリニックにおける私たちの臨床経験にしか過ぎませんが、数百人の成人期ADHDの方々に薬物治療を行ったところ、その70〜80％の方々では効果があったことが確認できています。その一方で、ADHDに対する認知行動療法などの薬物以外の治療法も普及しつつあります。私たちのクリニックでは、カウンセリングスタッフが、成人期ADHDの方々に対して、認知行動療法的な介入に加え、職場や家庭などで生じる悩みに関しても十分に時間をとって心理相談を行い、精神的な葛藤や苦悩を少しでも軽減できるように努力しています。

しかしながら、それらは医療機関やカウンセリング施設などで行う方法であり、成人期ADHDで苦しんでいる方々が自ら学び、ADHDに関連した悩みを解決するための実用的な書籍は多くはないように思います。確かにわが国でもADHDに関する書籍は数多く出版されていますが、そのほとんどは「ADHDという発達障害に関する解説」が中心となっていて、成人期ADHDの方々が「日々どのように対応していくべきか」をわかりやすく説明した一般書は、まだまだ少ないのが実情です。本書が米国で出版されたのは2013年ですが、時代的なニーズに答えた一般向けのガイドブックであり、各方面で高く評価され、ベストセラーとなっています。

もちろん本書はあくまでも米国人向けに書かれたものであり、日本人のパーソナリティや社会的背景にフィットしていない点が散見されるかもしれません。しかし、本書をヒントにしていただき、個々の方々に適した対処法を模索するうえでは、非常に役立つ内容であると確信しています。

最後に、本書の著者について、簡単ではありますが述べさせていただきます。

著者の一人であるクレイグ・サーマンは、現在はハーバード大学のAssistant Professorであり、同大学の最大の関連病院であるマサチューセッツ総合病院で成人期ADHDの診断および治療を専門的に行っている精神科医です。彼はその臨床経験を通じて、ADHDの症状を、その頭文

字をつなげて"FAST MINDS"（はやる心）という新しいネーミングで紹介しています（くわしくは16ページをご覧ください）。そして、FAST MINDSを持つ方々に対して、より意義のある人生のあり方を提言しています。オリジナリティに溢れた本書は全米で人気を博しています。彼の父、オーウェン・サーマンもマサチューセッツ総合病院で精神科臨床を行うハーバード大学のAssociate Professorであり、最近ではボストン市内を流れるチャールズ川を挟んで、マサチューセッツ総合病院と向かい合うマサチューセッツ工科大学においても教鞭を取ることがあるそうです。親子二代にわたり、さまざまな心の病に向き合ってきたと言えます。

　私たちが彼ら親子に初めて出会ったのは1999年であり、すでに15年の月日が経ちました。この間に私たちはほぼ毎年訪米してきました。著者の父オーウェン・サーマンは4度来日するなど親日家でもあります。昨年、私たち家族が米国ボストン市に立ち寄った時に、長男のクレイグが本書のオリジナル版を出版したことを知らされました。サーマン親子との15年に及ぶ親交のなかで息子クレイグと初めて出会った頃は、彼はまだ医学生でした。その時は、若くして全米ベストセラーになる本書を執筆するような精神科医になるとは考えもしませんでした。しかも、私たちが彼の翻訳本の監修者として、今ここで「前書き」を書いているという状況は、いまだに信じ難い気がします。

　本書を監修する機会を得たことは、私たちにとってこれ以上の喜びはないように思います。本書の出版に際して、版権の取得に始まり細部の校正に至るまで多大な御尽力を賜りました法研編集部の市田花子さん、横田昌弘さんには心より深謝申し上げます。また、翻訳をしていただいた村木美紀子さんにも、ここに深く御礼申し上げます。

　なお、本書「ハーバード式FAST MINDS」の実践を一人で行うことが難しく、カウンセラーと一緒に二人三脚で行いたい方は、気軽にご相談していただければ幸いです。

平成27年1月

成長する機会を与え、共感する力を授けてくれた両親、看護師の母レズリー・アン・ハンバー・サーマンと、医師の父オーウェン・スタンリー・サーマンに
　CS（クレイグ・サーマン）

私たちの仕事すべてにおいて計り知れないサポートと創造性をもって対処してくれたホリー、そして、私たちが本書を執筆するきっかけとなり、今も刺激を与え続けてくれている息子のジョーディーに
　TB（ティム・ビルキー）

自らのチャレンジとユーモアに忠実なリタ、そして元通りに片付いたダイニングルームをついに取り戻した私の家族に
　KW（カレン・ウェイントラーブ）

私たちを信用して自らの経験を分かち合い、本書で紹介するさまざまな原則を教えてくれた多くの人々に
　CS, TB, KW

謝辞

　本の制作には常に多くの人が関わるもので、表紙に名前を紹介されている人よりもはるかに多くの方々のご尽力の賜物であると言えます。本書では特に以下の方々に多大なる協力をいただきました。本書の編集者であるHarvard Health Publicationsのジュリー・シルバー博士とBerkley Publishing Groupのデニス・シルベストロ、代理人を務めてくれたリンダ・コナー、また、ビルキー研究室のリサーチ・コミュニケーション・オフィサーのデイヴィッド・エムスリーとホリー・ビルキーは、FAST MINDSの完成に至るまでの各工程で支援してくれました。ジョーディー・ビルキーは広範にわたる情報を提供し、内容を批評してくれました。

　また、広報を担当してくれたレスリー・ウォルフェ・アリスタを始め、ナタリー・ラム、メレディス・ジョーダン、グラフィックアーティストのスコット・レイトンほか、Berkley Publishing GroupとHarvard Health Publicationsのスタッフの皆様にもお礼申し上げます。

　本書は、成人における注意欠如・多動性障害（ADHD）についての理解を深め、治療法の開発に尽してきた多くの先導的な専門家による功績に深く根ざしています。それらの偉大な先駆者たち、そして私たちを指導し協力してくださった多くの同僚や諸先生方に心からの敬意を表します。特に、マサチューセッツ総合病院ADHD臨床研究プログラムのスタッフその他の資源からは多大な恩恵を授かりました。

　最後に、いつも私たちを支えてくれた家族、そして実名は記載していませんが、自らの体験を分かち合い、本書で紹介することに合意してくださった皆様に心からのお礼を申し上げます。

日本語版発刊にあたって　3
序文　14
はじめに　16

パート1　FAST MINDSを理解する

第1章　FAST MINDSとは？ ……………………………… 22

　FAST MINDSの説明　25
　FAST MINDSのさまざまな側面　30
　あなたにできること　35
　　医師がADHDを診断する際に参考にする情報　36
　ジェームス：変化することを学ぶ　38
　考える練習　40

第2章　あなたのFAST MINDSに耳を傾ける ………… 43

　人生の中での変化　46
　性別による差　48
　注意欠如という言葉による誤解　49
　　FAST MINDSは、ヒトが進化を遂げる過程で有利に働いた　51
　脳の機能　52
　異なる技術、異なる問題　53
　ティーガン：三つの役割を持つ　54
　FAST MINDSを他の病気と区別する　56
　エディー：本当に大切なものに集中することを学ぶ　59
　　もしあなたの大切な人がFAST MINDSを持っていたら　60
　あなたにできること　61
　フローに集中する　61

第3章　FAST MINDSを持っていたから実現できた …… 65

　自分自身を責める心とは　67
　悲しみ　69
　自分を責めることから自分を肯定することへ　70
　認知行動療法　72
　　もしあなたの大切な人がFAST MINDSを持っていたら　72
　あなたにできること　73
　マリア："熱くなった考え"をクールダウンする　74

考え事日記　76
ジョン：計画的に行動する　81
感情を排出する　82

パート2　FAST MINDS 操作マニュアル

第4章　前頭葉チェックリストを使う …………………… 86
行動を計画し管理する　86
　ADHDは感情的な行動に影響するか？　89
ゲリー：ポップコーン現象と仮想的な注意散漫　90
　もしあなたの大切な人がFAST MINDSを持っていたら　93
あなたにできること　94
作業に意味を持たせる　95
実行可能なステップに分解する　98
プランニングシステムを使う　100
　内的な注意散漫を管理する　104
FAST MINDSとマインドフルネス認知療法　107
　外的な注意散漫を管理する　109
あなたにとって気が散る対象を知ろう　112

第5章　あなた自身の社長になる ………………………… 116
実行機能の管理者　118
あなた自身の秘書になる　119
決定的瞬間　124
　ワーキングメモリの働き　126
重荷を背負いすぎる、気が滅入る　127
　もしあなたの大切な人がFAST MINDSを持っていたら　128
あなたにできること　129
決定的瞬間を管理する　130
マイケルとネイト：見つける―そして実行する―決定的瞬間　131
決定的瞬間の考え方　136
第二の脳　137
効果的な習慣を身につけるためのチェックリスト　139
　良い"しくみ"を構築するための心得　140

第6章　「Just Do It」はやめよう。まず考えてみる …… 145
FAST MINDSはなぜ衝動的になりがちなのか　147
事前に考える（文章、Eメール、ブログなど）　149
　感情のコントロール　150

操縦の難しさ——"複数の作業"の間を行き来する　　151
　　不健康な習慣　　152
　　ウーゴ：さまざまな衝動的行動　　154
　　　　もしあなたの大切な人が FAST MINDS を持っていたら　　155
　　あなたにできること　　156
　　考え事日記　　158
　　ゾエ：一呼吸おくことを学ぶ　　165
　　一時停止ボタンを活用する　　167
　　　　衝動的な決断を回避する　　170
　　衝動性の決定的瞬間とその時に行う習慣　　170

第7章　あなたに最適な場所、最適な生き方を見つける　　172

　　身につきにくい習慣　　173
　　継続する：習慣の重要性と正しい刺激　　175
　　報酬の設定と ADHD　　177
　　ジョン：正しい習慣を見つける　　179
　　あなたに適したしくみを作る　　180
　　　　もしあなたの大切な人が FAST MINDS を持っていたら　　182
　　あなたにできること　　183
　　頻繁にご褒美を与えよう　　184
　　新しい習慣を身につける　　185
　　どこに新しい道を作る必要があるかを理解する　　191
　　あなたにとって最適な環境を見つける　　194

第8章　気分よく、機能よく　　197

　　脳はどのようにして新しい習慣を形成するか　　198
　　健康維持の基本　　200
　　何が必要？　その理由は？　　201
　　心の健康と健康的なパターン　　207
　　健康維持のための決定的瞬間　　208
　　　　もしあなたの大切な人が FAST MINDS を持っていたら　　209
　　あなたにできること　　210
　　自分の健康管理法を改善する　　211
　　FAST MINDS 24 時間サイクルレビュー　　215
　　習慣を改めるためのブレーンストーミング　　217
　　　　健康的な習慣を身につけやすくするために　　219
　　毎日をより健康的に　　224

第 9 章　人に理解してもらう　　228

　社会性と ADHD　　230
　マイケル：適切な受け答えを目指す　　232
　オリビア：軌道修正を図る　　233
　人に ADHD であることを伝える　　234
　職場でいつ話すか　　235
　家族や友人にいつ話すか　　237
　タズ：友だちを見つける　　238
　ずっとベストフレンドで　　239
　あなたがあなた自身のベストフレンドになる　　241
　シャーロット：違いを受け入れる　　243
　　もしあなたの大切な人が FAST MINDS を持っていたら　　243
　あなたにできること　　246
　効果的なコミュニケーションとは？　　246
　感情的なコミュニケーションをコントロールする　　247
　効果的な人間関係を築く　　248

パート 3　あなたが望む生活を築く

第 10 章　薬物療法から最大の効果を得る　　254

　十分に説明を受けた上で選択する　　257
　ADHD 治療薬が有効性を示すメカニズム　　259
　薬の安全性　　260
　　研究スポットライト　　262
　治療薬の種類　　262
　マーシャル：最適な治療薬を最適な用量で　　264
　　錠剤、カプセル、パッチ　　265
　副作用を管理する　　266
　　カフェインと ADHD　　267
　マーシャル　　269
　　もしあなたの大切な人が FAST MINDS を持っていたら　　270
　あなたにできること　　271
　科学者になった気持ちで　　271
　お薬にもお休みを　　275
　　知っておくべき大切なこと：処方医と共に取り組む　　276

第 11 章　他の治療法　　280

　認知行動療法（CBT）　　283

計画的に行動するためのコーチング　283
　　マインドフルネスを身につける　285
　　ゾエ：瞑想に熱中しすぎ？　286
　　専門家や患者団体から支援を得る　286
　　さまざまな学習機会　288
　　計画的な行動に関する本やセミナー　289
　　　治療法の効果をどう評価するか　289
　　何を食べるか　291
　　天然由来成分や栄養補助食品　293
　　脳のエクササイズ　295
　　体の健康　296
　　　専門家の支援を受ける際に考慮すべきこと　297
　　これらの方法を実際に試してみる　297

第12章　成長しながら生きていく　302

　　あなたのFAST MINDSをコントロールする　305
　　カルロ：毎日着実に歩む　307
　　変化を管理する　312
　　探求は続く　314
　　成人期ADHDで成功するためのFAST MINDSピラミッド　316

付録

　　A　各章の要約とワークブック　318
　　B　考え事日記　332
　　C　FAST MINDS 追跡チャート　335
　　D　FAST MINDS 24時間サイクルレビュー　337
　　E　FAST MINDS 決定的瞬間プランナー　339
　　F　成人期のADHDの自己記入式症状チェックリスト　341

参考文献一覧　344
著者・監修者・訳者紹介　358

装丁：林 健造／編集協力：村瀬次夫／本文DTP：(株) RUHIA

FOREWARD
序文

　私の名前はホーウィー・マンデル。俳優、コメディアンですので、ご存じの方もいらっしゃるでしょう。しかし、おそらくあなたがご存じないのは、私がADHDを患っているということです。子どものころからそうだったのだと思いますが、診断されたのは大人になってからです。

　幼少の頃、学校ではADHDによる衝動的な態度でよく面倒を起こしていました。その時、私はそれが病気によるものだとは思ってもみませんでした。

　大人になると、この症状をなんとかすることができないかと治療法を探しました。そしてADHDと診断されたのです。ADHDは病気だと思っていない人も多くいますが、大人でもADHDという病気が確かに存在するということを知っていただくため、私は活動しています。

　私が今まで人生を歩んできた中で、じっと座って本を読むことや、普段の会話の中で集中して話を聞くことはとても難しいことでした。衝動性のために学校を退学になったほどで、その結果、学校で勉強を続けることはできませんでした。私にとって自分の行動をコントロールするのはとても難しいことだったのです。ADHDは授かりものであると言う人もいますが、もしそうなら私はそれをお返ししたい。たとえショービジネスでの成功をすべて投げだしたとしても。

　私はこの病気について人々に理解してもらい、もし自分に何か思い当たる症状を感じたなら、すぐに助けを求めることを恐れないでいただきたいのです。

　自分はADHDを持っているかもしれないと思っている方々へのアドバ

イスは、かかりつけの医師にこの領域の専門家を紹介してもらい、診察を受けることです。薬による治療は最終目的でも唯一の治療法でもありませんが、助けになる場合があります。コーチングやセラピーも役立ちます。

ホーウィー・マンデル

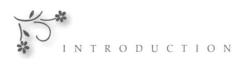

INTRODUCTION
はじめに

　あなたは『FAST MINDS』（原題）と名付けられたこの本を手に取られました。あなたの目に留まったのですね。これはなんだろうと興味があるわけです。FAST MINDSとは、100年以上にわたり知られている医学的な状態を特定するために私たちが使っている頭文字です。成人のおよそ4％がこの症状を持っている可能性があります。また、診断のつく程度の症状を持っていなくても、特徴として持っている方は多くいらっしゃいます。

　FAST MINDSは以下の言葉の頭文字を示しています。

Forgetful	忘れっぽい
Achieving below potential	力を発揮できない
Stuck in a rut	行き詰まりがち
Time challenged	時間に追われる
Motivationally challenged	意欲がない
Impulsive	衝動的
Novelty seeking	新し物好き
Distractible	注意散漫
Scattered	散らかしがち

　もしこれらの特徴の多くに心当たりがあるなら、注意欠如・多動性障害（Attention Deficit Hyperactivity Disorder：ADHD）という名前の病気を持っている可能性があります。この本は、ADHDと診断されていなくても、これらADHDの特徴、すなわちFAST MINDSを持っている人々

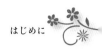
はじめに

すべてを対象に書かれたものです。

　あなたがご自身のためにこの本を手に取られたのか、あるいは、あなたの大切な人を心配しているのかによらず、私たちは、このような特徴を持つ人が物事に集中できるよう、そして、落ちつきのなさや衝動的な行動をうまくコントロールして、より良く暮らせるようお手伝いしたいと思います。この本で紹介する対処法やエクササイズによって、読者の皆さんが、ご自身に合った取り組み方を見出し、利用できる手段や専門家の助言を最大限に活用して、自信を持って生活していただけるよう願っています。

　私たちは、過去15年間にわたり、FAST MINDSの苦労を乗り越え、今ではご自身の生活をコントロールすることに成功しておられる数千人にもおよぶ人々と共にこの問題に取り組み、多くを学んできました。専門的な研究によって、成人のADHDについて、新たな知見が明らかになってきています。しかし、科学が進歩してきている今でも、成人のADHDの人々、また、その特徴の一部を持っておられる多くの人々は、対処できることがあるということを知らずに苦労されています。

　ADHDやFAST MINDSをもつ成人の多くが、治療法を得ていないもう一つの理由は、ADHDの症状はとても多岐にわたっているので、同じ診断を受けた人が二人いたとしても、その症状はまったく異なる場合があるからです。また、ある問題にはうまく対処できている人でも、別の問題にはとても苦労しているということもあります。

　高校時代はさほど苦労していなかったのに、大学や大学院ではまったくうまく行かなくなってしまうという場合もあります。また、未成年の頃は困らなくても、大人になって仕事、子育て、家事、結婚など同時にいろんなできごとがふりかかってくると苦労する方もいらっしゃいます。

　この本は、これらのFAST MINDSで苦労しておられる皆さんを対象に書かれています。既にADHDと診断されている人、もしくはADHDを持っているかもしれない人、あるいは、自分の大切な人がこれらの特徴を持っているのではないかと心配している人、皆さんのためのものです。

　本書は、成人のADHDを正確に理解することで、自分自身を尊重し、

より充実した生活を送っていただくことを目的としています。

　私たちは、ADHDあるいはFAST MINDSの特徴を持つ人には、専門家の診察と治療を受けるようお勧めしています。しかし、もしそうした人々がこの本に書かれていることを事前に行っていたならば、医師やセラピスト、専門コーチから治療や助言を得るだけの場合より、さらに効果が得られます。

　私たちは医師であり、成人のADHDを理解し、その治療法をより良いものにするため今まで尽力してきました。

　ビルキー博士は精神科医で、カナダ・オンタリオ州のクリニックで3,400人を超える患者を診察してきました。そして、最初にFAST MINDSプログラムを開発し、医師たちが成人のADHDについての理解を深め、その診断や治療を行えるように支援してきました。また、ADHDについて世界各地の学会で講演活動を行ってきました。このFAST MINDSプログラムはカナダ家庭医協会（the College of Family Physicians of Canada）から2009年に認定を受けています。

　サーマン博士はマサチューセッツ総合病院の神経精神科医であり、ハーバードメディカルスクール精神科のアシスタント・プロフェッサーです。サーマン博士は、ADHDへの理解を深め、患者の生涯全体にわたる治療法を構築することに貢献した世界的に有名なチームに参加して研究活動を行っています。また、ADHDや、生活の中で自分をコントロールすることに困っている数千人にものぼる成人の治療にあたってきました。サーマン博士の研究によって、ADHDや計画性の欠如が成人の生活にいかに影響するのかという問題について見識が深まり、新しい治療法の開発につながっています。サーマン博士の研究は米国国立衛生研究所から助成を受けており、医薬品や栄養補給製品を開発する企業の顧問、講師、治験責任医師も務めています。また、ハーバードメディカルスクールのみならず、その他世界各地で、これらの症状をどのように特定し治療するかについて、医師に対する教育活動も行っています。

　カレン・ウェイントラーブは科学ジャーナリストで、FAST MINDSの

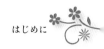
はじめに

特徴を持つ多くの友人や知人がいます。また、神経科学、自閉症やアルツハイマー病、強迫性障害、ADHDなどの病気について多岐にわたり執筆活動を行っています。

　私たちは、人々がFAST MINDSに柔軟に対応しながら前向きに生活していることに刺激を受け、それらの知見を分かち合うためにこの本を書き上げました。本書では、FAST MINDSを持つ人々の声と私たちの専門知識を通して、あなたが日々の生活を過ごす中でご自身が対処できることと、外部からの助けを得る手段の両方をご紹介します。

　これらのアイデアは実在する人々の物語や対処法として紹介していますが、プライバシー保護の観点から個人名や個人情報は伏せています。

　すでに出版されている本の中には、日常がうまくコントロールできているような人を対象としたものがあります。また、読者がすべて共通の問題を抱えていると想定した本もあるようです。私たちは、今までに行われた研究や、私たちと一緒に取り組んできた多くの人々の実体験に基づいて、あなたがご自身にもっとも合った解決策を見出す方法をご紹介します。

　ADHDの治療薬は、脳機能を改善し、FAST MINDSの症状を軽減させることで、ADHDを持つ多くの人々の生活を大きく改善する可能性があります。しかし、必ずしも薬が最善の解決法というわけではなく、また多くの場合それだけでは不十分です。あなたが自分の強みを生かして前向きに日々取り組んでいくことで、より良い生活が送れるようになると確信しています。私たちはあなたのそのような取り組みをお手伝いできると考えています。

　パート1では、日々の生活を困難なものにするFAST MINDSの特徴を生物学的な観点から考察します。

　パート2では、これらの困難をもたらす共通のパターンについて説明し、それらを改善する対処法を紹介します。新しい習慣を身につけようとする時、FAST MINDSがその妨げになる場合があります。したがってパート2では、あなたがどうすれば、最小の労力で最大の効果が得られるか、そして日々の改善を積み重ねていけるか、その方法を見つけ出すお手

伝いをします。
　パート3では、医療とそれ以外の分野で利用できる手段を最大限活用するための具体的な方法をご紹介します。
　もしあなたやあなたの大切な人が、忘れっぽい、力を発揮できない、行き詰まりがち、時間に追われる、意欲がない、衝動的、新し物好き、注意散漫、散らかしがちといった問題に直面しているなら、本書がきっと役に立つと思います。

ティム・ビルキー
クレイグ・サーマン
カレン・ウェイントラーブ

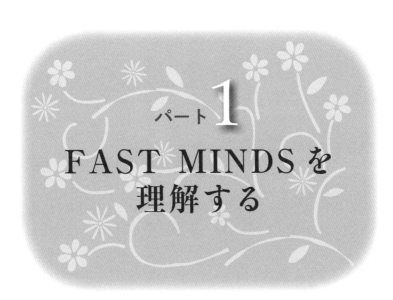

パート 1
FAST MINDS を
理解する

part 1 FAST MINDSを理解する

第1章　FAST MINDSとは？

　ジェームスは、自分の生活がかつてどのようであったのかを、こう語ります。

　ある時、彼は営業会議に出席するために急いで車を運転していました。タバコに火をつけ、車の窓を開けたところで、電話が鳴りました。助手席に山のように積み上がっている荷物のどこかから携帯電話の音が聞こえます。そして、携帯電話を探している間に、タバコはどこかに行ってしまいました。ようやく電話を探し出して、会話をしながら彼はほんの一瞬こう思いました。

　タバコはきっと窓の外に飛ばされていったに違いない。

　数分後、まだ電話で話している最中に、ふとバックミラーを見ると、後部座席から火が出ていました。急いで車を路肩に停め、後部座席からハンバーガーの容器やタバコの空き箱、仕事用の製品見本、焼け焦げた書類などを慌てて外に出し、道端のゴミ箱に投げ捨てました。なんとか火を消し終えた時、ジェームスは今起きたことに笑っていいやら泣いていいやらわからない気持ちになりました。でも、はっきりとわかっていることもありました。それは、自分の生活をコントロールできない自分自身に疲れ切っているということ、そして、何かを変えなければならないということでした。

　"火事"は、彼の人生の中であまりにもたくさん起こっていました。今しがた起きたような現実の火事も、自分の大切なものを失ってしまうようなできごとも。そして彼はついに、自分自身の力だけでは火を消すことはできないと悟ったのです。

第1章　FAST MINDSとは？

　ジェームスは、私たちがFAST MINDSと呼ぶ特徴を持っています。これらの特徴の現れ方は人によってさまざまですが、その主なものには、集中することや行動をコントロールすることが困難である、あるいは、計画的に行動できない、身の回りの整理整頓ができないといったことがあります。

　世界の全成人の25人に1人は、臨床的に診断のつく注意欠如・多動性障害（Attention Deficit Hyperactivity Disorder：ADHD）＊を持っており、これらの症状に向き合っています。ADHDは、小児では数十年前から既に認知されていましたが、ここ十数年の研究によって、ADHDを持つ子どもの半数以上は大人になってもこれらの症状を継続して持っていると考えられるようになりました。

　また、女性ではこれらの症状が見落とされやすいという傾向があります。幼少期には、男子より女子の方がおとなしい場合が多く、男子に多く見られる衝動性や多動が原因で、クラスのトラブルメーカーになることが女子では少ないため、外からは気づきにくいということがその理由の一つと考えられます。私たちの経験によると、ADHDを持つ女性は、物事に集中できない、社会のルールに従って行動できないといった問題に、一人孤独に悩んでいることが多いように思います。

　医療従事者がADHDかどうかを診断する際には、精神科の診断基準に基づいて判断します。他の精神疾患では説明できない、幼少期から続く不注意、衝動性、多動性のいくつかの症状のうち、一定数以上を満たしていて、それらの症状に起因する障害が、学校、職場、人間関係といった生活場面のうち、複数の状況下において生じている場合にADHDと診断されます。

　しかし、これらの診断基準のすべてを満たしてはいない人を私たちは多く見かけます。診断基準の一部のみに合致する人、幼少期以降に症状が出てきた人、他の病気による症状が見られる人、生活の中のある特定の状況

＊この本では、ADHDという言葉は、不注意優勢型、衝動性優勢型、あるいは多動性優勢型において完全な臨床症状を有している場合に使用します。

part 1 FAST MINDS を理解する

でのみ問題が生じるケースなどです。

　この本で紹介する対処法、アプローチ、エクササイズは、ADHDの診断基準に完全に合致しているかどうかにかかわらず、FAST MINDSによる影響を受けていると感じる人なら誰にでも役に立つと考えています。

　一方、ADHDの診断基準をすべて満たしており、医師の診察を受けたにもかかわらず、ADHDと診断されず、治療されることがないまま長期間経過している人も多く見かけます。

　これには、主に二つの理由があると考えられます。一つ目は、ADHDに関する専門知識や治療経験が少ない医師が多いこと、二つ目は、20分程度の通常の診察時間内では、ADHDを診断する上で重要となる日々の行動を十分に理解することが難しいからです。

　私たちがこの本を書いた理由は、自分が経験している症状や特徴がADHDによるものなのかどうか、皆さんご自身が判断できるようになっていただきたい、そして、必要な支援を得るための行動を自ら起こせるようになっていただきたいと思ったからです。

　ADHDの診断は、FAST MINDSに代表される特徴によって起こる障害がある場合にのみ下されます。臨床医がジェームスのような人を診察して、ADHDかどうかを判断する時は、仕事を解雇された、学校での成績が悪いといった、明らかな障害が起きていないかを確認します。しかし、そのような外部環境での結果だけに注目すると、当人の日常生活の生きづらさを見落としてしまいがちになります。

　特に、FAST MINDSによる問題の中でもっとも苦労が大きい注意散漫の問題は見落とされがちです。注意散漫によってし損ねたことを取り返すために、どれだけ多くの時間や労力が使われているか、例えば、日中やり遂げることができなかった仕事を夜遅くまで働いて対処した、締切りのプレッシャーが重くのしかかってきた最後の最後に追い込みでプロジェクトを完成させた、などです。FAST MINDSを持っているにも拘わらず、傍目には何の問題もなく過ごせているような人たちでも、実は、日々の生活を「なんとか乗り越えている」、「今までの経験に基づいてなんとか対処し

第1章　FAST MINDSとは？

ている」という状態なのでしょう。

　十分に準備を整え、自信を持って毎日を積極的に生きることができず、絶え間なくストレスにさらされ、いつも受け身で、期限に追われ、ミスはないか不安でくり返し確認することに時間を費やしているかもしれません。このような努力によって、職場や学校ではなんとか過ごせたとしても、自分自身に使うための時間やエネルギーはほとんど残らなくなってしまいます。このように、FAST MINDSは生活にさまざまな影響を及ぼし、やる気を失い、不安になり、苦痛を感じています。そして、そうした彼らの日常の労苦を知る人は、ごく身近なほんの数人だけということも多いのです。

　私たちは、FAST MINDSによって生じる具体的な問題と、その解決のための行動をFAST MINDSを持つ人が自ら見出せるようになってほしいと願ってこの本を書きました。ADHDの専門家はそれほど多くはいません。ですので、皆さんに自分自身の専門家になっていただきたいのです。FAST MINDSによって悩まされているあなた自身にとって、何が役立つのか、何が状況を悪化させてしまうのかを理解してほしいのです。

FAST MINDSの説明

　FAST MINDSプログラムは当初、臨床医や教育者、精神疾患のケアワーカー、ADHDの患者を持つ家族などを対象に、世界各地で実施された講義やセミナー、学会などで提唱されてきたものでした。このFAST MINDSという頭文字は、自分自身、あるいはあなたの大切な人にADHDの特徴がある場合、それを特定する際に役に立ちます。特徴を自分自身で特定するというこのプロセスが、診断を受け、必要な支援を十分に得て、なぜ特徴的な行動をするのかを理解するための第一歩となります。

　FAST MINDSは、行動の特徴を表す言葉の頭文字を集めたものですが、同時に、FAST MINDSを持つ人がどのように感じているかということも表しています。すなわち、ADHDを持つ人は、自分の心（MIND）

part 1　FAST MINDSを理解する

があまりにも速く（FAST）動きすぎる、そして、その行動パターンから抜け出すことができないと感じる場合が多いのです。FAST MINDSの特徴は、本章の冒頭で紹介したジェームスのできごとほど劇的には現れないケースもあります。しかし、私たちがこの本の中で紹介する人たちの多くは、FAST MINDSによって疲れ果てていて、自分の能力を最大限に発揮できないと感じています。私たちは、彼らが家庭や学校、職場で、自分の能力を十分に発揮して、生活をコントロールできるよう支援してきました。ですから、他の人にも同様に助けの手を差し伸べることができると思っています。

　FAST MINDSのすべての特徴を持つケースばかりとは限りません。ADHDを持つ人の中には、そわそわと落ちつきがなく活動的である人もいれば、なかなか行動できず仕事に着手できない人もいます。職場でビデオゲームに夢中になってしまう人や、追い込まれた状況ではスーパースターのごとく活躍する一方、日常的な書類整理はうまくこなせない人もいます。

　あなたや、あなたの大切な人に、以下に示す特徴が当てはまるかどうかを考える際には、その人がアドレナリン全開で活動的になっている時ではなく、日常生活の中で退屈してしまうような状況を思い出してみてください。ADHDの特徴の多くは、あまり興味がないことをしている時、より明確に現れます。

☑ 自分自身を知る

　以下の特徴のうち、あなたの日常生活に影響を及ぼしているものはありますか？　自分自身に当てはまる特徴について、この本を読み進める中でより深く考えてみましょう。

☐ **忘れっぽい**：あなたは人から言われたことを忘れてしまうことがありますか？　どこに何を置いたか、忘れがちですか？　日々の作業をこなしていくためにはリマインダー（アラームなど）が必要ですか？

人との約束を忘れてしまうことがありますか？

- ☐ **力を発揮できない**：日々の生活の中で、自分の能力が最大限に発揮できていないと感じることがありますか？　学校で、自分はもっと良い成績がとれるはずだと感じますか？　あるいは職場で、自分はもっと仕事ができるのにと思うことがありますか？

- ☐ **行き詰まりがち**：毎日物事をこなしていくことが困難ですか？　陥らないように願っていても、困難な状況に陥ってしまうことがよくありますか。そして、問題を片付け、後れを取り戻すためにいつも精一杯ですか？　職場や学校など、重要な場面で行き詰まっていると感じますか？

- ☐ **時間に追われる**：期限や約束の時間に遅れてしまうことがよくありますか？　何かをするために必要な時間を短く見積る傾向がありますか？　つい時間が経過してしまうと感じますか？　何かをする時、それにどれくらいの時間が必要か"推定する"ことが苦手ですか？

- ☐ **意欲がない**：やるべきことになかなか手をつけず、先延ばしにしがちですか？　最後になって慌てたり、締切りのプレッシャーがないとやる気が起こらなかったりしますか？　やるべきことを始めるまでに時間がかかりますか？　手を付けた仕事を完成させることが困難ですか？

- ☐ **衝動的**：結果を考えずに行動することがありますか（何らかの意思決定、買い物、運転、セックス、違法薬物など）？　うっかり口が滑ってしまうことがありますか？　危険な性行動をとることがありますか？　値段や予算を考えずに買い物することがありますか？

- ☐ **新し物好き**：退屈しやすいですか？　退屈を避けるために、刺激的で新しい経験を求める傾向がありますか？　十分に忙しいにも拘わらず、新たな業務を引き受けてしまうことはありますか？

- ☐ **注意散漫**：何かに取り組んでいる時、目についたものや音、頭の中に浮かんだ考え、優先順位の低い仕事などに気を取られることがありますか？　何かを空想する傾向にありますか？

part 1　FAST MINDSを理解する

☐ **散らかしがち**：あなたの周りは物が散らかっていますか？　机の上、家の中、車の中など、物が散乱している場所がありますか？　何をしなければならないか、それをいつすべきかといった状況の把握が困難ですか？

・・

これらのFAST MINDSの特徴を、一つずつ詳しく見ていきましょう。

　忘れっぽい：たとえば、家に忘れ物をする、大切な電話をかけ忘れる、大事なメールに返事をし忘れるなど、忘れっぽいという特徴は日常生活の中でさまざまな支障をきたします。ある人は、自分の車が盗まれたと思い込んでいたところ、ある公共駐車場に停められていると警察から連絡されて初めて、その日は車ではなく電車を利用したことを思い出した、といったケースもあります。

　力を発揮できない：「もっとうまくできるはず」、「能力が最大限に発揮できていない」、「ケアレスミスが多い」。これらは、ADHDを持つ人が幼い頃によく人から言われた言葉ですが、大人になってもこの状態が続いている場合があります。自分自身、そして、生活の中で自分を見てくれている親、教師、上司、配偶者、友人などは、彼らが自らの能力を十分発揮できておらず、前に進むチャンスを逃していると感じています。

　行き詰まりがち：ADHDを持つ人にとって、何かに行き詰まるという経験は一時的なできごとではありません。それはひとつの生活パターンになっていることがあります。FAST MINDSによって生じる問題への対処でエネルギーを使い切り、学校や職場、あるいは自らの目標を達成しようとする前向きな取り組みには、さらに多くの努力が必要となります。行き詰まるという状況は、例えば、仕事で自分の強みを生かせていないと感じる時、自分が何を目指して勉強しているのかわからなくなる時、経済的に自立できず、実家の一室に閉じこもるなどの状況です。このように、何かに囚われているような感覚を持つと自信のなさが蔓延し、未来に対して明るい希望が持てなくなります。

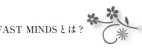

時間に追われる：ADHDを持つ人は、作業をする時に、その所要時間を短く見積もる傾向があります。何か他の刺激的なことが気になって時間の経過を忘れてしまい、本来やるべきことをやるタイミングが遅れて、最後になって焦ります。一日に"やり遂げるべき"量を見積もるという感覚が持てないと、その日にこなすべき仕事量を十分に達成したかどうかの判断ができなくなります。

意欲がない：ADHDを持つ人の中には、請求書の支払いや、トイレの掃除、ジムに行くことなど、日常的な作業をぐずぐず先延ばしにする傾向を多く見かけます。極端な例では、電話が不通になるまで電話料金を支払わない、山積したゴミの中に毎日使う物が埋もれてしまう、会費を支払っているのにジムをまったく利用しないといった状態にまで発展するケースもあります。やるべきことに手をつけることが困難であるというよりは、それはもはや不可能という状況です。

衝動性：衝動性には多くの側面があります。言葉を衝動的に発する、会話を遮(さえぎ)る、お金がないのに使い込む、結果を考えずに安易に判断する、何度も転職する、突然仕事を辞めるなどです。あるいは、過度の飲酒、違法薬物、飲食、不注意な運転といった形で現れる場合もあります。大人の生活においては、わずかな衝動性でも深刻な結果をもたらすことが少なくありません。

新し物好き：常に何か目新しいことを追い求める状況です。退屈な毎日に耐えかねて、心はいつも"おもしろそうな"何かに飛びついてしまいます。このような状況では、作業をやり遂げることが極端に難しくなって、やるべきことが未消化のままどんどん山積してしまいます。時には、人間関係を良好に保つことも困難になるケースもあります。また、寝過ごす、過食する、ビデオゲームに何時間も没頭する、FacebookやYouTubeに夢中になって仕事に手がつかないなど、退屈さを回避する行動によっても悪影響は生じます。極端な場合、目新しさを追求することと衝動性のために、違法薬物や過度の飲酒など、危険なことをして、取り返しのつかない状況に陥る場合もあります。

part 1　FAST MINDSを理解する

　注意散漫：注意散漫は、おそらくFAST MINDSを持つ人にもっとも一般的に見られる特徴です。ADHDを持つ人の多くは、何かに意識を集中させることが難しく感じます。興味を持ったことには何時間も没頭できる一方、日常的で地道な作業には数分たりとも集中できないといったケースが多く見受けられます。彼らの頭の中は、時としてあまりにも多くのことが同時に占拠してしまい、そのうちの一つだけに集中することが不可能になるのです。また、視界に入ってくる物や音に気が散って、せわしないオフィス環境では仕事ができなくなる、あるいは、少しでも雑音が生じる環境では勉強に集中できないといったケースもあります。

　散らかしがち：ADHDを持つ人の中には片付けが苦手な人もいますが、必ずしも全員がそうというわけではありません。しかしジェームスのように、車の中や居住空間に物が散乱している場合は、つまずいて転倒したり、火事を引き起こすなどの危険性に加え、人間関係が壊れるなどというケースまであり得ます。日常的に物が散乱した環境では、やるべき仕事が後回しになって結局期限に間に合わないということもあります。また、一つのことから別のことに心が移ってしまい、仕事を達成したり、人との会話が困難になることもあります。

FAST MINDSのさまざまな側面

　FAST MINDSを持つ人にはそれぞれ独自のパターンがあり、その特徴の現れ方も人それぞれです。いつも時間に追われ、身の周りが片付かない人もいれば、そのような問題はまったく生じていない人もいます。ですので、その人独自の特徴を理解することが、問題を解決していく上でとても大切です。

　人それぞれに異なるFAST MINDSの特徴は、その人が持つ強みや、FAST MINDS以外にどのような問題を抱えているかということにも影響を受けます。脳の障害は、複数が同時に起こる場合があります。ADHDを持つ人の中には、不安障害、気分障害、薬物乱用などの精神疾患、アス

ペルガー障害などによる社会生活上の困難、あるいは失読症などの学習障害が見られるケースもあります。

　集中できない、集中力を保てない、落ちつきがないなど、ADHDによく見られる特徴は、他の精神疾患や慢性疾患でも生じる可能性があるため、医師が診察する際には、その特徴がADHDによるものか、他の病気によって引き起こされているのかを明確に見分ける必要があります。

　ADHDに起因する症状の一つの指標として、それが幼少期から認められていたかどうかという点があります。私たちが診察した人たちのほとんどが、大人になってから診断を受けています。その中には、ある時、自分の子どもに見られる症状がすべて自分自身にも覚えがあると気づき、受診したというケースもあります。ADHDには強い家族性が認められます。学校の保護者面談の時に聞くわが子の特徴や、普段の生活の中での子どもの様子が、自分自身の幼い頃を少なからず反映していると感じ、同様の問題が大人になった自分にも続いていると気づくケースもあります。あるいは、新しい役割や任務を負担に感じて受診する場合もあります。

　ADHDの認知度は徐々に高まってきてはいますが、小児でもADHDはいまだに多く見過ごされています。なぜなら、ADHDの子どもの中には、多動性よりも空想に耽(ふけ)りがちという点が主症状である例もあり、そのような場合は、外見的に明らかな注意散漫として現れないため気づきにくいからです。

　また、幼少期には、男子に比べて女子の診断が難しいのですが、ビルキー博士のクリニックを受診している人の約半数は女性です。

　正式な診断基準ではないのですが、私たちは上記の他に、FAST MINDSを持つ人の生活に影響を及ぼす二つの指標を見出しています。一つは、新しい習慣に適応し定着させることができるかということ、もう一つは、自分の感情をどれだけコントロールできるかということです。

不規則な生活リズム

　ADHDを持つ人の多くは、どのような習慣を身につけると日常生活が

うまくこなせるか理解できています。例えば、脱いだ服や汚れた食器はすぐに片付ける、鍵はいつも定位置に置く、翌日や翌週の予定は前もって計画するといったことです。しかし、頭では理解しているものの、それを実際に行動に移すことがなかなかできないようです。さまざまな新しい習慣を一、二度試してはみるのですが、長続きせずにやめてしまうケースが多く見受けられます。

　ある習慣を身につけることができないという問題は、FAST MINDSを持つ人の健康にまで影響します。サーマン博士、ビルキー博士をはじめとする研究者は、ADHDを持つ成人では、健康を維持する上で重要となる睡眠、食事、運動の習慣が不規則になっていることが多いという調査結果を得ています。既に出版されている本の中には、簡単にできるという前提で新しい習慣をたくさん提案するものもあります。しかし本書では、人が新たな習慣を身につけることは簡単ではないということを前提として、不規則な生活リズムの解決策や日々の習慣を紹介するだけではなく、生産性を高めて健康的な生活リズムを保つことにどのような意味があるのか考えるところから始めます。

感情のコントロール

　最近の研究結果によると、ADHDを持つ成人の多くは、ADHDを持たない人と比べて、自分の感情コントロールがより困難であることが確認されています。ADHDを持つ小児および成人は、その半数以上がADHDを持たない人よりも激しやすく、フラストレーションがたまりやすいという結果が得られています。また、ADHDを持つ成人の多くは、ADHDを持たない人と比べて安定した幸福感が得られにくく、頻繁に失望や消沈の状態に陥り、それをくり返す傾向があります。ADHDを持つ成人が示すこれらの感情コントロールの問題は、うつ病や双極性障害などで見られる状態とは異なります。ADHDでは、これらの症状は一時的で、状況の変化に応じて生じるものですが、通常の状態でも起こっているのです。また、サーマン博士の研究では、ADHDと感情表現のコントロールの問題が同

時に起こることは、家系内で世代を超えて継承される場合があることを示しています[1]。これらの特徴は、人間関係を良好に保つことに大きな影響を及ぼします。

ADHDの原因は？

　ADHDはかつて、子どもにのみ認められる病気で、その症状は成長の過程で徐々に消失すると考えられていました。しかし現在では、成人のほぼ4％にADHDの診断基準を満たす人が存在することがわかっています[2]。

　何がADHDの原因なのかはまだ明らかになっていませんが、遺伝要因と環境要因の組み合わせによるものであると考えられています。規則正しい正常な脳の発育は、鉛中毒や妊娠中の喫煙など、さまざまな要因によって妨げられることがわかっています。現代の生活では、椅子に座って意識を集中して行う作業が多いですが、国際研究によると、小児におけるADHDの頻度は、先進国と発展途上国の間で大差はないと指摘されています[3]。テレビやその他のメディア、あるいは現代的な生活スタイルがADHDを引き起こす一因であるという考え方にはあまり支持は得られていないものの、インターネットを際限なく利用できる現代の環境は、注意散漫の対象を絶え間なく生み出しており、そのような環境の中で注意散漫という特徴がより強調されているとも考えられます。しかしその一方で、技術の進歩により、人々が新たな習慣を身につける時に役に立つ電子カレンダーや、ダウンロード可能な管理ツールなどが簡単に入手できるようになったというメリットもあります。これらのツールを使いこなす方法については、第2章で詳しく紹介します。

　ADHDは遺伝する場合があります。双生児を対象として行う研究は、ある病気が遺伝によるものなのか後天的なものなのかを判定する代表的な方法ですが、この種の研究において、ADHDが遺伝性の疾患であることを強く示唆する証拠が得られています。一卵性双生児で片方がADHDを持つ場合、もう片方もADHDを持つ確率は4分の3を超えていることか

part 1　FAST MINDSを理解する

ら、ADHDは精神疾患の中でももっとも強い遺伝性を示す疾患の一つであると考えられています[4]。両親のうちいずれかがADHDを持っている場合、その子どももADHDを持つ可能性が十分に考えられます[5]。

　従って、ADHDは多くの場合、生まれつき持っているものと考えられます。また、脳の構造のほんのわずかな違いを比較できる画像診断技術や、精神活動が活発な時の脳の状態をリアルタイムで映し出す画像分析においても、違いが明らかになっています。これらについては後の章で詳しく説明します。

　注意力と多動性は、ADHDと診断する際の根拠としてトップに挙げられるもので、特に注意力のコントロールや過剰な活動性の問題として現れます。しかし、ADHDを持つ大人の半数近くでは、脳の"実行機能"、すなわち、脳の"ボス"としての機能にも違いが認められます[6]。実行機能には、優先順位を付ける、計画を立てる、時間感覚を持つ、ある作業をやめて他の作業を始めるといった能力があります。後の章で述べますが、このような脳の生物学的な違いは、計画的に物事を進めることができない、新しい習慣を身につけることが難しいといった問題や、前述した不健康な生活スタイルに陥ってしまうことに強く関連しています。次項では、これらの問題についてより理解を深め、その悪影響を軽減するための支援策について考察します。

　私たちの経験では、ADHDの治療は薬が基本となります。多くの場合、薬を適切に服用することによって、意識の集中や行動のコントロールが容易になりますが、日々の生活を着実にこなしていくためには、新しい習慣を身につけ、戦略を立てて実行することが重要になります。治療薬は、脳内に存在する神経伝達物質の濃度を上昇させて効果を発揮するということが、多くの研究で示されています。しかし、サーマン博士とハーバードメディカルスクールの関連施設であるマサチューセッツ総合病院との共同研究によると、ADHDという病気を理解すること、ADHDによる問題に対処する有効な戦略を日々の生活の中で適用すること、そして、適切な支援を得ることの三つを組み合わせることによって、ADHDによる困

難を、前向きな生活に変換できることが示されています。

　ADHDを持っていても充実した人生を送っている人は大勢います。ホーウィー・マンデルやアダム・レヴィーン[7]などの俳優や歌手、水泳選手のマイケル・フェルプス[8]、ホッケー選手のカミ・グラナト[9]、クウォーターバックのテリー・ブラッドショー[10]などのスポーツ選手から、ジェットブルー・エアウェイズ創始者のデイビット・ニールマン[11]、キンコーズ創始者のポール・オルファレア[12]などビジネスリーダーに至るまで、さまざまな分野において、ADHDを持つ人が活躍しています。ある画家は、ADHDを持っているからこそ卓越した創造力を発揮できると証言しています。

　FAST MINDSを持っているということは、脳の働きと、日常生活で求められるふるまいの間にミスマッチが生じていることを意味します。現代生活の中で生きていくことがより困難に感じられる原因の中心は、自分自身の考え方やあり方です。この本を通じて、あなたが日々の生活をより積極的に過ごせるよう願っています。

あなたにできること

　FAST MINDSと向き合いながら積極的で充実した人生を送る方法は、人それぞれに異なります。ADHDを持つ人の多くにとって、薬による治療なくして目標を達成することはより困難でしょう。しかし、この本ではADHDと向き合うさまざまな方法を紹介していますが、後半の10、11章まで薬物療法について取り上げないことには理由があります。私たちは、あなたにとって一番大切なのは、あなたの生活の中のどの部分を、どのように変えていきたいか、まずあなた自身で明確にすることだと考えます。その自己認識があってこそ、目標に到達するためにはどの方法が良いか、さまざまな選択肢を十分に考慮した上で決断することができるのです。脳は、ADHDを持っているかどうかに関わらず、信じられないくらい柔軟性に富んだ臓器です。同じ目標を達成するために、いくつもの手段が備わ

っています。

　この本を読み進める時に、以下の言葉をいつも心に留めておいていてください。

「FAST MINDSやADHDの特徴に向き合う方法はさまざまである。自分が持つ特徴を正しく理解し、その特徴に適した支援を得ることによって人生は大きく変わり、ADHDを持たない場合と同様に充実したものにできる」

医師がADHDを診断する際に参考にする情報

　専門医がADHDを診断する際は、主に以下の点について考察します。医師の診察を受ける前に、これらの質問に対する答えをあらかじめ準備しておきましょう。

- 現在、FAST MINDSのうち、どの特徴がありますか？
- FAST MINDSによって、複数の生活場面（仕事、学校、人間関係、家族、運転中など）で問題が生じていますか？
- それらの特徴はどのくらい続いていますか？
- それらの特徴が子どもの頃から続いていることを示す証拠がありますか？
- 多動性、衝動性、注意散漫のうちのいずれか、またはそのいくつかによってあなたの能力が妨げられていますか？（幼い頃の通信簿に、「注意力が持続する時間が短い」「能力が十分発揮できていない」「もっとよくできるはず」などのコメントが記載されていた経験がありますか？）
- 不安障害、気分障害、依存症など、FAST MINDSと同様の症状を引き起こす可能性がある精神疾患の診断や治療を受けたことはありますか？
- けいれん発作、脳損傷、睡眠障害など、FAST MINDSを引き起こ

> す原因となりうる他の病気を持っていますか？

　日常生活の中で、どのようなことが助けとなり、逆にどのようなことが妨げとなるか、具体的な事例を集めてみましょう。

　大切な人との関係、家族や友人の存在、仕事の内容が明確であることは助けになりますか？　妨げになりますか？　あなたが能力を発揮しやすいように環境を柔軟に整えてくれる職場や学校、あるいは、あなたを受け入れてくれるパートナーを得ると、状況が一変する場合があります。

　日々の生活の中で経験する問題とその経過を記録しましょう。直面している問題を客観的に認識することによって、より問題解決に集中しやすくなります。しかし、そうすることによって逆に気が滅入ったり、何もできなくなってしまうような状況に陥らないよう注意しましょう。人は誰もが何らかの問題を持っているものです。

　自分にとって最適な戦略を立てましょう。あなたの問題を解決するための戦略は、自らの経験と創造力の中から浮かび上がってくるものでなければなりません。ただ単に誰かがあなたに助言したことではなく、さまざまな観点から柔軟に考えた方法を総合的にもっとも良い形にできると良いでしょう。

　成功は、あなたの強みが生かされ、有効な支援策を見つけた時に訪れます。あなたが持つ問題を"解決"することができるのは、それを持っているあなただけなのです。

　あなたがより充実した人生を勝ち取るための行動の基本となる四つの指針を紹介します。その四つの頭文字をとってADHDと略します。

　自覚する（AWARE）：あなたの感情、行動、習慣を変えるためには、第一ステップとして、それを自覚するところから始めましょう。
　決める（DECIDE）：優先的に取り組む問題をあなた自身が選択し、その問題の解決に向かう行程をステップに分けて特定しましょう。
　支援を得る（HELP）：あなたが目標を達成する上で必要となるツール

part 1　FAST MINDSを理解する

を手に入れましょう。また、あなたが目標に到達することを"後押し"してくれる人を探しましょう。

組み込む（DESIGN）：あなたが目標に到達することを助けるようなしくみと責務（責任感）を生活の中に組み込みましょう。

ジェームス：変化することを学ぶ

　ジェームス（22頁を参照）が自分のFAST MINDSについてもっとも苛立たしく感じることは、それが彼の人間関係にまで影響していることです。

「僕がまだ独身の頃は、何にどれだけ時間がかかっても、ミスが生じて修正しなければならなくなっても、何かを探し回ることになっても、さほど気にはならなかった。でも今は、僕の生活により多くの人が関わっているんだ」

　彼の16年越しのパートナーであるスーザンは、常に彼に理解を示しています。彼がFAST MINDSの問題に取り組む中で彼女に初めて支援を求めた時、ひどい夫、父親だと思われないかどうか、不安でたまりませんでした。ジェームスは、8歳になる娘のホッケーの試合や、彼女を何時にどこでピックアップしなければならないのか忘れてしまいがちでした。スーザンは、彼を補うために、本来自分が行うべき家事の量よりはるかに多くをこなすことになり、だんだんと憔悴していきました。食事の買い物や皿洗い、ジェームスが手をつけ始めた家の修理などは、彼に頼っているだけでは何も完成しないからです。ジェームスは娘との会話に集中することも困難でした。娘には「お父さん、聞いてる？」と何度も確認されることがよくありました。

「とにかく彼は、自分以外の人と同じチャンネルに周波数を合わせていないの」スーザンとジェームスの二人が初めて私たちの診察室を訪れた時、彼女はそう言いました。

「彼の耳に会話が届いていても、その内容を理解しているようには思えな

いの。彼の目は何かを見つめてはいるけれど、実際には何も見えていないように感じる」

　このような状況でも、スーザンはジェームスの誠実さに惹かれ、彼のそばにいるととても幸せだと感じていました。ただ、ジェームスが日々問題に直面することで自尊心を失い、そのことが原因でスーザンとの関係にもストレスが生じているのではないかと感じました。

　ジェームスは、ADHDの治療薬を飲み始めてから、会話中に別のことを空想したり、気が散るといった症状が軽減されたと実感しました。それでも、今までの生活を変化させるためには注意深く大きな努力が必要でした。スーザンの支援を得て、生活のどの部分でFAST MINDSによる問題が生じているか、以前よりも明確に自覚できるようになりました。

　ジェームスはまず、書類整理に取り組むことにしました。彼は、仕事に関する書類を処理するため机の前に座っても、最終的には、それとは別の25の用事に同時に手をつけてしまっていました。しかし、気が散るようなものがほとんどない静かな部屋で、心地よい音楽が流れている環境であれば、書類整理のような地道な作業がもっとも効率よくこなせていると気づきました。冷静に考えてみると、彼の自宅の書斎は、いつもあまりにも騒がしい状態でした。それは書類が散らかっているからではなく、売り込みの電話が絶え間なくかかってくるからだと気づきました。それ以来、彼は来客用の寝室を仕事場所にすることにしました。ジェームスは、自分の注意力がどのタイミングで低下していくのか、だんだんわかるようになりました。今では、その時何が一番の優先事項であるか、うまく思い出す能力を身につけました。数週間の努力の後、かつて丸一日かかっていた書類整理をたった15分で片付けることができた自分に、ジェームスはとても驚いたのでした。

　ジェームスは今でもFAST MINDSを伴うADHDを持っていますが、それは彼の一側面にすぎず、彼のすべてを決定づけるものではありません。ついに、彼の周りの散乱物や、計画的な行動ができないという特徴によって"火事"が起こることはなくなりました。

part 1　FAST MINDSを理解する

考える練習

　ジェームスにとって書類整理は難しいものでした。じっと座って書類を処理しているうちに注意力が散漫となり、辺りは散らかり、関係ないことが気になり始めます。そんな状況で問題に向き合っていると、まるで拷問のように感じました。ジェームスには、うつ病など他の病気の影響はありませんでしたが、単調な作業を続けているうちに神経が過敏になり、心地よさを感じることは一度もありませんでした。

　しかし、自分は書類整理の問題を克服すると深く認識して心に誓った後、結果は比較的早期に現れました。自分は今、自らの課題に取り組んでいるのだと自分自身に言い聞かせ、妻のスーザンに見守って支援してもらい、意識を集中するために可能な限り最高の環境を作りだすことによって、感情の高ぶりを徐々にコントロールできるようになりました。そして、小さな成功体験を重ねていくことによって、その次の作業がより確実となり、最終的に書類整理に感情的な負担を感じることはなくなったのです。

　あなたが持つ問題はもっと複雑かもしれませんが、プロセスは同じです。まず、あなたが真剣に取り組んで改善したいと思う課題や状況を、三つ思い浮かべてください。あなたの生活の質を損ねていること、もし解決できなければ、今後何ヵ月、何年と悔やんでしまうような問題です。家庭、職場、学校などで生じている問題、あるいは人との関係をより良くしたい、ぜひとも修得したいと思う仕事上の技術、いまだにあきらめることができない長年の夢などです。あなたがここで選んだ課題は、今後あなたが優先的に取り組む課題として、この本を読み進める中でいつも心に留めておいてください。そして、これから本書の中で紹介する戦略や情報が、あなたが課題を克服する過程で

どのように役に立つかを考えてみてください。以下のスペースに、あなたが今選んだ三つの優先的に取り組む課題を書き留めておきましょう。後の章を読んでいるうちに忘れてしまっても、ここに立ち戻って確認することができます。

1.＿＿＿＿＿＿＿＿＿＿＿＿＿＿＿＿＿＿＿＿

2.＿＿＿＿＿＿＿＿＿＿＿＿＿＿＿＿＿＿＿＿

3.＿＿＿＿＿＿＿＿＿＿＿＿＿＿＿＿＿＿＿＿

　ジェームスの物語は、ADHDを持っていても状況にうまく適応して、より良い日々が送れることを示す実例です。あなたにも、この本で紹介するさまざまな方法を用いてその実感をつかみ取っていただきたいと思っています。日々の生活に適応していくための最良の方法は、人それぞれに異なります。けれども、ADHDについてより理解を深めるために、自分自身をどう分析すればよいか、自分にどんな質問を投げかけるべきかなど、共通する方向性は示すことができます。この本は、あなたが望む人生を実現するための手引書になってほしいという思いを込めて執筆しました。あなたにとって充実した人生、それは、一時の誘惑に振り回され続けるものではなく、あなたにとって真に意味を持つ大切なことをあなた自身が決める、そういう人生です。

　まず、自分自身のFAST MINDSをよく認識することが、大きな第一歩です。ADHDの診断を受けた瞬間にホッとして、活力が湧いてきたと言う人は多くいます。自分の人生で、何かがいつも邪魔していると感じていたところに、ようやくその原因に正式な名前があることを知ったのです。そして、今まで抱えていた問題は自分自身だけのせいではないと理解できるようになります。このように、状況を認識するということが大きな力を与えます。私たちと一緒に取り組んできたある女性の言葉が、このこと

端的に表現しています。
「診断を受けたことによって、私が抱えていた問題をより深く理解できるようになり、それが前向きな変化を起こす出発点となった」

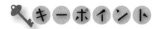

- ADHDの診断基準をすべて満たしていなくても、FAST MINDSを持つ人は多くいる。
- FAST MINDSの現れ方は人それぞれに異なる。従って、それらの特徴に対処していくためには、人それぞれ独自のアプローチが必要となる。

第2章 あなたのFAST MINDSに耳を傾ける

　エディーは物事を先延ばしにする達人です。かつては、本社から書類仕事の催促の電話がかかってきたら、その場では「もう既に処理しましたよ」と返答しつつ、急いでオフィスに帰ってささっと片付けたものです。その後もファックスやEメールが延々と送られてきて、締切りの最後通告を受け取ったら、作業を中断して書類に取りかかるのでした。彼に"恐ろしい"秘書がいた頃は、もっとも効率よく仕事ができていました。その秘書は少々手強く、彼は彼女が言うことにはすぐ従いました。「彼女が書類やスケジュールを管理してくれていた時は、仕事がものすごくはかどっていたよ」とエディーは言います。しかし秘書がいなくなると、エディーは書類の山を前にどうしたらよいかわからなくなってしまいました。「書類に目を通したとしても、果たして自分にどれだけのことができるだろう」

　学校時代も、いつもレポートを書き始めるのは締切り前夜、試験勉強は試験日直前でした。なんとか滑り込みセーフで間に合わせても、いったい自分が何を学んでいるのか、その実感を持ったことは一度もありません。卒業に必要な論文は結局書き上げることができませんでした。支払期日を過ぎてしまったために、何千ドルと払うはめになった請求書や税金の追徴金。そのお金があればどんな旅や買い物ができたでしょう。「僕がもう少しきちんとした人間だったら、人生はもっとうまく行っていたはずだ」と彼は言います。「本当に多くのことを後悔している」

　しかし、エディーは敗者というわけではありません。彼は、プレッシャーがかかると途端に輝きだすのです。ある仕事では、1,200人もの中学生を相手に即興で講演することがよくありました。彼はそんな仕事が大好き

part 1　FAST MINDSを理解する

でした。「マイクやテレビカメラを向けられると、僕はうまく仕事ができる。頭の中がクリアになって、自分が話すべき若い頃のできごともよく思い出すことができるんだ」と彼は言います。エディーの創造力や斬新なアプローチは、彼の上司も常に評価していましたし、結局、やるべきことは最後にはこなせていたのです。

　また、エディーには今20代の二人の息子がいて、彼はその素晴らしい父親でもあります。エディーが父親になったのは、ある程度歳を重ねてからでした。彼は幼少の頃、父親と一緒に過ごす時間が少なかったので、自分の息子とは多くの時間を共有することが大切だと感じ、父親としての役割には過剰なほど熱心に取り組みました。「子どもの頃、僕はホッケーチームの親子パーティーに一人で参加することが多かった。その時の記憶がいまだに残っているんだ」エディーは息子たちの成長に深く関わっていたので、離婚してからも親権を獲得し、約10年にわたって息子たちをほとんど一人で育て上げました。「親としてできることは何でもやった」と彼は言います。「子育てだけは、書類整理のように先延ばしにして後から急いで片付けることができないと十分に理解していたよ」

❊　❊　❊

　ADHDによる悩みの一つは、それが卓越した才能として現れることがある一方で、その人の足を大きく引っ張るようなできごととして現れることもあるということです。エディーが、父親としての役割や即興での講演を見事にこなすことができるように、ADHDを持つ人の多くは、例えば、ビデオゲーム、訪問販売、スキー、執筆など、人それぞれに、生活のある場面では卓越した能力を発揮します。しかし、その同じ人が、他の状況に置かれるとまったく機能できなくなり、問題が生じて、彼らの成功に影を落とすことになります。

　人の強みや弱みは、時とともに変化する場合があります。あるいは、状況によって異なる形で現れることもあります。従って、エディーのように、小学校では一冊の本も読み終えることができなかった人でも、成長し

て、適した本を選ぶようになれば熱心な読書家になることもあるのです。

ここでは、エディーのほか、ティーガンというADHDを持つ成人女性を紹介します。彼らの物語を通じて、ADHDには共通点はあっても、個人差が非常に大きいということを理解していただけるでしょう。例えば、社交的な性格であれば、その強みを生かして学生生活を難なく乗り切ることができるでしょう。一方、恥ずかしがり屋の女の子は、進級はできたとしても、担任の先生は彼女がもっと才能を持っていたことに気づかないかもしれません。

そして、どのような環境にあるかも重要です。後の章で紹介する男性は、彼の父親の生まれ故郷であるイタリアの小さな村を訪れた時の経験をこう話しています。

「人々が皆、朝から晩まで手仕事をして暮らしているその村で僕も生まれ育っていたなら、今まで学校でずっと耐えてきたフラストレーションなど何も感じることなく、自然に生活することができただろう」

☑ 自分自身を知る

- ☐ あなたは学生生活に苦労していますか？ あるいは昔、苦労していましたか？
- ☐ 学生時代は問題がなかったが、成長し、徐々に規律がゆるく、自由度の高い環境になった時、あるいは親からの支援が少なくなった時に、自分をコントロールすることが困難になったと感じましたか？
- ☐ 親としての役割、あるいは、結婚、仕事、家事をこなすことなどについて、自分の責任に圧倒されることはありますか？
- ☐ 自分が何を考えているのか、わからなくなることがよくありますか？
- ☐ 友だちや同僚、家族と会話している時に「あなたは上の空になる」と言われたことはありますか？

part 1　FAST MINDSを理解する

人生の中での変化

　FAST MINDSを持つ人が経験する困難は、人生の時期ごとに特徴があります。子どもの頃に多動で衝動的だった人が大人になると変わることはよくあります。いつも活発に動きまわるといった行動が変化して、そわそわする、作業の途中で違うことを始める、過剰に話す、突然衝動的に行動するなどが見られます。ぼんやりと空想に耽(ふけ)るという特徴は、大人になってからも続くことが多く、学校では講義に集中できない、先生の話の内容を忘れるといった症状だったのが、大人になると会話中に上の空になる、会議の予定そのものを忘れてしまうといったことも起こりがちです。
　また、子どもの頃から物事が"散らかり"気味で、効率よく規則正しい生活が苦手だった人は、大人になってからその特徴が悪化することがあります。大人になると、規則正しく毎日6時間学習するといった生活リズムはなくなります。両親や教師があなたの生活に関与することもなくなります。友人たちも、かつてはあなたが手本としていたような"いつもの行動"をしてくれません。特に高校を卒業するあたりから、人からの要求、環境から生じる刺激、作業の複雑さなどが一気に増えていきます。このような背景から、10代の頃まではまったく問題なく生活できていた人でも、大人になって自分自身が生活を管理する必要が出てくると、途端に多くの困難に直面するケースが多くあるのです。
　先に述べたように、ビルキー博士は、医師を対象とした国認定のADHD教育プログラムを開発しました。そのプログラムにはADHDでよく見られる特徴が紹介されています。また、FAST MINDSが人々の生活に及ぼす影響は人それぞれですが、医師が気づきやすい特徴を事例として示すことも役立ちました。
　例えば、まず"悩める学生（The Struggling Student）"という項目があり、そこにはエディーの大学や大学院での実体験が記述されています。
　診察室でよく見かけるパターンの二つ目は、昔の連続ホームコメディー

のタイトルにもありましたが"結婚して子どもがいる(Married with Children)"というものです。次の章で紹介するマリアがこれに該当します。マリアは、学生時代から20代前半までは、彼女の持つエネルギー、頭の良さ、創造性などが十分に発揮され、とても充実した生活を送っていました。しかし今や彼女は結婚し、仕事、家事、育児、夫の世話などをしなければならなくなりました。マリアの子どももADHDを持っており、子育ては毎日の生活の中で大きな柱の一つとなっています。マリアのように、ある環境ではうまく能力を発揮できていた人でも、大人になってから果たすべき役割が増えると圧倒されてしまう人は少なくありません。

三つ目は"注意散漫な空想家(The Distractible Daydreamer)"です。このカテゴリーに属する人には、空想する、忘れっぽい、計画的に物事に取り組むことができない、時間に追われる、仕事を先延ばしにする傾向がある、などの特徴があります。

これら三つのカテゴリーすべてに該当する人、そうでない人がいますが、これらは、FAST MINDSを持つ人が自らの能力を発揮できない状況がどのようなものであるかを示す具体例です。家族や職場の同僚から適切な支援を得ることができれば、FAST MINDSによる影響を少しは軽減することができます。エディーのかつての秘書は、彼が効率よく仕事できるよう常にサポートしていました。しかし、仕事が変わって秘書がいなくなってからは、エディーは自分の力だけですべての仕事をこなすことが困難になりました。家庭では当然、秘書のようなサポートは得られず、請求書が山のようになり、税金は未払いのまま放置されました。

計画的に物事に取り組むことができない学生の場合は、特に大学に入ってからの苦労が大きいようです。大学での生活は規則に縛られているわけではなく、また課題も長期的なプロジェクトが多くなります。そのようなより自由度が高い環境では、注意散漫で空想の傾向がある人は進級の機会を逃すことが多く、また人生の方向性や目的を見つけられずにさまよってしまうケースもあります。彼らは空想の世界で多くの時間を過ごしてしまい、あるとき課題の存在にはっと気づいて急に焦る状態になるまで、現実

の世界が絶え間なく進んでいることを見逃してしまいます。

性別による差

　研究によると、ADHDは女性より男性に多く見られることが示され、比率は女性10人に対して、男性21人です[1]。女性は男性より、比較的高い年齢になってから診断されること、また、ADHDの診断を受ける前にうつ病など他の精神疾患の診断を受けている割合が高い傾向にあります[2]。幼い頃は、女子より男子に多動性の傾向が強いということも、女子におけるADHDの診断が相対的に低い一因と考えられます。女性では、注意散漫、忘れっぽい、計画的な行動ができないといった特徴を示すサインが男性よりもわかりにくい場合があります。女性の場合、他人に気づかれないように、心の内で未達成感やさまざまな困難を抱えていることがあります。また男性と同様に、ADHDを持つ成人女性も他の症状を持つ場合もあります。例えばサーマン博士らは、ADHDを持つ女性の一部において、摂食障害の一つである神経性大食症のリスクが高いこととの関連性を見出しています[3]。

　衝動性を持つ若年の女性では、性感染症や望まぬ妊娠などの問題が生じるケースもあります[4]。ある研究によると、ADHDを持つ女性の初回妊娠では、未婚である、大学教育は受けていない、妊娠を望んでいなかった、親としての役割を果す意志が低いといった傾向を示しがちであると報告されています[5]。ビルキー博士の制作による「Her FAST MIND」という高い評価を得たドキュメンタリー番組では、ADHDを持つ女性に関する、これらの問題が取り上げられています。

　ADHDを持つ女性は、自分の子どもに問題を見つけて受診した時に自らの診断も受けることが多いようです。女性の場合、前述の"結婚して子どもがいる"、"注意散漫な空想家"の困難に加え、家族を精神的、社会的に支える役割を期待される中での苦労も多くなります。しかし、ADHDを持つ女性の中には、夕食を用意することさえも難しく感じる人もいるの

第2章 あなたのFAST MINDSに耳を傾ける

です。後に紹介するある女性は「マーサ・スチュワート*について私が唯一理解できるのは、彼女が投獄された部分だけ」と語ります。世間の期待に十分応えることができないと感じると、自分に自信を持つことはより困難となります。

　他の人があなたのことをどう思っているか、少し考えてみましょう。他の章でも同じことをくり返してみてください。ニンニクの口臭のように、あなたが人に与えている影響に、あなた自身が気づかないこともあるかもしれません。

☑ **影響を知る**・・・・・・・・・・・・・・・・・・・・・・・・・・・・・・

あなたは人に以下のような言葉で表現されたことがありますか？
☐　自分の能力を十分に生かしきれていない。
☐　「もっと一生懸命」やるべき。
☐　書類などもっと早めに処理するべき。
☐　あることはうまくできるのに、他のことはできない。
☐　物事を成し遂げるためには支援が必要。

・・

 ## 注意欠如という言葉による誤解

　ADHDを持つ人自身、あるいは彼らの日常を知っている人は、注意欠如・多動性障害という病名が彼らの特徴を必ずしも的確に表現していないと感じることがあると思います。FAST MINDSを持つ人は皆「注意欠如」であるわけではありません。ゲームに何時間も没頭することができる人もいれば、得意なことには信じられないほどの能力を発揮する人もいます。しかし、毎日の車での出勤、洗濯、タイムカード、期末レポート、時には簡単な会話をしている時など、日常的なできごとの中でつまずくケー

---

*〔訳注〕マーサ・スチュワート：米国の有名な実業家、ライフコーディネーター、カリスマ主婦。2004年にインサイダー取引に関して有罪となり、禁錮刑に服したことがある。

part 1　FAST MINDS を理解する

スが多いのです。

　私たちは、ADHD を敢えて注意欠如障害と捉えず、ある作業を継続的に行うことが困難な状態であると考えます。FAST MINDS を持っていると、税務処理などたとえ重要な仕事であっても、地道に継続して処理することが難しくなります。あるエンジニアは、「私の to-do list（することリスト）に記載されている項目のどれから始めたとしても、最終的に、その時にもっとも気になる別のことにほとんどの時間を費やしてしまうんだ」と、その状況を説明しています。ADHD を持つ人には、長期的に取り組む仕事よりも、短期的な一時の興味にはまり込みやすいという特徴があります。取り組むべき大きな課題があっても、その時点で気になる他の事柄に引き込まれてしまい、本来取り組むべき課題に集中を持続することができなくなるのです。

　誰でも、会議や会話、講義などが長引いてくると、注意散漫になってしまうことがあります。しかし、ADHD を持つ人の脳は、より簡単に、より頻回に、そのような状態になります。退屈なことはより退屈に、気が散る場面ではさらに気が散ってしまうのです。

　ADHD によって現れる症状は、人の脳がもつ基本的な機能、すなわち、私たちの体の神経は生き延びていくために必要な事柄に集中できるよう配線されているという事実にその源があります。突然襲いかかってくる虎は、脳にとって興味が引かれる対象です。私たちの脳には、集中力を生み出す素晴らしいシステムが備わっています。そのシステムが機能することによって、非常事態を素早く察知することができます。こちらを睨んでいる虎を視界の片隅にキャッチすると、体中の全感覚が一気に研ぎ澄まされます。心臓がドキドキして、呼吸が浅く速くなり、目は片隅で虎を見据えながらも、どこかに逃げ道はないか探し始めます。すぐに行動に移せるよう体の準備を整え、細心の注意を払います。けれども、虎のように怖くない物や、特に目新しさがないような事柄の場合、脳がそれに集中するためにはもっと時間を要します。税務書類を処理する時には、その作業に集中するために意識的な努力が必要となるのです。

50

第2章　あなたのFAST MINDSに耳を傾ける

　過去20年間に行われた研究の結果、私たちの脳には"集中する"システムが存在し、それによって、脳が持つ能力のうちどれに集中するかをコントロールして、考える、感じる、気づくといった行動がとれるようになることがわかりました。脳内の各領域はお互いに回路でつながれていて、一つのシステムとして働くことによって注意力を発揮します。この集中するシステムが、ADHDを持つ人と持たない人では異なる挙動を示すのです。画像診断技術や遺伝子解析技術を使った研究によると、ADHDを持つ人の一部では、この集中するシステムの物理的構造に違いがあることがわかりました。集中力や行動を司る生物学的機構がうまく機能しなくなったり、その生物学的機構の動きを制御する神経伝達物質であるドパミンやノルアドレナリンが異なる挙動を示す場合があるのです。

FAST MINDSは、ヒトが進化を遂げる過程で有利に働いた

　ヒトの進化の過程では、理論的には、目的にかなった機能が現在まで温存されてきていることになります。ある大規模な研究によると、ADHDの特徴は誰にも認められるけれども、その程度が人によってさまざまであるということが指摘されています。すなわち、人によってFAST MINDSをほとんど持たない、いくつか持つ、多く持つといった程度に違いがあり、その一番極端なところにADHDと医学的に診断される状態が位置しているという考え方です[6]。

　ADHDの特徴は、私たち人間が進化を遂げる上で有利に働いたからこそ今まで温存されてきた、という説が提案されています。すなわち、周囲の状況を察知する能力が高く、迫りくる危機に素早く反応でき、長距離の移動もこなす並外れたエネルギーを持ち、狩猟や戦いのときには一段と感覚が研ぎ澄まされて力を発揮することが進化の過程で有利に働いたという説です[7]。時代と共に人の価値観が変化してきたように、役に立つ能力も時の流れの中で徐々に変遷してきたのかもしれません。ですから、FAST MINDSを持つ人でも、その人の特徴

> が生かされる役割にはぴったり適応して能力が発揮できる可能性があるのです。

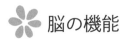
脳の機能

ADHDを持つ人の脳を調べる研究では、生物学的機構や神経伝達物質の働きに違いが見つかることがあります。けれども、それがどのように違うかというパターンはさまざまです。これらの違いの多くは、注意力や行動を制御する以下の脳内領域に認められます。

前頭前皮質：行動のコントロール、感情、社会的つながりなど、人を人たらしめていることに深く関与している部分です。

帯状皮質：思考の処理や感情、努力して行う活動に関与していることが多くの研究で指摘されています。

頭頂葉皮質：感覚や空間情報を処理する主要部分です。感覚に深く関与しており、例えば、右の頭頂部に傷害を受けると体の左側の感覚がなくなります。

大脳基底核：ADHDの治療薬がターゲットとする部分です。ある行動や習慣を学習する時に、前頭前皮質と共に働く部分であると考えられています（このことについては第8章でより詳しく述べます）。

小脳：運動協応性の中心と考えられてきましたが、現在では注意力など、運動協応性以外の機能にも関与していることが判明しています。

ADHDを持つ人の脳と持たない人の脳を最新の画像診断技術を使って比較すると、上記の部位を網羅する領域の大きさ、活動レベル、伝達に違いがあることが明らかになってきています。例えば、マサチューセッツ総合病院のサーマン博士のチームが最近行った研究では、ADHDを持つ成人の皮質では、注意力を司る領域が薄くなっている可能性が指摘されてい

第2章 あなたのFAST MINDSに耳を傾ける

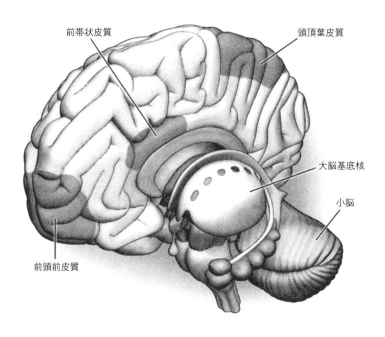

ます[8]。

　また、同じグループの別の研究では、ADHDを持つ人の脳は帯状皮質が解剖学的に異なること[9]、また、ADHDを持たない人と比較すると、注意力を要する作業中の帯状皮質の挙動に違いがあること、さらに、ADHDを持つ人にADHD治療薬を投与すると、ADHDを持たない人の脳と同様の挙動を示すことが見出されました[10]。

異なる技術、異なる問題

　ADHDを持つ人は、これらの生物学的な違いに独特の方法で対処します。それが、さまざまな特徴となって現れているわけです。病院の救命救急部門や、株のトレーダー、あるいはドラマのように劇的な環境では素晴らしい能力を発揮する人がいます。いわば、常に虎がどこかから睨んでいるような、刺激やストレスに満ちた環境です。そんな環境では継続して意

識を集中しやすくなるのです。スピード運転、ギャンブル、ドラッグ、飲酒などに刺激を求める人もいます。また、興味を持ったことにいろいろ手をつけても、そのいずれも最後まで完成させることができない人もいます。

FAST MINDSを持つ人は、頭を使って行う作業に意識を集中することが困難です。そして、苦手な作業や気乗りしない事柄には、その期限が虎のごとくストレスとなって迫ってくる最後の瞬間まで着手しない傾向があります。大勢の聴衆に向かって理路整然とわかりやすいストーリーを話す人が、生計を立てるためにそのストーリーを本にする必要が出てきた時に、同じ話を文章で表現することがまったくできなくなったという例を、私たちは経験しました。また、お気に入りのスポーツチームのことは細部に至るまですべての情報を覚えている一方、仕事の詳細情報を覚えることにとても苦労している人もいました。

学習障害を調べるテストとして使用されている神経心理学テストによって、脳機能の違いが明らかになる場合があります。例えば、言語能力や計算能力は高い一方で、情報処理能力が低いケースがあります。このように、仕事のある部分では高い能力を発揮できる一方、まったく処理できない仕事も存在するといった矛盾が存在すると、昇進や人からの信頼に影響が出る場合があるのです。

FAST MINDSは、責任感がなく、怠け者で、無神経な人が持つものと思われるかもしれませんが、それは間違いです。FAST MINDSは、ある時あることに対して、脳がどのように反応するか、その結果として現れたものです。人が注意力を示す対象は、直観的に興味深いと感じる事柄です。言い換えると、その事柄に対して脳が興味を持つように仕向けることができれば、注意力を発揮できるようになります。

ティーガン：三つの役割を持つ

ティーガンはかつて"悩める学生"でしたが、今では"結婚して子ども

がいる"のカテゴリーに属します。彼女は大学には進学せず、アルコール依存の父親の面倒をみながら、ADHDを持つ二人の子どもを育てる一方で、保険会社の仕事をバリバリとこなしていました。しかし、それは簡単なことではありませんでした。

　ティーガンは自分が他人と違うと幼い頃から感じていました。10代の頃は、周りの女の子が自分と比べてなぜあんなにも大人っぽいのか、いつも疑問に思っていました。彼女の通信簿にはいつも"おしゃべり""真剣に勉強できない""課題を完成できない"といった内容が記載されていました。なんとか高校を卒業した後、彼女は大学ではなく芸術学校に進学することにしました。そして、その時点で行き詰まってしまったのです。学校を卒業してから何を目指せばいいかわからなくなった彼女は、その選択肢を探るために、ある能力テストを受けました。その結果を見て彼女は驚きました。彼女に適した職業は、金融取引や銀行業務だと記載されていたのです。「数学の授業なんて一度も単位が取れたことないのに」と彼女は言います。

　しかし、その指摘は確かに的を射ていました。顧客中心の対応が成功の要となる保険会社の仕事は、まさに彼女にピッタリでした。なぜなら、彼女の話術や社交術が生かせるからです。また、彼女の上司は、ノルマが高い時ほど彼女が能力を発揮することにも気づきました。仕事の役割が明確であること、会社の自分に対する期待や、会社組織の構造が明確だったことも、彼女にプラスに働きました。ティーガンは、魅力的なポジションが見つかったらどんどん転職していきました。スピード感があって刺激的な仕事であると同時に、普段の書類整理などには専門のサポート体制が用意されているような職場を彼女は好みました。転職するたびに昇進して、ティーガンは今や大手財務受託会社のアカウントマネジャーとして活躍しています。

　ティーガンが抱える問題は、仕事と結婚と家事が一度に彼女に降りかかってきた時に始まりました。彼女の息子は当初、トゥレット症候群と診断され、その後ADHDおよび強迫性障害（Obsessive-Compulsive Disorder：

OCD）と診断されました。息子の診察中、医師がティーガンにADHDの症状を説明していた時、彼女は徐々に医師の話に集中できなくなって、窓の外の鳥を眺めていました（まさに"注意散漫な空想家"ですね）。彼女の意識が窓の外に向けられていることに気づいた医師は、彼女にもADHDの検査を受けるよう勧めたのです。ティーガンがADHDの診断を受けたことは、まさに神からのお告げであったと彼女は言います。ADHDの治療薬や、生活上のさまざまな戦略によって、彼女の生活は一気に劇的な変化を遂げたのです。

「治療を始めた途端、もう本当に信じられないんだけど、集中力と自分に対する安心感が得られたの」と彼女は言います。「もっと早くに診断を受けて治療を始めていたら、私はもっと多くのことを達成できていたと思う。自分に自信がないから今までやってこなかったことも、実はできていたはず」薬も役に立ちました。結果を考えずに口走ってしまうといった衝動を抑えることができるようになったのです。「治療を受けていれば、口に出さずに黙っていることができたと思う場面がいくつかある。学校に通っている間も余計なことを言わずに済んだはず。実際には、言わなければ良かったと思う失敗をいくつか経験してきたわ」

FAST MINDSを他の病気と区別する

今まで述べたように、FAST MINDSの特徴は、気分障害や不安障害、依存症などの他の病気でも現れる場合があります。これらの病気を持っている場合は、FAST MINDSに取り組む前に、まずそれらの病気のケアをすることが適切と考えられます。すべての医療従事者が、ADHDと他の病気を明確に区別できるわけではありません。ですから、適切な治療や支援を得るためには、まずあなたが彼ら医療従事者を支援することが重要です。ここでは、ADHDの症状と重複する可能性がある他の病気の一部と、専門医がADHDの診断を行う際に考慮する点をいくつか紹介します。

大うつ病：うつ病は気分障害の一つで、悲しみ、イライラ、怒りやすい、罪悪感、楽しいことに興味が持てない、活力の低下、思い悩み、睡眠不足、絶望感、食欲低下、体重増加など、複数の症状が現れます。FAST MINDSを持つ人は、日々の苦労が原因となって自信を失うケースが多いのですが、うつ病では、身体的、感情的苦痛がより広範なパターンを示します。

双極性障害：双極性障害の人は、一定期間に、うつ病と軽躁あるいは躁を経験します。その症状は、持続する高揚感、陶酔、イライラ感に加え、安易な判断、壮大感、性衝動の高まり、眠ろうとしない、脳の興奮状態、饒舌、思考力や集中力の問題、"妙な"考えや思考といった症状が複数合併して現れます。躁状態は通常2〜3日継続しますが、場合によってはそれより長く続くことがあります。興奮状態、妄想、せん妄、幻覚の経験がある場合は、ADHDの治療薬を服用する前に、それらの症状について医療従事者に詳しく説明してください。なぜなら、ADHDの治療薬は、これらの症状を再発させたり強めたりする可能性があるからです。壮大感、高揚感、誇大感、思考の変化は、ADHDに起因する症状とは考えられません。けれども、FAST MINDSやADHDは、双極性障害を持つ人に好発し、双極性障害のうち悪性度の高いものに対する危険因子となる可能性があると考えられています。

ビルキー博士は、ADHDと双極性障害を併発している成人を対象とした研究において、双方の病気を併発している人は、双極性障害だけを発症している人と比較すると、違法薬物や飲酒の問題があったり、パニック障害、不安障害を併発している割合が高いことを示しました[11]。双極性障害の治療によって、FAST MINDSが抑えられる場合もありますが、なかでも計画性をもった行動ができないといった問題は、多くの場合持続するのが実情です。この問題には、本書で紹介する多くの戦略が役に立つと考えられます[12]。

不安障害：不安障害は、心配事、パニック、恐怖、身体的な不快感（睡眠障害、胃もたれ、筋肉のこわばりなど）などの症状として生じます。症

状は、ある特定の状況で起きることもあれば、一日中継続する中で状況によって異常に強く不安を感じるといったケースもあります。

依存症：依存症にはいくつかの段階がありますが、その共通項としては、薬物や飲酒によって、生活の基盤が不健康になるということです。その習慣が制御不可能となって、さまざまな悪影響をもたらします。特別支援、12段階プログラム、禁酒団体が実施するプログラムなどの対処法は、インターネットやその他の情報源に詳しく記載されています。

強迫観念と衝動強迫：強迫性障害（Obsessive-Compulsive Disorder：OCD）は、儀式や強迫観念に囚われてすべての時間が支配され、正常に機能する能力が障害される疾患です。ADHDを持つ人の多くは、自分が（また）失敗したのではないかと心配で、自分の行動を衝動的に再確認しようとする傾向があります。もし、必要以上に自分の行動を確認するといった状況にある場合は、強迫性障害の可能性を検討する必要があります。

テレビパーソナリティのホーウィー・マンデルは、ADHDとOCDを併発した経験を、対談や記事で紹介しています。*Psychology Today*という雑誌のインタビュー記事では、彼がハワード・スターンのラジオショーに出演中、自分はOCDを持っていると"ばらして"しまった時のエピソードが語られています[13]。彼は放送終了後に、衝動的に自分の病気を口走ってしまったことにひどく落ち込んでいました。しかし、「ショーが終わってスタジオの外に出たら、ある人が私のところに駆け寄ってきて『私もだ』と言ったのです。それは、私の今までの人生の中でもっとも慰められた言葉でした。人生でどんなことに遭遇しても、人は決して一人じゃないということを知ってほしい」と、マンデルはそのインタビューで語っています。

パーソナリティ障害：パーソナリティ障害は、一般的な社会規範から著しくかけ離れた行動や感情表現、思考が持続する場合です。その人が他人についてどのように思うか、あるいは、他人にどのような接し方をするかというところに症状の特徴が現れます。自己中心的で他人のことはまったく気にしない人（自己愛性パーソナリティ障害）、自分自身と他人に対す

る感覚が劇的に違う人（境界性パーソナリティ障害）などがあります。パーソナリティ障害を持つ人には衝動性が認められる場合が多く、不適切な判断をして予期せぬ事態に発展する場合があります。

学習障害：読むことに障害がある失読症をはじめ、学習障害を持つ人がADHDを持つリスクは高く、またその逆の場合もあります。学校の課題をしない、授業に集中できないといった問題がある場合は、神経心理学的テストによって、その原因が学習障害であるかどうかを判定できる可能性があります。ADHDの治療によって、学習や、学習障害を補う手段を容易に行えるようになるケースがあります。

社会性の欠如：場の空気を読むことができない、人と交流する際の"ルール"が理解できないなどの問題は、自閉症やアスペルガー障害で認められますが、社会性に関係する問題は、ADHDを持つ小児や成人においても、その程度は軽微ではあるものの見受けられる場合があります。FAST MINDSに関連して生じる社会性の問題をコントロールする方法については、第9章で述べます。

エディー：本当に大切なものに集中することを学ぶ

　エディーが最初に"自分はADHDではないか"と疑いを持ったのは、彼の友人がADHDについての講義をしていた時でした。講義の後でその友人が彼に感想を求めた時、エディーは言葉に詰まってしまいました。講義スライドに記載されていたFAST MINDSの特徴は、当時17歳だった彼の息子の特徴とまさに一致していたのです。そして、彼自身にもそのような特徴があることにハッと気づきました。

　彼は、薬の治療を始めてから頭の中がクリアになった気がしました。期限切れになっていた書類を一気に片付け、2年分の税金を支払いました。散乱物の中に重要な書類を埋もれさせたら二度とその書類を見つけることはできないと悟り、必要な手続きはすぐ処理するようになりました。

　また、妻をはじめ、今まで出会った多くの女性との関係が台無しになっ

part 1　FAST MINDSを理解する

た原因についても初めてわかった気がしました。出会って間もないうちは、彼は過剰なまでに彼女に尽くすのですが、そのうちに興味が他に移ってしまいます。「僕の人生で、女性はいつも後回しにされてしまうんだ」と彼は言います。「僕と人生を共にするなら、彼女たちは僕のやり方に従うしかなかった。しばらくの間は、彼女たちは僕に合わせてくれたよ。でも、次第に不満を言い始める。彼女たちは、自分が常に優先されるべきだと思っているんだ。このことが原因で、素晴らしい関係をいくつも失ってしまったよ」

　計画的に効率よく行動する能力を身につけること、そして、彼にとって現時点での最優先事項である最愛の女性を見つけることに彼が集中するには大きな理由があります。「61歳にもなると、これから先そんなに長くない。今では自分の寿命があとどれくらいか、なんとなく感じるよ。だから僕はそれをインセンティブにしたいと思う。言い訳する時間は残っていないからね」

もしあなたの大切な人がFAST MINDSを持っていたら

　ADHDは脳に原因がある病気で、人によってその特徴の現れ方が違うということは理解していただけたと思います。あなたの大切な人に見られる矛盾や独特の癖は、彼らのほんの一部にすぎないこと、そして、彼らの言動は、決してあなたを苛立たせたり、軽蔑したり、悲しませたりするために意図的に行っていることではないと理解することができれば、あなたは彼らを支えることができます。

　彼らがこの本を読んで、各章の最後にあるエクササイズを実践している時、あなたが彼らと一緒にそれに取り組むこと、あるいは、彼らのFAST MINDSが、いつ、どのような状況で問題となっているかを知らせることを通じて、あなたは彼らにとって大きな力になることができます。あなたの客観的で協力的な姿勢が、彼らが自らの人生を前向きに歩んでいく上で欠かせないものとなるでしょう。

また、彼らにとって何が助けとなり、逆に何が支障となるか、あなたが客観的に評価することもできると思います。彼らはどんな状況にいるともっとも輝いているか？　彼らが自分自身に抱く印象とは違う部分をあなたは感じているか？　彼らが問題を解決するためにさまざまな方法を試している中で、どれが一番うまく機能しているか？　彼らはその方法をきちんと実行できているか？　集中しているか？　あなたが提供する客観的な情報は、彼らが自分の行動パターンや癖を確認し、もっとも有効な方法を見つける上で、大いに役立ちます。

あなたにできること

フローに集中する

　私たちはよく診察室で、自分が成功したと感じる瞬間、自分の興味と行動が一致した時、とてもうまく行動できたと感じるエピソードなどについて、話を聞かせてもらいます。このような状態の時、人は完全にその対象に没頭しています。心理学者はこれを"フロー"と呼びます。エディーにとってそれは大勢の前で話している時で、ティーガンにとっては顧客と会話している時です。

　あなたが、最近の大好きなことをした時の状況を思い出して、その時あなたはどのような感情を持っていたか、思い出してみてください。自分を責めることもなく、何か間違ったかもしれないと不安になることもなかった状況です。あなたはただそれに完全に没頭していた、その感覚を思い出してください。そして、そのようなできごとを三つ思い出して、その状況を簡単に描写してみてください。例えば、ジョギングしていた時、難しい問題を解読した時、何か手仕事をしていた時、あなたが持つ知識を誰かに教えていた時など。

part 1　FAST MINDSを理解する

1.＿＿＿＿＿＿＿＿＿＿＿＿＿＿＿＿＿＿＿＿＿＿＿＿＿

2.＿＿＿＿＿＿＿＿＿＿＿＿＿＿＿＿＿＿＿＿＿＿＿＿＿

3.＿＿＿＿＿＿＿＿＿＿＿＿＿＿＿＿＿＿＿＿＿＿＿＿＿

　次に、それぞれのできごとを少し掘り下げてみましょう。その時、何が功を奏していたのか？　あなたを集中させフル回転させていた要因は何だったのでしょうか？　例えば、バイオリンを弾いていた時にとても集中できたというケースでは、それは家で一人でバイオリンを弾いていた時だったのか、それとも、多くの聴衆の前で演奏していた時だったのか、忙しい一日を終えた後、あるいはリラックスした長い週末明けのことだったのか？　あなたの集中力が高まり、周囲のことが気にならなくなるのはどんな時ですか？　夏の日差しが強い時、それとも冬、アレルギーが起こりにくい時でしょうか？　多少難しくても、気が滅入らない適度にやりがいのある問題に取り組んでいる時に集中できたでしょうか？

　どのような時、どのような環境でフロー体験をしたか記録して、なぜそのような状態が得られたのか考えてみてほしいのです。以下のエクササイズの中では、特に「あなたはそれをどのように実現させた？」という質問に注目してください。例えば、そのできごとや状況は、成功しなかった時と比べてどのように違いますか？　その時、あなたの強みは最大限に生かされていましたか？　あなたが日頃から興味を持っていることだったでしょうか？　問題は最小限に抑えられていたでしょうか？

成功したできごと#1
何？＿＿＿＿＿＿＿＿＿＿＿＿＿＿＿＿＿＿＿＿＿＿＿＿

いつ？ _____
誰がそこにいた？ _____
それはどこで起こった？ _____
あなたはそれをどのように実現させた？ _____

成功したできごと#2
何？ _____
いつ？ _____
誰がそこにいた？ _____
それはどこで起こった？ _____
あなたはそれをどのように実現させた？ _____

成功したできごと#3
何？ _____
いつ？ _____
誰がそこにいた？ _____
それはどこで起こった？ _____
あなたはそれをどのように実現させた？ _____

　成功したできごとを三つ書いたら、次はそのパターンに注目しましょう。あなたが成功した時、あなたの興味、強み、弱みは成功とどんな関係がありましたか？　自分の能力を最大限に発揮できる時とは具体的にどのような状況でしょうか？　例えば、まったく新しいことに着手する時、大勢の人の前に立っている時、チームで協力して何かに取り組んでいる時、深夜に一人で何かに取り組んでいる時など。今あなたが作成している、あなたの強みが生かされる要因をまとめたリストは、この本を読み進める中でいつも心に留めておいてください。
　私たちが目指す一番の目標は、あなたが自分のパターンに気づき、どのような状況で脳の"集中するシステム"を最大限に駆使すること

ができるか、あなた自身がその方法を見つけ出すというプロセスを支援することです。FAST MINDSと向き合いながら成功している人は、彼らの目標実現を支援する環境、人、戦略など、彼らがその目標に自然と集中できるように、さまざまな手段を講じているのです。

次の章では、長期にわたってFAST MINDSに苦しむ過程で生じる、成功を阻む感情的な障壁について考察します。

キーポイント

- FAST MINDSは、責任感がなく、怠け者で、無神経な人が持っているものではない。FAST MINDSは、脳の働きの結果として現れているものである。
- FAST MINDSは、状況が変われば違う形で現れる。この章で紹介した"悩める学生""結婚して子どもがいる""注意散漫な空想家"の実例を思い出してみよう。自分自身のパターンを理解することが、FAST MINDSに向き合う上での鍵である。
- 一つのことに集中する能力、すなわち"フローに入る"能力は、人それぞれに条件が整った時に発揮されることが多い。より充実した人生を歩むため、あなたをフローに導く環境や方法を理解しよう。

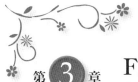

第3章 FAST MINDSを持っていたから実現できた

　マリアは、大学に通い始めた頃に、気持ちの高ぶりが徐々に悲しみに変わっていった感覚をよく覚えています。入学後初めて受講した講義では、来る日も来る日も大教室の片隅に座りながら自分を見失うような気持ちがしました。講義の内容が理解できないだけでなく、知らない同級生に囲まれ、今まで取り組んだことのない課題にどうしていいかわからなくなってしまったのでした。今まで読んだことがないほど本を読んでいるにもかかわらず成績は芳しくありませんでした。クラスメイトの邪魔にならない場所を探して、コーヒーを何杯も飲みながら夜中に提出期限間近のレポートを書き始めることもありました。寮全体が寝静まっている中で、たった一人でレポートを書く作業はとても疲れました。提出期限の延長を申し出ることは思いつきませんでした。なぜなら、彼女は人に助けを求めることに慣れていなかったからです。周りの人は皆、自分の力で課題をこなせていると思っていました。

　彼女の家族は、前期の授業が終わったら大学から一度離れて休みを取ったらどうかと助言し、マリアは家族の友人の仕事を引き受けることにしました。その仕事を通じて彼女は、会議で要点を聞き逃した時は隣の人と同じようにふるまうこと、他の社員と夜遅くまで残って一緒に四半期の業績報告書を間に合わせること、締切りのプレッシャーがなければ自分の能力を発揮できないといったことを学びました。20代の半ばにさしかかった頃、彼女は人に話しかけられると反射的に「きっと何か謝るべきことがあるんだ」と想像するようになっていました。とにかく謝ることで逆にリラックスできるとも感じました。そんなことがあまりにも多く、同僚は彼女

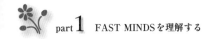
part 1　FAST MINDSを理解する

に「なぜいつも不必要に自分を責めるのか」と問いただすほどでした。
　30歳になった頃には、彼女は自分が仕事で満たされることはこの先もないだろうとあきらめていましたが、家事も満足にこなすことができない自分には失望してしまいました。彼女はいつも家族のことを大切に思っていましたが、自分が起こす問題が家族の負担になっているのではないかと心配でした。カレンダーに書き込み忘れた約束を直前になって思い出したり、未払いの請求書を偶然見つけたり、子どもの学校行事に必要なものを調達するためあちこち探してまわったり、目の前のことをなんとか乗り越えていく日々が続きました。マリアの夫は、彼女がいかに素晴らしい母親であるか、そして、彼女が唯一、十分に気遣っていないのは彼女自身であると話しました。シンクに汚れたお皿が放置されていることに気づいた時、山積みになった洗濯物を見かけた時、未払いの請求書を見つけた時、マリアが自分自身を激しく責める場面を、彼は多く見てきました。
　マリアが34歳になった時、8歳の息子がADHDと診断されました。医師が息子の症状について説明するのを聞いて、彼女は、息子は自分に似ていると思いました。そして、ADHDについての理解が深まると、今までずっと彼女を苦しめていたことは、彼女の欠点ではなく、病気による症状だったのだとわかりました。
　ADHDの診断を受けた彼女は、日々起こる問題のほとんどが彼女自身によるものではなく、ADHDという病気が原因であると考えられるようになり、今では自分のことは自分自身がもっとも理解できると感じています。「今までの納得いかなかった人生には、ちゃんとした理由があることがやっとわかったの」と彼女は言います。
　「多くの失敗や不注意、できることなら取り消したいと思う言葉をたくさん口に出してきた。でも、今までのさまざまな苦労には正当な理由がある。私には日々の仕事をきちんとこなすための道具が十分に備わっていない、人とは違う部分があるのだと認識することがとても大切」

第3章　FAST MINDSを持っていたから実現できた

　アレルギーの季節に鼻が詰まった時、黒板の文字や道路標識を見るためにメガネが必要な時、自分はなんてなさけない人間だと思うでしょうか？ADHDは一つの病気であって、あなたの欠点ではありません。FAST MINDSを自ら望んで持っている人はいないのです。FAST MINDSを持つ人は、ただそれに行き詰まっているだけなのです。時には、自分自身を問いただすことが大切な場合もあります。自分自身の能力に不安を持つことによって、さらに努力し、より熱心に取り組む姿勢を生むこともあるでしょう。けれども、ADHDを持つ人の多くは、自分は何をやってもいつもうまくいかない、目標を達成できないという感情的な重荷をずっと背負っています。この重荷が、より良い方向に向かう道を阻むのです。この章では、FAST MINDSを持つ自分自身を責めるという悪循環を断ち切ることについて考察します。自分の将来展望や希望を阻む心理状態、ADHDを持つ人が本来備えている精神力について探っていきます。

☑ 自分自身を知る

あなたは自分自身に以下のような言葉をよく投げかけますか？
- ☐　私がやることはいつもうまくいかない。
- ☐　私はなんて厄介者なんだろう。
- ☐　なぜいつも行き詰まってしまうのか？
- ☐　もっと早くやればよかった。なぜいつもこうなってしまうのか？
- ☐　みんな私のことを馬鹿だと思っているに違いない。
- ☐　一体、私の何が悪いのか？

 ## 自分自身を責める心とは

　ADHDが自尊心を傷つけることは、多くの研究によって示されています。自分自身に失望する経験を重ねると、その理由が何であれ自信を失います。ADHDを持つ人の中には、立ち直りが非常に早く、自分自身に肯

part 1　FAST MINDS を理解する

定的な人も一部存在しますが、自信のなさが継続する状態は、ADHDを持つ成人によく見られる現象です。

　ADHDを持つ人の自尊心が低下する原因は、例えば、仕事を成し遂げることができなかった、重要な指示を聞き逃してしまった、自分は何か違うといった感覚によって心に傷が蓄積することと、ADHDの人が持つ脳の違いのいずれか、または双方の組み合わせではないかと考えられています。いずれにせよ、ADHDを持つことと、自尊心が低くなることが混ざり合って苦悩が生じます。このような状態が続くと、青年早期から性的関係を持つ（未成年者の妊娠や性感染症のリスクが高くなる）[1]、違法薬物やアルコールに手を出す（依存症とその長期的悪影響のリスクが高くなる）[2]など、危険な行動につながる可能性があります。これらの危険行為に及ぶと、その結果によって自分に対する不満足感がさらに大きくなるという悪循環が生まれます。たとえこれほど深刻な状況に陥ることはなくても、自分自身についてどう感じるかということが、自らの可能性の扉を開くことにも、閉ざすことにも、確実に影響するのです。

　成人になってからADHDと診断された場合は特に、自分が直面する問題はADHDが原因と考えるのではなく、自分自身を責める傾向にあります。この自分自身を責めるということが、自尊心の問題やうつ病や不安障害発症のリスクを高めることが、研究で示されています。自分を責めると、自らを改善しようとする取り組みに行き詰まりを感じ、前向きな行動が阻まれます。一方、自分以外のものに責めの対象を見出すことができると、自らが変化しようという力は高まります[3]。自分を責めることはやめるべきだと私たちが考える理由はここにあります。自分を責めるのは時間とエネルギーの無駄です。自分が持つエネルギーを新しい方向を向くことに使う方が、自分を責めて罪悪感をあおることに消費するよりもはるかに生産的です。簡単ではありませんが、訓練することによって思考や感情のエネルギーをより生産的な方向に使えるようになることは、私たちがこれまで一緒に取り組んできた多くの人たちが実際に経験しています。

　私たちは、ただ単に笑顔で快活にふるまうことがADHDの問題を解決

するとは考えていません。自分の強みと弱みを理解して素直に受け入れ、FAST MINDSによって生じている問題を理解し、どのようなアプローチがもっとも効果的で持続可能か、自ら評価し判断することがとても大切だと考えています。勇気を出して課題に向き合う道を自ら選ぶか、悪循環の中に身を置き続けるか、あなたの態度が状況を一変させるのです。

　周りの人にあなたがどう映っているか、ここでも少し時間をとって考えてみましょう。そして、それを参考にしながら、あなたがあなた自身のことをどう思っているか、どう扱っているかについても考えを深めてみてください。

☑ 影響を知る

あなたは人に以下のような言葉で表現されたことがありますか？
- [ ] 自分を責めすぎだ。
- [ ] 自尊心が低い。
- [ ] いつも気が滅入っていて、自信がないように見える。
- [ ] 自分の人生はうまくいくわけがないといつも話している。

❁ 悲しみ

　成人になってからADHDと診断された人の多くが、悲しみに打ちのめされそうになると話してくれます。なんとか日々をすごしていくためだけに、どうして自分は常に人より多く努力しなければならないのかということが、なさけなく感じるのです。そして、彼らが今までずっと苦労してきたことの一部は病気によるものだということがもっと早くにわかっていたら、学生生活はもっと楽しかっただろう、人間関係もうまくいっていただろう、失業することもなかっただろうと、失われてしまった機会に深い悲しみを感じます。辛かった幼少時代、失敗したという挫折感、成功体験の欠如などについて嘆きます。

part 1 FAST MINDS を理解する

　これらの悲しみをしっかり受け止めることが、あなたがこれからADHDと向き合っていく中でとても重要であることを、精神科医の私たちは十分に認識しています。
　まず最初のステップとして、その悲しみに気づき、その悲しみは当然だということを認めましょう。あなたの歴史に新しい展開を刻むまでに、多少時間がかかったとしても大丈夫です。いじめっ子に悩まされ、悲惨な通信簿を家に持ち帰り、当時はあなたのことを十分に理解できなかったかもしれない両親から突き刺すような視線を受けていた幼少時代のあなたを受け入れ、心からの敬意を払ってください。このプロセスは、親しい友だちやADHDのサポートグループ、セラピストと共に行うことがより効果的です。少なくとも、その時の状況を人はどう感じていたか、自分以外の人の視点を得ることは有用でしょう。

自分を責めることから自分を肯定することへ

　自尊心の問題に対処する方法には、大きく二つの考え方があります。一つ目は、自分自身を責めることをやめるべきだという考え方です。自分を責めることをやめると、自分に自信が持てるという理論です。もう一つは、自分に能力があると感じるためには、実際に能力を発揮して成功体験を得る必要がある、というものです。私たちはこのどちらの考え方も支持します。あなたがどう考え、どう感じるかが、あなたの行動を決定します。そして、あなたの成功体験が、あなたの考え方、感じ方を決定します。いずれの考え方でも重要なのは、私たちが今までの研究でくり返し示してきた通り、あなたがあなた自身を受け入れ、あなたが持つ課題を受け入れるということです。他人と比較すると苦しむことになります。
　アレルギー体質を持つことや、眼鏡が必要だということがその人の過ちではないように、あなたがADHDを持つことはあなたの過ちではありません。自分を責めることをやめるのは口で言うほど簡単ではありません。けれども、実際に私たちは、多くの人が自分自身を責めることをやめる過

程を支援し、そして成功してきたので、あなたの力にもきっとなれると信じています。この本で紹介する方法を通して、あなたが持つADHDの特徴の中で、どの部分はそのまま受け入れる必要があり、どの部分は変えていくことができるのかを学ぶことになります。この本では、あなたがネガティブな感情の代わりに理論的な思考をもってどのように対処していくことができるか、その方法をお示しします。あなたが既に修得した解決法や、これから紹介する方法を存分に駆使できるように、あなたの心を解放しましょう。今までネガティブな感情が暗雲のようにあなたの心を支配していたのなら、いよいよその雲を晴らす時がきたのです。

　ADHDを持つ人は、一度ネガティブな感情を抱くとそれに囚われてしまい、そこから抜け出すことが難しくなる場合があります。あなたは今まで数十年にわたって、あなた自身、あるいは人からの期待に応えた生き方をしてこなかったのかもしれません。けれども、あなたが今まで苦労してきたことのうち、どれが脳に起因するものなのか（それを気にすることには意味がありません）、そしてその脳機能の違いを補うために何ができるかを考えることが重要です。あるコンピュータープログラマーは、自分自身を責め始めた時にはすかさず「それは自分がコントロールできることなのか？」とシンプルに自問できるよう訓練しました。そして、もしその答えがノーならば、自分自身を責めることにはまったく意味がないとすぐ理解できるようになったのです。一方、もし自分自身が何か対処できることがあれば、今後同じようなできごとが起こった時、その対処策をすぐに実行できるよう、予め計画を立てておくのです。

　もしあなたが自分自身に腹が立って能力の限界を感じたら、それがFAST MINDSによる問題なのかどうか、自分自身に問いかけてみましょう。FAST MINDSによる問題ならば、その反応は合理的でしょうか？それとも、あなたのそのエネルギーを他に向ける方法はあるでしょうか？エネルギーを向ける方向を変えるためには、認知行動療法が役に立ちます。

part 1　FAST MINDSを理解する

 認知行動療法

　認知行動療法（Cognitive Behavioral Therapy：CBT）は、私たちが考えることと感じることは相互に関連しながら行動に影響するという考え方に基づいた話し合い療法（トークセラピー）の一種です。自分自身に対する認識を変えることによって、自分の行動を変えることができます。CBTは、うつ病や摂食障害など、多くの精神疾患の治療として有効であることが確認されています。ステファン・サフレン博士は、有名な医学雑誌である*American Medical Association*誌に掲載された画期的なCBT研究を行いました（その研究にはサーマン博士も参加していました）。その結果、ADHD治療薬を投与されている人では、CBTはリラクゼーション療法よりもADHDの症状をより低減させることが示されました[4]。

　本書で紹介する方法の一部は、この研究及びその他の関連する研究結果に基づいています[5]。CBTによって、自分の意識が向く方向を転換するための簡単な練習を行えば、より生産的に考える力をつけることができます[6]。2009年に英国で実施された研究によると、CBTはADHDを持つ人の自尊心を高める効果があることがわかりました[7]。この研究では、ADHD治療薬を服用している61名の成人を対象として、一日がかりのCBTセッションを3ヵ月の間に3回受けるというプログラムを行いました。このプログラムの参加者では、順番待ちでまだプログラムを受けていない人と比べて、ADHDに対する理解がより深まり、自尊心が高まり、うつ病や不安障害が軽減しました。この研究で観察された自尊心の改善は、彼らがADHDを持つことについて罪悪感を持つ必要はないと深く認識したことによる可能性があると、論文は報告しています。

もしあなたの大切な人がFAST MINDSを持っていたら

あなたの大切な人が以下に当てはまるか、考えてみましょう。

- 自分の過ちではないことに対して謝ることがありますか？
- 自分は人と違うと感じ、誤解されているように思うと話すことはありますか？
- 「これ、うまくできていないよね？」、「なぜいつもめちゃくちゃにしてしまうのだろう？」、「私の何がいけないの？」など、自分を軽蔑するような言葉を発しますか？
- 自尊心が傷つきやすいですか？
- 言い訳が多いですか？

　もし上記の質問のうち複数の答がイエスの場合、おそらくその人は、自分自身に対して否定的な考えを多く持っていると認識してください。上記のような言動は、人が集中できない時、自分自身の行動をうまくコントロールできない時によく現れます。あなたの大切な人がこのような感情を自分自身に抱いていることに気づくことは、あなたにとってもつらいことだと思います。けれども、自分自身に対してより前向きなイメージを持つことは、その方法さえ学べば容易にできるようになるということを知っていただきたいと思います。彼らが自分自身に抱いているネガティブな感情の原因に向き合おうとしている過程で、彼らがあなたの協力を求めてきたら、あなたはその気づきを促すことができるかもしれませんし、また、この章の後半で紹介する"考え事日記"のエクササイズにも一緒に参加することができるでしょう。

あなたにできること

　FAST MINDSを持つ人が、自分自身を責めると、その問題はより悪化してしまいます。成長の過程でネガティブな評価を得たこと、あるいは、いつも物事を悪い方向に考える傾向などによって、彼らは生活の中で何度

part 1 FAST MINDSを理解する

も自分には能力がないと考えてしまいます。そのような経験をくり返すと、日々の生活にうんざりして、将来に希望が持てなくなり、本来の能力がさらに発揮されにくくなるという悪循環が生まれます。

　また、自分自身に対する期待が低くなっている時は多くの場合、その思考パターンを誰かに指摘されるまで気づくことはありません。私たちは皆、自分自身を責める考えをかわすことができます。すなわち、自分自身を責める考えを、自分自身を肯定する考えに置き換え、客観的な現状把握に基づいて実践的な努力をすることができるようになるのです。あなたが直面する一つ一つの問題を災難と考える代わりに、あなたの脳が持つ創造力を駆使して（その創造力はおそらくFAST MINDSがあなたにもたらした強みです）、その解決策を見出していくことができるのです。感情から事実を切り離すことによって、事実よりさらに悪い状態を勝手に想像している状態から抜け出して、あなたが直面する問題の本質に集中できるようになります。

マリア：“熱くなった考え”をクールダウンする

　マリアはよく、「もうめちゃくちゃだわ！」と自分自身に向かって叫びます。そして、この言葉と、その時に感じる恐怖や失望によって気が滅入り、問題が解決できなくなってしまいます。ある日、マリアは夫の一番上等なシャツをピンク色の靴下と一緒に洗濯してしまいました。その失敗に気づいた時、彼女はいつものように恐怖と自責の念にとらわれ、最終的にとても極端で劇的な結論に達します。「もう彼は来週の面接にこのシャツを着ていくことができない。だから採用されないわ。だから私のことを責めて、だから離婚することになるんだわ」

　セラピストが彼女にCBTの方法を伝授すると、ネガティブな思考が大きくなる前に、その芽を摘み取ることができるようになりました。自分を責めることをやめ、問題の解決策と再発防止策を考えることに思考を切り替えることができるようになったのです。

今まではこのような状況になると反射的に大騒ぎしていた彼女ですが、どのように克服したのでしょうか？

　マリアは"考え事日記"を利用して、現実をねじ曲げてさらに悪い方向に想像していることを客観的に認識できるようになったのです。彼女は数週間、セラピストと共にこの訓練をしました。

　まだ練習途中のある夜、一つの問題が起きました。夕食のパスタを茹でたあとで、パスタソースを買い忘れたことに気づいたのです。以前であれば、彼女は途端にみじめになり、それから先の時間をすべて台無しにしたことでしょう。けれども今回は、そのことについて夫や息子に話す前に、考え事日記にこの状況を記録しました。

　考え事日記には、その時彼女が自分自身にどんな批判的な感情を抱いたか記入し、その状況にいる自分を支持する合理的な意見を思いつきました。「時々、私は細かいことを見過ごすし、忘れっぽくなる。でも、たいていのことは、結局なんとかなってるじゃない」

　考え事日記で現状を把握すると、自分を責めることから、問題を解決することに思考を切り替えました。「オリーブオイル、チーズ、野菜があるから、夕食はプリマベーラ（春野菜のソース）にしよう」

　ADHDを持つ多くの人にとって、その場で柔軟に問題の対処法を考えて乗り切っていくことはとても大切なことです。厄介な問題を、彼らの創造力を駆使していかに回避したか、そのエピソードを笑いながら話してくれる人もいます。創造力を使う時は、思考の方向性を正しく持つことが重要です。批判的で、視野が狭く、できることを見落としているような状況では、効果的な解決策はなかなか思い浮かびません。マリアは、自分の代わりにADHDを責めるという簡単な方法を学ぶことによって、自責の念から逃れ、生産的な行動にすぐ移ることができるようになりました。ミートソースがなかったその夜、彼女の失敗には誰も気づかず、家族は皆、彼女が作った料理を褒めました。

　このような成功の積み重ねが好循環を生み出します。ネガティブな思考の積み重ねが悪循環を生んだように。この思考の切り替えには意識的な努

力が必要です。他のことと同様、練習をすればするほど、より自然に、無意識のうちに思考の切り替えができるようになります。

「もうめちゃくちゃだわ！」と自分自身に叫び、取るに足らない失敗のために家族との夕食やその後の雰囲気まですべて台無しにする代わりに、今ではマリアは反射的にこう考えます。「いいわ、また新しい問題ね。こういうのって得意なの。やれることをやっておけば、それでも家は建っているじゃない」このように、問題を建設的に解決していくことを通じて、マリアは自分自身に対するポジティブなイメージをさらに強くしています。

考え事日記

"考え事日記"はCBTの基本となる方法で、あなたが困難に向き合っている時の状況を客観的に把握することを支援するツールです。私たちが持つ思考は、行動に大きな影響を及ぼします。プロスポーツ選手が最高記録を出した時、最高記録を達成する自分のイメージが鮮明に描けていたと証言する人は少なくありません。ネガティブな自問自答をくり返すことから脱却して、自分がベストな状態のイメージが持てるようになると、さらに大きな成果が得られるのです。考え事日記を使ったエクササイズを行うことの一番の目的は、非生産的な思考パターンに気づき、そこから生産的で積極的な思考に転換できるようになることです。最初は、このエクササイズは難しいと感じるかもしれません。それは当然です。自分自身の思考パターンに気づき、それを意識的に変えていくという作業には訓練が必要です。ぜひ、精神科医など他の人と一緒にやってみてください。その方がより効果的です。

まず、今までに職場や家庭で起こったできごとの中から、思い通りにならず悔しい思いをしたできごとを三つ思い浮かべて、その時の状況を描写してみましょう。

1.

第3章　FAST MINDSを持っていたから実現できた

2.＿＿＿＿＿＿＿＿＿＿＿＿＿＿＿＿＿＿＿＿＿＿＿＿＿＿

3.＿＿＿＿＿＿＿＿＿＿＿＿＿＿＿＿＿＿＿＿＿＿＿＿＿＿

　次に、その時あなたの頭の中をどんな思いが駆け巡ったか、思い出してみてください。そのできごとについて、あなたは自分自身にどんな言葉を投げかけたでしょうか？　そのできごとにあなたはどのように関与していましたか？　その時に抱いた感情を思い出しやすくするため、頭の中でその時の状況をもう一度想定し、その場面に自分自身を置いてみましょう。そして、まず最初に思い浮かんだ言葉を使って文章を完成させてみましょう。例えば、「＿＿＿＿だから私はそれをした」「私が＿＿＿＿だったからそんなことが起こった」、「私は＿＿＿＿」など。

＿＿＿＿＿＿＿＿＿＿＿＿＿＿＿＿＿＿＿＿＿＿＿＿＿＿＿＿
＿＿＿＿＿＿＿＿＿＿＿＿＿＿＿＿＿＿＿＿＿＿＿＿＿＿＿＿
＿＿＿＿＿＿＿＿＿＿＿＿＿＿＿＿＿＿＿＿＿＿＿＿＿＿＿＿

　頭の中に浮かんだ言葉をできるだけ書き出してみましょう。そして、その中でもっとも"過激"な、すなわち、もっとも感情的にネガティブな言葉を一つ選んで文章にしてみてください。また、それらの言葉と共に湧いてきた感情も言葉に置き換えてみましょう。罪悪感を持ちましたか？　それともフラストレーション？　怒り？　恐怖？　悲しみ？　その他？
　次に、そのネガティブな感情の強さを0から10の尺度で採点してみてください（10がもっとも強い）。例えばマリアがミートソースを買い忘れた日に書いた文章の中では、「私は夕食を台無しにした。な

ぜなら私は怠け者で、忘れっぽい人だから」がもっとも過激な文章でした。そして、その言葉を自分に投げかけた時の悲しみの感情を、10段階のうち7と採点しました。

　次は、状況を少し客観的に眺めて、その時にあなたができたこと、できなかったことは何かを分析しましょう。以下の質問について考えてみてください。それは誰にでも起こることでしたか？　それはあなただけではコントロールできなかったことですか？　あなたの他に何か原因はありましたか？　あなたがその状況を避けることができなかった、何か特別な要因はありましたか？　ADHDがその要因の一つだと思いますか？

　あなたがコントロールできなかった要因をここに記入しましょう。例えばマリアの場合、彼女が忘れっぽくなることはよくあるので、ミートソースを作るために必要なものすべてをスーパーで買い揃えることができないということは十分に起こり得る、と書きました。

_____

_____

_____

　次に、その状況を回避するために、あなたがその時に実際にできたと思う事柄を考えてみましょう。そのできごとは、あなたが今後また遭遇するかもしれないできごとに対する教訓と考えることができるものですか？　マリアは、次の買い物の際に買うべきアイテムをどんどん書き足していけるリストを作ろうと考えました。そして、そのリストについて覚えておく必要がないように、いつも財布の中に入れておくことにしました。また、次の買い物の時にはパスタソースを余分に買っておくという案も考えました。

　あなたも、次に同様の問題が生じた時にどんなことができるかを考

えて、それを書き出してみてください。

_____

_____

　問題が起こっても、状況をコントロールする手段があると認識すること、そして、状況を冷静に合理的に考えることができるようになると、今後同様のことが起きた時にあなたが自分自身に語りかけるもっとも効果的な言葉が思いつきます。あなたのことを親身に思ってくれている人が、あなたが問題を乗り越えようとしている時にどのようなアドバイスをしてくれるか想像してみたり、逆に、あなたが人にアドバイスする立場にあったらどんな言葉をかけるだろうかと想像してみると良いでしょう。例えば「私は＿＿＿＿＿＿＿＿の状況で失敗することが多いので、その失敗を起こさないためには＿＿＿＿＿＿＿＿＿することができる。でも、もしその失敗が実際に起こってしまった時には自分に＿＿＿＿＿＿＿＿と言おう」

_____

_____

_____

　このように、客観的に状況を把握できるようになると、感情的な気持ちに囚われそうになった時に落ちつきを取り戻すことができます。自分にはそんなことはできないと思うかもしれませんが、実際に困難な状況に陥った時、合理的な対応を見出せるよう自分自身を支えることができると、今までは、ただ悔しい思いを抱いたり感情的になるこ

part 1　FAST MINDSを理解する

とだけに使っていたエネルギーを、より生産的な行動に使えることを実感すると思います。

　しかし、自分の行動を変える時と同様に、考え事日記を記録することにも意識的な努力は必要です。考え事日記をはじめ、本書で紹介しているエクササイズを実践する時には、あなたがあなた自身を支える気持ちで取り組んでください。最初は難しいかもしれませんが、練習をくり返すことや、専門家と一緒に行うことで、より習得しやすくなります。（"考え事日記"が記載されている付録B（332頁）には、感情的にならずに合理的に考える練習をする時に、あなた自身に投げかける質問集も掲載しています。）

　より生産的な思考パターンを習得するための、もう一つのCBTの方法は、自分自身に対する批判的な考えが、現実からどれだけかけ離れているかを認識するという方法です。この思い違いは"認知のゆがみ"とも言われ、これには、ある特定の問題を過度に一般化する過剰一般化、最悪の状況だけを予測する破局化、他人の問題を自分の問題と思い込む個人化、などが含まれます。このようなことは誰もが経験しますが、ADHDを持つ人が生活の中で多くの困難を経験すると、認知のゆがみはより生じやすい状態になります。

　「私が何かをやり遂げたことなど一度もない」といったオール・オア・ナッシング的な思考、あるいは、「私が何かをしようとした時にはいつも問題が起こる」という考えは過剰一般化のサインです。その問題はどんな場合にも起こると勝手に想定してしまっている状態です。個人化は、人の反応を見て、それがあなたのせいだと思うことです。例えば、「彼女は、私が何もできないと思っているから、私に何も頼んでこないんだわ」というような考えです。破局化は、些細なことから最悪の結果を想定することです。夫のシャツを汚してしまったことから夫の失業、さらには離婚に至ることまで想定してしまうマリアのケースが、これに該当します。

　あなたのネガティブ思考パターンがこのいずれかに該当する場合

は、そのような状況に陥った時、あなたは今感情的でネガティブな思考に囚われているとあなた自身に知らせることができるよう、何か言葉を考えてみてください。「また考え過ぎてしまった。未来が予測できるふりをしていただけね」というような軽いフレーズがいいでしょう。考え事日記は、感情的に自分自身との自問自答をくり返してしまう時のパターンを分析する際にも有効です。このことについては第6章でより詳しく考えます。

ジョン：計画的に行動する

　高校から大学への進学は、ジョンにとって大きな変化でした。高校でも多くの困難に直面していましたが、そんな時に彼の地元ではいつも支えてくれる人が周りにいました。学校の先生は、彼が頑張っていることを理解して、注意深く見守ってくれました。彼の両親も、宿題にとりかかるよう促したり、励ましの言葉をかけてくれました。また、勉強は難しくても、友人との関係やスポーツを通じて、彼は自分に自信を持っていました。

　しかし大学に入ると、頼れるのは自分だけになりました。友だちは何人かできましたが、彼らはジョンよりも早く宿題がこなせました。特に、ある二つの履修科目では、数ページにもわたるレポートを課せられ、ジョンはその課題にとても苦労しました。1年次の前期の中盤で、彼は自分自身にうんざりしてしまいました。レポートの執筆は苦手で、こんなことでは大学での生活を乗り越えることは不可能だと感じました。レポートを書かなければと思うだけで気が滅入り、ついにはレポートについて考えることをやめてしまいました。FAST MINDSを持つ人の多くは、ジョンのように、難しいと感じる作業を避けて、その結果、状況をさらに悪化させてしまう場合があります。

　幸いなことにジョンは助けを求める行動に出ました。カウンセラーに相談したのです。彼が自分に自信が持てない時や気が滅入っている時のこと

を話すと、カウンセラーは、それは彼が精神的なエネルギーを無駄に消費してしまっている状態であると指摘しました。そして、自分が劣っていると思うことにエネルギーを使う代わりに、そのエネルギーを問題解決に使うべきだと助言しました。

レポートの課題については、全体のプロセスを彼の集中力が切れない程度のいくつかのステップに分けて、それを一つずつこなしていくと良いというアドバイスを受けました。英文学の課題については、その課題についての彼の考えを、まず先生と友だちに聞いてもらって、彼らにジョンの考えのテーマをリストアップしてもらいました。混乱した自分の考えを整理するために、先生や友だちに彼の"第二の脳"になってもらったのです。これについては次の章で詳しく説明します。彼自身の考えたテーマに基づいてレポートの概要が明らかになったら、次は、彼が一度に完成させることができる量の小さなステップに作業を分けました。そのステップを一ずつ完成することを積み重ねていって、ついに彼はレポートを仕上げるというプロセスに達成感を感じることができるようになりました。

感情を排出する

ADHDを持つ人の脳は、持たない人の脳と比べて感情による影響を受けやすいということが、ある研究によって指摘されています[8]。ADHDを持つ子どもの脳と持たない子どもの脳を比較したある研究では、ADHDを持つ子どもの脳は、平常時より感情的になった時、記憶と注意力を司る領域がより活発に反応することが、脳の画像分析により示されました。従って、ADHDを持つ人は、他の人よりもネガティブな感情により影響を受けやすいと考えられます。

あなたにも、気が滅入ったりストレスを感じることはあると思います。気が滅入ると、物事に取り組むことがより困難になります。ジョンやマリアは、そのような状況で、より生産的な方向に思考を転換できるようになりました。あなたにもきっとできると信じています。以

下に、自分を責めることをやめ、感情的になった気持ちを軽くするための助言をまとめます。

1. 合理的ではないネガティブな感情のパターンを知る
　自分自身を責めたり、破局的な考えを持った時には、いま自分はネガティブな思考パターンに陥っていると素早く客観的に察知できるよう訓練しましょう。これができるようになると、その時点から、ネガティブな思考を生産的な思考に切り替え、解決策を考えることに意識が集中するようになります。あなたがネガティブな思考に陥りやすい状況を予め想定して、そんな状況が訪れたらすぐに本来の自分を取り戻せるように備えましょう。

2. 順応性のある思考を持つ練習をする
　気が滅入りそうになった時、すぐ思い出せる言葉を考えておきましょう。ユーモアに富んで、あなたをいたわり支える言葉が理想的です。それは、考え事日記の中で見つけた合理的な考えを表す言葉かもしれませんし、生産的な態度を持続できるような前向きな言葉かもしれません。「またやっちゃった！」「障害物をかわして、眺めの良い迂回路を進む時だ」など、あるいはマリアのように、「前もできたのだから、またできるわ」というような言葉もいいでしょう。このようにシンプルな言葉がその場の感情を発散させて、恐怖に陥ることなくあなたを笑顔にしてくれます。そして、ネガティブな思考を前向きに変換しようとしている自分自身を評価しましょう。

　上記二つの方法は、この本を読み進める中でくり返し実践してみてください。あなたが自分の課題に向き合う時や、その解決策を見つけていくプロセスの中では、自分自身に批判的になったり、失望的な感情を抱くかもしれません。この章であなたが練習して獲得した能力を、これから先の章でも生かして、心を柔軟に解放しましょう。あな

part 1　FAST MINDSを理解する

たが自分自身を誇りに思い、最高の状態に向かうことにエネルギーを集中して使えるよう、私たちは支援します。
　そこであなたの気が滅入りそうになったということは、あなたがそこにエネルギーを注ぐべきだということを示しています。車の運転やスポーツのように、どんな技術を身につける時にも練習は必要です。私たちは、FAST MINDSを持つ多くの人が上記の二つの方法を修得して、前向きな行動に転換できるようになる姿を実際に確かめてきました。ですから、きっとあなたにもできると信じています。考え事日記は、前向きな思考に転換するための一つの方法です。私たちは他の方法も検討しました。後に紹介しますが、注意力を養う練習などもあります。けれども、あなたは自分の思考をコントロールすると決めました。私たちは、あなたが自分を責めて悪循環に陥ることから抜け出すことがとても重要だと感じています。あなた自身に対して親切であることは、この本から、そしてあなたの人生からできる限り多くのものを得る上で、とても重要なことです。

🔑 キーポイント

- 成人のADHDとFAST MINDSは、脳に起因していることである。それはあなたの欠点ではない。
- FAST MINDSを責めることによって、あなたが本来取り組むべき前向きな解決策を考えることに切り替えることができるようになる。あなた自身を責めることはエネルギーの無駄遣いである。
- 認知行動療法（CBT）は、FAST MINDSを持つ人が合理的な解決策を考える時に役立つ。解決策とは、この本を通じてあなたがあなた自身のために作り出すものである。

パート 2
FAST MINDS 操作マニュアル

part 2 FAST MINDS操作マニュアル

第4章 前頭葉チェックリストを使う

アリシアの通信簿には毎年同じようなことが記載されていました。小学4年生の時は"授業をもっと注意深く聞きましょう"、7年生では"演習にもっと集中するように"、9年生では"授業時間を有効に使えていない"、高校3年の時には"自分の能力を発揮するためにはさらに努力する必要がある、今後の可能性が期待される学生"と表現されていました。

アリシアのように、学生時代に苦労が多く、もう少しの努力と注意力を持ち、時間を無駄にすることがもっと少なければ成功できると言われて育った大人を、私たちは何人も知っています。成人した彼らは、家族、雇用主、職場の同僚などにそれぞれ似た印象を与えることでしょう。

FAST MINDSを持つ人は、自分の目標を達成したいと心から望み、試みているにも拘わらず、途中で脱線してしまうことがよくあります。この章では、FAST MINDSを持つ人が脱線してしまう主な原因は何か、また、物事に集中し続ける脳の機能と、その機能をフルに使える状況をいかに作り出すかということについて考察します。

行動を計画し管理する

前頭前皮質(ぜんとうぜん)の機能の違いが、ADHDに関係していることが解明されつつあります。脳の画像診断技術を用いた研究によると、前頭葉は、作業に集中する時に働く神経回路の主要部分であることが示されています。ADHDを持つ人の一部では、計画的に行う作業や集中力を必要とする作業に従事している時、この神経回路の働きが、ADHDを持たない人に比

べて低下している可能性があります[1]。

　前頭葉は脳の"メモ帳"であると表現されることがあります。この領域が思考や行動の計画を立てる部分であると考えられているからです。思春期から成人初期にかけて、自分の生活をより計画的に進めていけるようになるにつれて、この領域は大きく成長します。ADHDを持つ人が、大人になっても注意力を持って計画的に生活することが困難な理由は、この前頭葉の"成熟度"の違いによって説明できると考えられています[2]。

　ADHDに有効性を示す治療薬は、脳内神経伝達物質であるノルアドレナリンやドパミンの濃度を上昇させ、集中力や行動を司る前頭葉を含めた脳機能を活性化することによって効果を発揮すると考えられています。治療薬の血中濃度が適切であれば、脳はより機能的に働きます。ストレスにはノルアドレナリンの濃度を上昇させる効果があり、報酬が得られるような作業ではドパミンの濃度が上昇します。ADHDを持つ人の中には、株の売買や救命救急の現場など、極度のストレスがあって報酬が得られる状況下で素晴らしい働きをする人がいます。しかし、そのような状況に居続けると、エネルギーは当然消耗してしまいます。また、日々の地道な作業のほとんどには、そんなに大きな刺激や報酬はありません。

　私たちが日常行う行動の多くを成し遂げるためには積極的な管理が必要です。前頭葉は、私たちがあるパターンをもって行動を継続する時に働きます。例えば、あなたは今この本を読み続けているわけですが、友人に電話することなど、他に気になることを制御しながら読む作業を進めているわけです。脳の画像診断技術を用いた研究では、ADHDを持つ人の一部において、この前頭葉の機能が明らかに障害を受けていることが示されています。前頭葉がよく機能している場合でも、FAST MINDSを持っていると、日常の作業を行う時に、より高いレベルの管理能力が必要となります。もしあなたが注意散漫に陥りやすいという特徴を持っている場合は、この本を読み続ける時に前頭葉がより活発に働く必要があるのです。

　計画的な行動を司るこの前頭葉がうまく機能しなくなる原因には、あいまいな計画、内的な注意散漫（感情、思考、ストレスなど）、外的な注意

散漫（音、視界に入ってくるもの、仕事や環境によって生じるさまざまな作業など）が存在することの三つが主に考えられます。

☑ 自分自身を知る

　学校での授業中、人との会話中、仕事をしている時など、日常のあなたを像像しながら、以下のことについて考えてみてください。
- ☐ 作業中あるいは会話中によく脱線しますか？
- ☐ 気持ちがそわそわしたり、心が曇っているような感じがしますか？
- ☐ 新たな考えやアイデアが頭の中にどんどん浮かんで、気を取られたり、そのことを空想してしまうことがありますか？
- ☐ 他の用事が気になりますか？
- ☐ 耳に入ってくる音や周りの状況が気になって、仕事や会話に集中しづらくなりますか？

あいまいな計画

　脳の行動コントロールセンターは、どう行動すればよいのか明確に描けている時にもっともよく機能します。若者のグループが"どこに行こうか"などとダラダラ話しているのを見たことがある人は、計画性がなく非生産的な状態がどのようなものか想像できると思います。物事が雑然としたカオス状態は、そのこと自体が注意散漫の原因となります。誰でも、次のステップが明確にイメージできている時の方が、そうでない時より生産的になります。しかしFAST MINDSを持つ人にとっては、次の行動を簡単にイメージできる能力を身につけることが、さらに重要となります。

内的な注意散漫

　身体的要因による注意散漫：脳のコントロールセンターは、不健康な状態や、栄養不足、疲労時には十分に機能できず、集中することや学習が困難になります。病気、痛み、寝不足は、すべて脳機能を低下させます。

感情的要因による注意散漫：興奮や不安が原因で注意散漫になることがあります。旅に出発する前夜や、舞台に上がる直前、婚約者の家族に初めて会う時、新しい仕事に就いたばかりの時などを想像してみるとわかりやすいと思います。誰にもさまざまな感情があり、一日の中でも気持ちの状態は変化します。そのような感情の変化が、集中力を要する仕事を阻害する場合があります。感じ方によっても思考は変化するので、感情の強さや変化そのものも内的な注意散漫の一種と言えます。

ペース：FAST MINDSを持つ人の中には、気持ちが落ちつかない状態の人がいます。メトロノームが心の中でずっとチクタク動いていて、思考のペースが速くなったり、次から次へと気持ちが移っていくような状態です。自分の考えが常に気になるという人もいます。ある考えを処理し終える前に別の新たな考えが頭の中に浮かんできて、まず一つ目の考えを処理することを忘れて、二つ目の考えに気持ちが移ってしまう状態です。

ADHDは感情的な行動に影響するか？

　ポール・ウェンダー博士やルッセル・バークリー博士に代表される、ADHDの研究を長期にわたって主導してきた研究者らは、ADHDを持つ大人が、自分の感情をコントロールすることに苦労している点に注目しました。この点については、最近の研究で、ADHDを持つ人が他者に対して動揺や怒りを表しやすい傾向にあること[3]、また、これらの特徴は家族内で共通して認められる場合があること[4]が示されています。

　前頭葉は、扁桃体（へんとうたい）など感情を司る部分とつながっていることから、感情に対する反応のコントロールに関与していると考えられています。扁桃体は、感情的な反応を司る部分で、最近の研究によると、ADHDを持つ人の一部では、扁桃体と前頭前皮質の間の情報のやりとりが、ADHDを持たない人とは異なることが指摘されています[5]。

ゲリー：ポップコーン現象と仮想的な注意散漫

　株のトレーダーであるゲリーは、取引内容の確認に集中している時などに突然、新しい考えが"ポン！"と頭の中に浮かぶことがあると言います。それは、仕事に関係した考えである場合もあれば、「今日は仕事の後で何をしようか？」といった、まったく関係ない事柄である場合もあります。仕事に集中し続けるためには、ポンポンと頭に浮かんでくる考えをいちいち無視しなければならず、そのことが原因ですぐに疲れてしまいます。過去には、職場の雑音に悩まされ、ある顧客の案件に集中することがとても難しくなったという経験もしました。彼は、その場に関係がない事柄で頭があふれる状態や、関係ない事柄を自ら探すかのような状態を次のように表現しています。
「ポップコーンのように新しい考えがポンポンと浮かんできたり、他にできるすべてのことが気になるんだ」
　他にできそうなことが際限なく頭に浮かんでくる状態を、仮想的な注意散漫と呼ぶことにします。仮想的な注意散漫では、もし今電話をかけたら、メールを送ったら、もう一つ用事を済ませたら……など、現実ではアイデアにすぎない事柄に対して気が散る状態を表します。ゲリーは、ADHD治療薬の服用を開始して以降、以前より心が落ちつき、一つのことに集中しやすくなったと感じました。それでも注意散漫になることがあるので、集中を持続させるための戦略を練る必要があると感じています。

　ストレス：ストレスは、内的な注意散漫としてはありふれたものと言えます。プレッシャーがある状態の方が、より集中できる人がいます。これは、プレッシャーによって、脳内の行動を司る部分が活性化するためと考えられています[6]。ある男性は、単調な大学院の生活の中では苦労が多かったのに、戦場のように忙しい仕事の現場では能力を発揮することができました。迫りくる締切りのプレッシャーがなければ、プロジェクトを完成

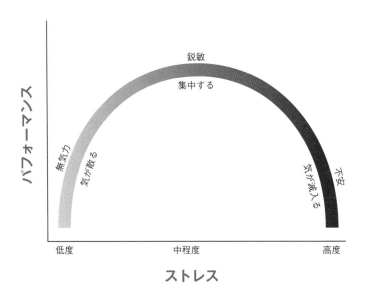

させることができないという人は多く存在します。「締切りまだ余裕があると感じながら、まったく別のことに時間を費やして、締切り直前に切り替えて集中する感じ」と、ある大学生は私たちに話してくれました。第2章で登場したエディーによく似ていますね。これらのことを考え合わせると、ストレスは適度であれば、短期の生産性を上昇させる効果があるとも考えられます。

けれども、過度なストレスは逆効果であるどころか、危険な状況にもなりかねないことを私たちはよく知っています。研究者はストレス―パフォーマンス曲線を逆Uカーブで描いています。注意力やストレスが極度に低い場合は集中力もパフォーマンスも低くなります。パフォーマンスが最高になる時は、前頭前皮質が覚醒して緊張感がある状態ですが、ストレスの程度は中程度です。しかし、ストレスの程度がそれよりも大きくなると、パフォーマンスはまた低くなっていきます[7]。

ストレスはさまざまな要因によって引き起こされますが、その程度が過度になる境界線がどこにあるかは人それぞれに違います。私たちは、能力

part 2　FAST MINDS操作マニュアル

を発揮するためにはストレスが必要だが、ストレスが過度になると能力が低下する「Catch-22」*の状態にあるのです。

☑ 影響を知る ・・・・・・・・・・・・・・・・・・・・・・・・・・・・・・・・・・・・・・・
あなたは人に以下のような言葉で表現されたことがありますか？
- ☐ 人の話をもっと集中して聞くべきだ、または人が話をしている時に注意散漫になりやすい。
- ☐ 心がここにない、または他のことに頭の中が占拠されている。
- ☐ 気が散っている、ストレスがかかっている、あるいは気が滅入っているように見える。
- ☐ 作業をやり終えるまでにあまりにも時間がかかりすぎる、またはすぐ脱線する。

・・・

外的な注意散漫

　周りの環境に気が散ることなく意識を集中させることが得意な人もいますが、基本的に私たちは皆、外的な刺激に気が散ってしまうものです。救急車、パトカー、消防車のサイレンやライトは、それに遭遇した人すべての注意を引くようにデザインされています。

　外的な注意散漫をもたらすのは、私たちの感覚器に作用するものがほとんどです。視覚、聴覚、嗅覚に作用するさまざまなものがあります。広いオフィスの中にガラス張りの部屋があったら、その部屋にいる人は注意散漫になります。図書館でも、周りの人がひそひそと話をしている場合、あるいは、書棚の横を通った時に偶然興味深い題名の本が目に留まった時は、その本のことが急に気になるものです。インターネットやソーシャルメディアは、気が散る対象を無限に生み出しています。注意散漫は、

＊〔訳注〕Catch-22：米国の作家ジョーゼフ・ヘラーが1961年に発表した小説。第二次大戦における堂々巡りした状況を風刺していることで有名な作品。マイク・ニコルズ監督によって映画化もされている。

第4章　前頭葉チェックリストを使う

ADHDを持つ人にもっとも多くみられる特徴の一つです。臨床精神科医でADHDの研究を主導してきたルッセル・バークリー博士は、ADHDを持つ成人と持たない人を対象とした比較研究において、注意散漫は、ADHDの診断ともっとも強い相関を示す特徴の一つであることを示しました[8]。

　ADHDを持つ人が、外部からの刺激に過敏であるという事実は、あらゆる感覚刺激の中から余計なものを排除する脳の機能に障害があることを示唆しています。すなわち、背景と前景を見分けるところに問題が生じているのです。脳の前頭葉は、重要なこととそうでないことの判断に関与しています。ある研究によると、ADHDを持つ人の脳では、聴覚や視覚を通じて察知したものの中からどれに注目するかという判断を行う前頭葉の機能に違いがある可能性が指摘されています[9]。

　一方、外部からの刺激に過敏であるという特徴が、その人の強みとなる場合もあります。ADHDを持つ人の中には、道を歩いている時に見かけるものや、職場で同僚が行っている作業など、周りで起こっていることを敏感に察知できる人がいます。営業職に従事している人であれば、顧客の部屋に飾ってある写真に瞬時に気づき、それをきっかけに顧客との関係を築くことができたり、あるいは、工事現場の近くを通りかかった親が、子どもが注意すべきことを察知するかもしれません。このように、周囲の状況に並外れた注意力を示す能力は、優れた探究家の資質であり、実際に、自分の周りの環境や世の中についての幅広い知識を生かして活躍している人もいるようです。

> ## もしあなたの大切な人がFAST MINDSを持っていたら
>
> 　あなたの大切な人が集中力を持続させ、注意散漫となってしまう状況を最小限に抑え、脳の機能を最高の状態に導く方法を見つけるために、あなたにできることを四つ、ここで紹介します。彼らを批判するのではなく、建設的に支援するという気持ちで実践してみてくださ

い。

1. 環境、考え、気分によって彼らが注意散漫となる場所はどこか、その人が特定できるように助言する。
2. 会話したり、一緒に行動する時は、その内容をいくつかのステップに分けてメモ書きし、そのステップに従って会話や行動を進めるようにする。
3. その人の目標に到達するためのステップや、より平穏な気持ちになる方法、集中力が必要な時に気が散ってしまうものを取り除く方法などを考えている時に、あなたも一緒になって考える。
4. あなたがその人に集中してほしい時、そうできる手段を一緒に考える。例えば、あなたの夫が、帰宅してからの会話をいつも独占してしまうのなら、まず彼が最初の20分、次にあなたが20分話すといった計画を立てる。

あなたにできること

　第2章で述べたように、何かに自然と集中できる時、すなわち"フロー"をあなたも経験したことがあると思います。そのような時には前頭前皮質が機能していて、一つの事柄に集中して効果的に作業が行われるようコントロールしているわけです。あなたはおそらく、その事柄について明確なイメージを頭の中に描いて意識を集中していると思います。
　なかなかフローに入ることができないような作業に集中したい時は、その作業に取りかかる前に、まず環境が最適化されているかどうか、以下に示す"前頭葉チェックリスト"を用いて確認することをお勧めします。

前頭葉チェックリスト
- 頭の中で次の行動ステップが鮮明に描けていますか？
- 内的な注意散漫要因はありますか？（考え事、気分、精神的または身体的に気になること）
- 注意散漫になる環境にいますか？（感覚的、仮想的な注意散漫や、他の仕事の存在などにも注意しましょう）

この章の後半では、あなたの集中力を最大にするために、これら三つの質問についてどのように取り組むべきか、その指針を紹介したいと思います。

作業に意味を持たせる

あなたが今行っていることは、あなたにとって重要なことであると認識していれば、あなたはそれに容易に集中できるでしょう。あなたが大切に思うことや価値を見出していることなど、あなたにとって真に意味を持つことは何かを理解しましょう。あなたにとって何が重要かを深く認識できると、たとえそれが長期的な取り組みを必要とするものであったとしても、その過程の地道な作業に意味を見出すことができると思います。

当然、どのような仕事にも、学校での授業にも、人との関係を維持することにも、行わなければならない理由があります。その理由の重大さは関係ありません。ペンキ塗り工は、在庫棚に十分な量のペンキがあるか常にチェックする必要がありますし、人事部で仕事をしている人は、たとえ気が進まなくてもネガティブな業績考課を書かなければならない時もあります。ジャーナリストは、事実関係を何度も確認しなければなりません。しかし、これらの地道な作業を成し遂げることができるのは、その先にある大きな目標が明確だからです。

第12章で登場するカルロは、彼の趣味である地下室での機械いじ

りが何よりも好きでした。しかし彼の妻は、せっかく心を込めて夕食を準備したのに、いつまでたっても彼が地下室から上がってこないことに苛立っていました。このような状態で、新婚当初の数ヵ月は、二人の間に緊張感が漂っていましたが、今ではほぼ毎晩、カルロは"男の独房"からきちんと出てきて、妻と夕食を共にすることを優先して意識的に心がけています。彼には、自分が行動すべきステップが明確に頭の中で描けています。まず機械をいじる手を休めて工具を置く、次に地下室を出て食堂に上がっていく。そして、なぜその行動が重要なのか、その理由も十分に認識しています。彼にとって一番大切なことは、幸せな結婚生活を続けることです。それを実現するためには、そのステップを守ることが欠かせないのです。時間がある時にいつでもできる地下室での機械いじりよりも、幸せな家庭の方が彼にとって格段に重要なことなのです。夕食が整った時に妻が彼を呼ぶ必要は今でもありますが、その声を聞くと、今や彼はすぐ食堂に上がってきます。

　長期的な視点であなた自身を動機づけることができれば、目標達成に向かう道程のステップが明確になります。子どもを立派に育て上げること、仕事で昇進すること、幸福な生活をいつまでも継続すること。日々のあなたの地道な作業一つ一つと、これらの最終目標にはつながりがあるのです。必要であれば、第1章で書いた、あなたの優先事項をもう一度見直してみてください。

　長期的な視点が持てたら、次は、その長期目標を達成するまでの道筋をいくつかのステップに分解します。この作業には誰かの協力が必要かもしれません。カルロの妻は、彼と夕食を共にすることが、彼女にとってどんなに大切なことかを彼に話しました。カルロにとっては、妻との関係を保つことの方が、地下室での趣味よりずっと大切なことですから、妻との関係を続けるためには、毎晩夕食の時間にすぐ食堂に上がっていくことが、彼が行うべき重要な行動であると深く認識したのです。夕食の直前に、地下室でどうしてもやりたいもう一つ

のことを思いついてしまった場合でも、この優先事項を思い出して、その手を止めることができます。そして、その"もう一つのこと"は忘れないようにメモしてから、夕食の席につくため手を洗います。

　あなたの人生の中で、あなたが果たすべきもっとも重要な"役割"を考えてみてください。学生として、会社員として、親、パートナー、良き友人としてなど、さまざまな役割があると思います。それらの役割を果たすための日々の作業の中で、不安を感じていることや、いつもきちんとこなすことができない事柄をリストアップしてみてください（例えば、毎月の請求書の支払い、職場での毎月の清算、机を片付けて書類整理をすること、脱衣場の隅に放置された衣服にアイロンをかけること、子どもの話をよく聞くことなど）。あなたの役割と、その役割を果たす中であなたが不安を感じていることや、今まで避けてきた作業をリストアップしてください。

あなたの役割　　　　　　避けてきた作業
1.＿＿＿＿＿＿＿＿＿＿　＿＿＿＿＿＿＿＿＿＿＿＿＿＿＿＿＿

2.＿＿＿＿＿＿＿＿＿＿　＿＿＿＿＿＿＿＿＿＿＿＿＿＿＿＿＿

3.＿＿＿＿＿＿＿＿＿＿　＿＿＿＿＿＿＿＿＿＿＿＿＿＿＿＿＿

　次に、あなたが今記入した"避けてきた作業"に注目して、それが、あなたの役割や優先事項（目指す目標、生き方など）の観点から見るとどのような位置づけにあるか考えてみてください。例えば、仕事の目標を達成するためには、自分の考えをまとめ、自信を持って成果を出す必要があります。アイロンがけは面倒ですが、皺一つないシャツを着ることによって、あなたは自分に自信を持って、軽い足取りで一日を始め、ストレスを感じることなく仕事に集中できるようになります。

　困難な作業の先にある大きな目標をここに記入して、心に留めてお

きましょう。

作業	大きな目標
1.＿＿＿＿＿＿＿＿＿＿	＿＿＿＿＿＿＿＿＿＿
2.＿＿＿＿＿＿＿＿＿＿	＿＿＿＿＿＿＿＿＿＿
3.＿＿＿＿＿＿＿＿＿＿	＿＿＿＿＿＿＿＿＿＿

実行可能なステップに分解する

　前述のように、雑然と物が散乱したカオス状態は、それ自体が注意散漫を引き起こします。カオスの反対は効率的な計画であり、自分がすべきことに対する明確なビジョンであり、あなたが目標に向かって道を走り続けるための計画です。あるプロジェクトを実行しようとする時、私たちがしっかり留意できるのはそのほんの一部にすぎず、その他は単に気になる事柄となってしまいます。ですから、活動や作業をいくつかのステップに分解することが重要なのです。

　その時、各ステップの内容が細部まで鮮明になるよう意識しましょう。各ステップは一つのリストとしてまとめ、作業を終えたものからチェックを入れて消していく形にしても良いですし、あるいはマンガ形式にして、各ステップを吹き出しのように書き込んでいっても良いと思います。あなたがもっとも良いと思う方法を試してください。視覚に訴える方法が良ければマンガ形式が良いかもしれません。もしくは、口に出してしゃべることが効果的であれば、各ステップの内容を大きな声で言ってみてください。もし作業や課題を実行可能なステップに分解する作業が難しいと感じる場合は、友人や教師、同僚や上司と一緒にやってみると効果的でしょう。

　例として、20ページの期末レポートを執筆するという課題を完成させるためのステップを紹介します。

期末レポートを完成させる

1. レポートであなたが回答する研究課題の草案を作る。
2. その研究課題に回答するために、どのような調査が必要かをリストアップする。
3. 調査を実施し、リストアップした各項目に対する情報を集める（必要であれば研究課題の記述に微調整を加えていく）。
4. 入手した情報をもとに、考察を深めることができる主題文を書く。
5. 研究課題に対する回答を考察する中で行った自問自答を反映するレポートのアウトラインを作成する。
6. アウトラインは、例えば以下のようになります。
   a. 序文―主題文を含む
   b. 主な論点1：それがあなたの論題にどのように関係しているか
   c. 主な論点2：それがあなたの論題にどのように関係しているか
   d. 主な論点3：それがあなたの論題にどのように関係しているか
   e. 結論
7. アウトラインの各パートを順番に執筆する。
8. 文の流れをつなぐ言葉を適切に挿入したか、各論点の根拠が明確に説明されているか、この課題の要件をすべて満たしているかを確認しながら原案に修正を加える。
9. スペルや文法のミスがないかチェックしながら読み返す。
10. レポートを提出して、やり終えた自分にご褒美を与えましょう！

物が散乱した仕事場所を片付ける

1. あなたの仕事場所の中で、どの部分を片付けるか特定する（作業台の上、事務机の片側半分など）。
2. その場所を片付けるのに要する時間を見積もり、その時間を確保する。
3. ゴミ箱とリサイクルボックスを用意する。
4. 散乱している物を分類していく。必要のない物、今後使わない物

は捨てる。
5. 保管しておくと決めた物は、他の場所に単に移動させるのではなく、その本来の保管場所にすぐにしまう。
6. 毎日使う物は、目に見えて、すぐ手を伸ばせる場所に置く。
7. 作業をやり終えたら自分にご褒美を与える。
8. 次に片付ける場所を特定し、翌日の同じ時間に作業できるよう計画する（10:00 ～ 10:15 は片付けの時間というように、一定の時間幅として確保する）。
9. リマインダー（コンピューターやスマートフォンなど）を設定して、あなたの仕事場所全体が整理整頓されるまで作業を毎日続ける。

プランニングシステムを使う

　計画的にものごとを進めるためには、あなたの一日を管理する手段を持つことが欠かせません。プランナー（スケジュール表）を有効活用すれば、次のステップを鮮明に描いたり、"ポップコーン現象"、"仮想的な注意散漫"をうまく抑えたりして、前頭葉チェックリストをクリアできるようになります。あなたの生活をより計画的なものにするためにもっとも重要なことは、常に優先的に取り組むアクションアイテムを明確にして、そのための時間を確保しておくことです。

必要なもの
● プランナー：何をいつまでに行うかを記録する場所はプランナー一ヵ所に決める。仕事とプライベートの計画を統合できるパソコン上のカレンダー、紙の計画表など。
● to do list（することリスト）：プランナーとは別に用意する。そこには、あなたが持つさまざまな役割（あなた自身、職場、学校、家庭などでのあなたの役割）ごとのアクションアイテム（すること）をすべて書き出し、優先順位をつけていく。to do list はプランナーや電

子媒体に保管しておけばよい。
●備忘録：すぐに取り組む必要がない事柄、to do listに掲載する必要がない事柄はすべて備忘録に記録する。例えば、ある時思いついた新しいプロジェクトの構想や、今後必要になるかもしれないソフトウェアの種類など。とりあえず備忘録に書き留めておくと、あとから思い出しやすくなる。備忘録は、プランナーの各日付のページの一部をあてたり、携帯電話その他の電子媒体に専用のファイルを作っても良い。

プランナーの使い方

　to do listを使っている人の中には、自分が持つ複数の役割に関係なくすべてのアクションアイテムを一ヵ所にまとめて、リストがとても長くなっている場合があります。親、パートナー、仕事、学生など、私たちは生活の中でさまざまな役割を持っています。スーパーの買い物リストと、来週水曜日の会議までに仕上げておくべき調査事項を一ヵ所にまとめたりすると、あまりにも多くのアクションアイテムに気持ちが圧倒されてしまいます。何かやるべきことが新たに思い浮かんだら、それをすべて一ヵ所にまとめるのではなく、すぐに役割ごとに分類すると、後にアクションアイテムとして確実に実行に移すことができるようになります。以下の指針に沿って、実際に試してみてください。

1. 期限があり優先順位が高い事柄：それを期限内にやり終えてしまうためにあなたがするべきことを、どこで、いつやるか、その時間と場所をスケジュールに書き込みましょう。例えば、企画書についてメールする必要があり、それに関連する書類が既に机の上に揃っている場合は、プランナーに"企画書についてメールする"と書き、あなたが席についている時間帯を選んで、それに十分な所要時間を確保します。

2. 明確な期限がなく優先順位が低い事柄：あなたが持つ複数の役割

（例えば、あなた自身、家、仕事、学校など）のどれにその事柄が関連するかを判断して、該当する役割のto do listにその事柄を記載しましょう。

3. **上記1, 2に該当しない事柄**：例えば、"来学期の準備をする"、"転職の選択肢を考える"、"タンスを整理する"など、アクションアイテムとして直ちにプランナーやto do listに書き込む必要がない事柄は、備忘録に書き留めておきましょう。備忘録に記載する事柄は、すぐに行動に移すアクションアイテムとして取り扱う前に、もう少し時間をかけて内容を検討する必要があるものです。これらの事柄を一ヵ所にまとめておくと、次に説明する"計画を立てる時間"のアクションアイテムとして忘れずに検討することができます。

計画を立てる時間

　ある特定の時間内の行動を管理することは大切ですが、それよりもっと重要なことは、あらかじめ"計画を立てる時間"を確保することです。例えば、朝食の時、起床後すぐ、職場に到着した時、就寝前などです。"計画を立てる時間"を使って、短期の行動計画を作成しましょう。計画を立てる際に重要なことを以下に示します。

●備忘録やto do listに記録されているアクションアイテムにプランナー上で時間を割り振りましょう。例えば、大学や大学院の来学期の準備をするというアイテムであれば、その内容をさらに細分化します。例えば、住む場所を探す、卒業するために必要な単位数をチェックする、履修科目を選択する、旅行を計画する、などが該当するでしょう。次の週末、これらの項目ごとに時間を区切って、作業を進めていきましょう。

●所要時間の見積もりを修正します。ある作業をくり返し行うと、その作業にどれくらいの時間がかかるか、ある程度正確な見積もりができるでしょう。しかし時には見当違いの場合もあります。例えば、ク

ローゼットの整理をする時、今回の作業には、従来の整理手順の中では見落としていた、クローゼット後方の隙間に落ちた洋服も拾い出して分類するというプロセスが追加になる場合、所用時間は修正する必要があります。

●各アクションアイテムを、一度にこなせる量のステップに分解しましょう。自分の心に留めておきやすいことには集中しやすいということを思い出してください。例えば、転職先を検討する場合は、"私がやりたいこと、得意なことを書き出す" "やりたいこと・得意なことにマッチする分野の求人をリストアップする" "仕事を見つける時に使える資源（連絡先、資格要件、推薦者など）をリストアップする" "実際に応募する求人案件を選ぶ" といったステップを考えてみてください。

●計画を立案する時は、よく考えましょう。自分に過度な負担がかからないようにすることが大切です。時間が十分に確保できない時は、他の何かをあきらめなければなりません。"計画を立てる時間" を使って、優先順位が高いアクションアイテムを決定し、それをやり終えるために必要な時間を十分に確保しましょう。1時間ごとに優先順位を見直すといった人もいますが、FAST MINDSを持つ人の場合は、フレキシブルな時間枠をあらかじめ設定しておき、その時間枠内では、アクションアイテムの中からどれでも好きなものを選んで実行していくという方法が、生産性を高めるのに有効であると感じている人もいるようです。例えば、プランナーの土曜日午後の欄に、"家事のアクションアイテムに取り組む" とだけ記入しておき、その時がきたら、リストされているアクションアイテムの中から好きなものを選んで取り組みます。

　これまでに紹介してきたリストやプランナーの使い方は、一般常識的なものや、人気の整理法に類似しています。しかし、私たちが今までに経験してきた多くの実例を踏まえると、FAST MINDSを持つ人

では、その使い方により深く順応することが必要となります。リストやプランナーを使いこなせないと既に感じている場合、本書の後半で紹介する方法によって、その原因が何であるかを探ることができるでしょう。

内的な注意散漫を管理する

"ポップコーン現象"で浮かんできた考えを書き留める

あなたが"ポップコーン現象"タイプの場合、次々と思い浮かぶ考えはできるだけ書き留めるようにしてください。頭の中に無作為にいろんな考えが思いついた時にはすばやく備忘録にメモして、本来の作業に戻ってください。そうすることで、それらの考えが占拠していた頭の中のスペースを開放すると同時に、それに気が散ることがなくなります。思い浮かんだことがすぐに実行すべきアクションアイテムならば、プランナーかto do listにすぐ書き込んでください。書き込むのに時間がかかると感じる場合はとりあえず"〇〇の計画を立てる"とだけ書いて、後で具体的な計画を立てましょう。例えば、レポートを書いている途中に、車のオイル交換を思い出したら、"整備士に電話してオイル交換の予約を入れる"とto do listに書きましょう。そして、すぐに元の作業に戻ります。

あなたの考えをどこに書き留めるかについてもあらかじめ検討しておく必要があります。ある人は、家のすべての部屋にノートとペンを置き、どこにいてもすぐに頭に浮かんだ考えを書き留めることができるように準備しています。しかし、ばらばらの場所に書き留めたことをすべてフォローアップすることは難しいかもしれません。冷蔵庫に貼り付けたメモに書いたことと同じ内容を、別のホワイトボードやパソコン内のフォルダに再度書いてしまった人を私たちは知っています。プランナーや備忘録は、いつも携帯することを強くお勧めしま

す。小さなサイズのプランナーや電子媒体を使うと良いと思います。

　プランナーの使い方の項目で紹介したように、そこに書き留めた考えを再検討する時間を確保するべきです。これには"計画を立てる時間"をあてると良いと思います。思いついた考えを具体的なアクションアイテムに落とし込むことに加え、この時間を使って"考え事日記"を記入することもできます。思いついた考えの性質について、少し考えてみましょう。それらは、第3章で考察したように、自分を責める、不安になる、悲しくなるような考えでしょうか？　もしあなたの気が滅入っている状態で、作業に取り組む際にネガティブな方向に思考が傾いているなら、それは、あなたの内的な注意散漫に対して、外部からのサポートを必要としていることを示すサインです。

　投資銀行に勤務しているある男性は、自分が勤務する銀行が競合他社に比べて劣っているのではないかという不安な気持ちで満たされ、それらの会社の財務情報分析がつらく感じるようになりました。このようなことでは、彼は良い仕事ができません。なぜなら彼の職務は、競合他社の動向を分析して、自社が遅れをとらないように、というよりはむしろ、その先を行く戦略を立案することだからです。こんな時には"考え事日記"を使うと、現実に即したより合理的な思考に転換することができます。彼は考え事日記に"あの会社が実施したプランを、なぜ我が社は実行できなかったのだろう？　僕がもっと早くに思いつくべきだった"と書きました。そして、"あの会社の戦略を分析すると、どんなアイデアが得られるだろうか？"と、思考の方向性を変換することができました。

内的な落ちつきのなさを解消する

　ある人たちは、自分たちの"落ちつきのなさ"のリズムを考慮して計画を立てています。to do listを使って、落ちつかなくなる頃に、ちょうど休憩時間をとるようにするのです。ある作業を完了するのに比較的時間がかかる場合には、自分がイライラそわそわしてしまい、

ストレッチでもしなくてはいられなくなるまでの時間をあらかじめ知っておけば、その周期を見越して計画を立てることができます。

例えば、1時間ごとに休憩をとって、請求書の処理や他の用事など、それまで行っていた作業とは別のことを意図的に挿入することによって、全体としての効率が高くなるのなら、イライラしながら無理に作業を継続して時間を無駄にするよりもはるかにましです。

大学で、日頃から「そわそわしている」と先生に評価されていたある学生は、宿題に集中できず苦労していました。図書館で勉強し始めても、20分もしないうちに席から立ち上がって、他の学生と話したり、友人にメールし始めます。これでは、交友関係は充実しても、宿題は一向にはかどりません。試行錯誤をくり返しながらも彼は、勉強に取り組む前にジョギングをすることによって生産性が確実に上昇することを見出しました。また、宿題に取り組んでいる間にも頻繁に短い休憩をとって、彼に適したリズムを取り入れました。

ある日、彼は図書館の大きな机に3科目分のノートを同時に広げて宿題を始めました。次第に机の周りをうろうろして、10〜12分ごとに別の科目の宿題を行き来するようになり、ついに注意散漫の危険信号が点灯しました。この集中が持続する"周期"が終了した時点で、図書館の周りを10〜15分間程度歩きます。そうして興奮した脳がクールダウンしたら、また次の"周期"に入ります。さらに大きな集中力が必要な長期プロジェクトに取り組んでいた時は、このパターンを当てはめるのに苦労しましたが、この方法を使うと、ほとんどのケースでなんとか乗り越えられるようになりました。彼は退学寸前だったのですが、机の前に座り続けることができる時間や、作業に適した環境を把握して、自分の行動パターンを認識できるようになると、自分の行動をかなりコントロールできるようになりました。「それができなかったところで、プロジェクトが消えてしまうわけじゃないから、なんとかうまくやっている」と彼は言います。

FAST MINDSとマインドフルネス認知療法

　悲しみ、不安、ストレスを抱えている時や、理由もなく興奮している時に、人はよく注意散漫になります。自分自身の気持ちに気づくことは案外難しいものですが、体に現れる変化がヒントになる場合もあります。首や肩の痛み、頭痛、不眠、便秘、浅い呼吸などは、憂鬱や過度のストレスの徴候である可能性があります。あなたの気持ちを切り替えるためには、重症度や好みに応じた練習（訓練）やセラピー、あるいは治療薬を必要とするかもしれません。FAST MINDSによる問題を減らしていくことで、日々の暮らしがもっと楽になれば、確かにストレスも減っていきますが、時にはより積極的な方法をとることで、あなたがこなすべき困難な作業により向き合いやすくなることもあります。

　最近の研究や臨床経験によると、マインドフルネスと呼ばれる瞑想に基づく簡単なエクササイズは、自分自身の気持ちや考え、感覚の気づきを促す効果を示す可能性があります。瞑想は、前頭前皮質の変化や、感情の自己コントロールに関連することを示す研究報告が増えてきています[10]。とはいえ、マインドフルネスによってADHDを完全に治すことは期待できませんし、FAST MINDSを持つ人の中には瞑想という言葉に嫌悪感をおぼえる人もいるかもしれません。

　カルロは、じっと座って5分間瞑想するくらいなら、飛行機から飛び降りる方がリラックスできると言います。自分自身の気持ちに気づく方法は他にもたくさんの選択肢があり、そのうちの一部は第11章で紹介します。しかし、マインドフルネスは、少なくとも一定の時間座り続けることがあまり苦痛に感じない人にとっては、注意散漫や、非生産的な気持ちに気づくための一手段として有効な方法と言えます[11]。定期的にエクササイズすることで、あなたの感情をよりよくコントロールできるようにもなります。

part 2　FAST MINDS操作マニュアル

　ここで提案するエクササイズはマインドフルネスから得たものです。

　心地よく感じる静かな場所で、前かがみにならないように注意して、椅子に座って足はしっかり床につけてください。胸全体で深く自然な呼吸を行い、その呼吸に意識を集中してみましょう。ゆっくりと息を吸い、吐く時はさらにゆっくりと息を出してください。

　瞑想の最中に、これは一体何のためにやっているのだろうと思ったり、その日に起こったできごとが思い浮かんだり、言葉にならないもやっとした感覚を持つのは、自然なことです。心配事や自責の念が頭を独占していると感じた場合、そのような考えは頭の中を通過して流れていくようなイメージを持ちましょう。そして、意識を呼吸に集中させてください。

　最初はこれを1分（またはそれ以下）やってみてください。慣れてきたら徐々に時間を延長していきます。タイマーをセットしておくと、どれくらいの時間がたったか気にせずに済みます。

　瞑想を行うと、今まであなたの心がどんなに忙しく動いていたか、脳が絶え間なく情報を選択して分類していることに気づくと思います。このエクササイズをくり返しているうちに、あなたの頭の中にどんどん浮かんでくる考えをやりすごすことができるようになります。このマインドフルネスがあなたに合っていると感じるなら、自分自身の心の動きに気づいて感情コントロールがうまくなる方法は他にもたくさんあります。それらについては第11章で詳しく紹介します。

外的な注意散漫を管理する

環境のコントロール

　オフィス内の自分の席から見える風景が、穏やかで整然とした景色で落ちつく人もいれば、騒がしい公園やカフェにいる時に生産性が向上するという人もいます。あなたにとってどのような環境が最適かを理解しましょう。また、疲れを感じている時やエネルギーが満ちあふれている時など、最適な環境が一日の間にどのように変化するかについても考えてみてください。

　あなたがいる環境は、あなた自身がコントロールできることが理想的です。そうすることで、あなたのプライバシーが守られます。あなたにとって最適な環境を整えるため、学校や職場の協力を得ることができる場合もあると思います。オフィスでより仕事に集中できる環境を整えるため、ブースではなく個室を用意してもらったり、透明ガラスを霜降りガラスに取り替えてもらった人もいます。第9章では、このような協力が必ずしも常に得られるわけではないという現実も踏まえ、職場で実際にこのような協力を求めることについて、より深く考察します。

　机の周りが整理整頓されている方が、仕事は効率よくはかどります。しかし、整理整頓はFAST MINDSを持つ人にとっては大きな課題の一つです。あるADHDのコーチは、自分の職場をまるで戦場のようだと表現しました。余計なものであふれかえって、肝心な時に必要なものが見つからないといった状態です。整理整頓ができていなかったことが原因で、大切な書類、顧客、信用を失ったこともありました。ある時、彼女は、現状を打開するためにある戦略を立てました。整理整頓が得意な友人を月に一度オフィスに招待するのです。テンポの良い音楽をかけて、彼女とその友人は一緒にオフィスの隅々まで点検しました。片付けていくステップを自分一人で考えるのではなく、

part 2 FAST MINDS操作マニュアル

他の人と一緒に確認することで、途中で気が散ることもなく、自分をみじめに感じることも少なくなりました。一度片付けたのに、次の掃除の前にはゴミが再び山積みになることもありましたが、そのような状態になっても、それに対処する計画があらかじめ定められているということを思い出すと、気持ちは落ちつきました。何度か掃除をくり返すうちに、彼女はどこに何を置いたかよく覚えられるようになりました。オフィスを整理整頓できたことによって、よりスムーズに仕事がはかどるようになっただけでなく、彼女が抱えていたストレスも減り、職場を戦場のように感じることはなくなりました。

あえて雑音を入れて脳を落ちつかせる

　FAST MINDSを持つ人の多くは、環境や活動から適度な刺激を受けている時にもっとも生産性が高くなることを学んでいます。目指すべき状態は、気が散らないように気をつけながらただじっとしているのではなく、感覚を適度に占拠することです。

"ハンター"の如く働く脳は、周りの環境を常にスキャンして、直ちに反応すべき何かがないか常に警戒しています。ですから、脳の感覚神経や運動神経をある程度働かせておくことが功を奏する場合があるのです。環境を適切に整えることだけで作業に集中できるようになる人がいることを、私たちは知っています。けれども、「適切な環境を探す」と言って本来の作業を先送りにしたり、こなすべき仕事量の一部としてカウントしてしまわないように注意してください。あなたにとっての最適環境を考える際に、以下の点について考慮してみてください。

　音：周りの音がとても気になるなら、静かな場所を探しましょう。ノイズキャンセリングヘッドフォンやイアープラグ（耳せん）の使用、適度な音楽やホワイトノイズを流すなどを一度試してみてください。歌詞が鮮明な歌は気が散りやすくなります。あなたのお気に入りの音楽が流れているとやる気が出ることはありますが、一旦作業を始

第4章 前頭葉チェックリストを使う

めたら、穏やかで適度な音楽にすると作業への集中が持続しやすくなります。ある大学生は、講義中に周りから聞こえる会話の音を消すために、先生の声は聞き取れる程度に、ごく低音量でiPodを聞くようにしました。

　視野に入るもの：あなたが周りの物に気が散るタイプの場合、「見えないものは忘れられる（out of sight, out of mind）」という古くからの格言を思い出してください。あなたの職場全体から完全に物をなくすことは難しいでしょうから、重要なプロジェクトに取り組む際にすっきりと片付けてしまえる必要最低限のスペースを確保すると良いでしょう。同じ机の上でも、物を置いておく場所とスペースをあけておく場所を分けると効果的です。作業中の仕事に関係するもの以外は一切何も机の上に置かなければ、必要のない書類などに気が散ることは確かになくなるでしょう。

　一方、視界を適度に調整することによって人の集中力が高くなる場合もあります。例えば、レストランには、壁を向いた席、他の客が視界に入る席、バーのテレビモニターが見える席などさまざまな選択肢がありますが、自分にとってもっとも快適な場所を選んで座るようにします。周りから聞こえてくる雑音の原因は何か？と常に気になる場合は、あえてレストラン全体を眺めることができる場所がいいでしょう。ただし、テレビモニターが見える場所は、一緒に食事している相手よりそちらに目がいってしまうことが多いので、避けた方が賢明です。

　その他の感覚：気を取られたり不快に感じる対象は、人それぞれに異なります。匂いが気になる場合は、例えば、ルームメイトが食事の用意を始める頃には図書館に出かけるなどの対策がとれます。肌の感触が気になるようであれば、肌触りの良い衣服を選んで身につけることで刺激を減らすことができます。中には、あえて袖丈が長めの洋服を着ることによって脳の興奮がおさまると感じる人もいます。

　落ちつきのなさをまぎらわす：ストレスボールなど、何か小さなも

てあそべる物を手に持つと、長時間座って集中できるようになる人もいます。あるいは運動して体を動かしておくと、落ちつきのなさが改善する人もいます。指でコツコツ机を叩いたり貧乏ゆすりしている方が読書がはかどる人もいますし、中にはエクササイズマシーンの上で本を読む人もいるほどです。

仮想的（ヴァーチュアル）な注意散漫

インターネットやテレビ、ソーシャルメディアは、注意散漫になる対象を無限に生み出しています。ある一定の時間帯や、大きなプロジェクトに取り組んでいる間は、メールやソーシャルメディアへの接続をオフにしている人も少なくありません。これらの電子媒体からの情報がどうしても気になってしまう場合は、短時間でも一度電源をオフにしてみる、次の日は接続しない時間をもう少し長くしてみる、といった試みも良いでしょう。それも難しければ、インターネットがない場所で仕事をする、少なくとも仕事中はインターネットをオフにするなどの手段を試してみてください。インターネットへのアクセスを強制的にブロックするサービスを利用したり、一定期間アクセスできなくなるように設定している人もいます。

あなたにとって気が散る対象を知ろう

　まず、第1章で考えた、あなたがもっとも取り組みたい優先的課題を思い出しましょう。

1. _____

2. _____

3._____

　あなたがこれらの優先的課題に取り組むことを阻む要因は以下のうちどれですか？

内的な注意散漫

気分？_____

ストレス？_____

考え？_____
どんな考え？　（心配事、悲しみ、普段のこと）
_____

あなたがすべきことについて考えているのですか？
_____

既にやり終えたことですか？
_____

いろんな考えがランダムに浮かんでくる？
_____

気持ちが落ちつかない？
_____

外的な注意散漫

感覚的な刺激？_____

視界に入る物？_____

part 2　FAST MINDS操作マニュアル

他の用事？ _____

　上記について考えているうちに、あなたが注意散漫となる原因の中には、避けることができるものや、気にならないレベルに保つことができると感じるものが出てきたかもしれません。FAST MINDSを持つ人にとって、注意散漫は、治療薬を服用している場合を除き、日常的に継続して生じていることがほとんどです。そのような状況を改善することができる新しい習慣にあなたが既に気づいているなら、本書の中でこれから紹介するさまざまな方法は、それを実行に移し、継続していこうとする時に役立つと思います。新しい習慣を身につけることには何が関係しているか、習慣を継続するにはどのようにすればよいかを解説し、あなたがこの本の中で行うエクササイズに役立つさまざまな方法を紹介します。

　次の章では、ある時の集中力を高めるということから、疲れることのない効率的な生活を継続することに役立つ行動パターンや考え方、生活に組み込んで行けるしくみに、話題を移していきます。

キーポイント

　作業をする時、脳の活動と実際の行動をコントロールするためには、その内容についてできるだけ具体的なイメージを持つこと、注意散漫の対象となるものを少なくすることが必要である。集中力を最大限発揮できる状態であるかを確認するためには、"前頭葉チェックリスト"を活用しよう。

前頭葉チェックリスト
- 頭の中で次の行動ステップが鮮明に描けていますか？
- 内的な注意散漫要因はありますか？（考え事、気分、精神的または身体的に気になること）
- 注意散漫になる環境にいますか？（感覚的、仮想的な注意散漫や、他の仕事の存在などにも注意しましょう）

part 2　FAST MINDS操作マニュアル

第5章　あなた自身の社長になる

　ネイトは、計画的に物事を進める達人のように見えます。彼は会計士として、財務書類の隅々までチェックし、その内容が正しいかどうかを確認することで生計を立てています。彼が自己啓発の本を読む時は、すべてのキーポイントをもれなくエクセルでリストにします。リストは彼が生きていく上で欠かせないものです。ビタミン剤を忘れず飲む、記念日のプレゼントを買う、子どもを迎えに行く、夕食を作る、仕事上のさまざまな業務を済ませるなど、実行すべき作業はすべてリストで確認しながら進めていきます。リストやリマインダーを活用するしくみを使っているからこそ、混乱して急いで安易な判断をすることなく、行うべきことを行うべき時に思い出すことができるとネイトは語ります。月曜日の朝ならば、ネイトは請求書の支払いを済ますべき時であるとわかっているので、支払いを済ませます。「考えるべきことが多ければ多いほど、ものごとの結果は悪くなる」と彼は言います。

　マイケルは、計画的に物事を進めるしくみを活用することに、より苦労しています。彼のto do listは一人歩きしていて、机の上はくり返しさまざまな物があふれかえり、毎日の郵便処理には気が滅入ってしまいます。「大きなごみ袋がシュレッダーにかける書類で一杯になるんだ」

　彼が毎日の計画をうまく立てられない理由の一つは、一日にどれだけのことを達成すべきかを見積もるのが難しいからです。
「"今日の作業量はこれだけです"なんてどこにも書いてないから、現実的な見積もりをすることがとても難しく感じるんだ。特に、時間に余裕がある時ほど難しくなる」と彼は言います。

第5章 あなた自身の社長になる

「より多くの時間がある時の方が、自分の時間を見積もる能力は落ちる」

　ある日彼は、作業時間を見積もることが苦手というこの問題を、彼がもしアウトドア志向の人間だったらという設定で面白おかしく表現してくれました。森の中を歩いていると、生い茂った木に囲まれたある場所を見つけ、キャビンを建てるのに最適な場所だと思い、夕方までには作業を終えることができるだろうと考えながら木を伐り始める。早く組み立てなければいけないが、彼は一つ一つの枝を完璧にトリミングするのにあまりにも多くの時間をかけすぎる、あるいは、突然大雨が降ってきたり、ある程度予測可能なその他の不幸なできごとがいくつか起きて、結局、日が暮れた時点ででき上がっているのは壁のほんの一部だけ。「でも自分はその日のうちにキャビンを建ててしまえると思い込んでいるから、テントは持って行かないんだ」

　前の章では、作業に取り組む際に、それを促す要因と阻害する要因について考察しました。この章では、私たちの行動パターン——人がよく"しくみ"と表現するものです——に注目し、それが計画的な行動をどのように支援し、生産性を改善するかを考察します。ADHDを持つ大人の多くは、さまざまな場面で集中することが困難であることに加え、実行機能と呼ばれるものについても問題を抱えています。実行機能とは、社長が会社をうまく経営するために必要となるさまざまな能力です。組織を管理する、経営課題の優先順位をつける、権限を委譲する、必要な時間と資源を見積もる、事業を計画通りに進める、などが含まれます。何かに集中するという能力は、実行機能の一部にすぎません。この章では、集中力以外の問題、すなわち、やるべき時にやるべきことが実行できないという問題についても考察します。

☑ 自分自身を知る

- ☐ ある作業にとりかかる時、それにどれくらいの時間がかかるか見積もることが困難ですか？
- ☐ よく遅刻しますか？

117

- □ 気が滅入ってしまうことが多いですか？ 自分の経験や勘を頼りになんとか日々をこなしている状態ですか？
- □ 生活が混乱してしまわないように、あなたの行動を厳しく律しなければならないですか？
- □ 生活環境が散らかっており、必要な物を探しだすのが困難な状態ですか？ そのような状態に気が滅入ってしまいますか？
- □ やるべきことがたくさんある時、まずどこから手をつければいいかの判断が難しいですか？
- □ 他の人に頼むことができる作業を自分で抱え込んでしまい、結局行き詰まってしまうようなことがありますか？
- □ 本来の目的から外れてしまっていると感じることがありますか？
- □ あなたがその日のうちにやり終えたかったことは、実際に達成できていますか？

実行機能の管理者

　今までにも強調してきたように、脳内ネットワークは集中力をコントロールする重要な役割を担っています。前頭前皮質を含む前頭葉は、物事を体系化し、計画を立て、変化に対応する機能を持っています。第2章で紹介した前帯状皮質も行動のコントロールに重要な役割を果たしていますが、この部分は特に、脳が、その時に何に集中するかを決定することに関与していると考えられています。前帯状皮質の機能は、目標に根差した思考と行動の効率を上げること、すなわち、目標を目指して歩みを持続することであると、研究で指摘されています[1]。その意味では前帯状皮質は、常に目標に向かう道を歩み続けるように管理する、実行機能を司る領域の"責任者"と言えるかもしれません。ADHDを持つ子どもや成人では、この前帯状皮質の活性低下、面積が小さい、他の領域とのつながりの程度が低いといった所見が観察されると複数の研究で報告されています。

第5章 あなた自身の社長になる

　集中力は、ADHDの治療薬を服用することによってある程度改善が見込めますが、実行機能のうち集中力以外の機能については、治療薬を服用しても十分な効果が得られない場合が多く見受けられます。マサチューセッツ総合病院のサーマン博士らが2008年に発表した研究によると、ADHDを持つ小児では、成長の過程でこれらの実行機能の問題が自然と"消失"することは見込めないと考察しています[2]。計画的な行動ができないという問題は、部屋やロッカーが散らかる、レポートなどの課題に苦労するといった形で、成長段階の比較的早期に突然現れます。高校、大学、その先の人生に進んでいくにつれて、日々の生活の中での選択肢や責任が増えていくことから、この問題の結果として起こるできごともより深刻になる傾向があります。

 あなた自身の秘書になる

　第2章で紹介したエディーを思い出してください。彼がもっとも生産的に仕事ができたのは、彼に厳しい秘書が付いていた時でした。その秘書は、彼が実行すべきことやその期限を理解して、絶えず彼にリマインドしていました。それだけではなく、彼女は彼が苦手な書類整理を代行していました。彼が持っていない技術を彼女が代わりに提供し、彼が仕事上の役割を滞りなく果たせるよう、効果的に管理していたのです。

　忙しい人なら誰でもこのような支援はありがたいですが、計画的に行動することが苦手なFAST MINDSを持つ人では、特に恩恵が大きいのです。あなたの生活全般を管理してくれる秘書を持つことは不可能ですから、私たちは、これからこの章で紹介するエクササイズを通して、あなたがあなた自身の秘書となれるようになっていただきたいのです。さまざまな方法の中からどれがあなたに適しているかを考えながら、この章を読み進めてください。

　管理能力を身につけるためには練習が必要です。特にFAST MINDSを持つ人は、常にリマインダーを活用して、努力することが必要になりま

す。この章では、練習して身につけることで、あなたにとって大きく役に立つ習慣を見つけていただきたいと思います。

優先順位をつける、計画を立てる

　前章では to do list やプランナーをどのように使えばよいかを紹介してきました。ここで再度強調しておきたいのは、生活の中で確保すべきもっとも重要な時間は、"計画を立てる時間"だということです。日々の活動から意識的に抜け出して、自分の役割を確認しながらそれを果たせるように積極的に計画することがなければ、私たちは永遠に受け身で、危機対応に追われ、一貫性のないパターンから抜け出すことはできないでしょう。

　新たなアクションアイテムが思いついたら、それを心の中に留めておくのではなく、実行に移すべき時が来たら自然と確認できる場所にすぐにリストすべきです。そうすると、覚えておくという負担が減ると同時に、そのアクションアイテムを実行するための時間を確実に確保できるようになります。アクションアイテムを実際に実行に移すためには、二つの"決定的瞬間"があります。一つ目は、そのアクションアイテムをリストに記録する時、そしてもう一つは、そのアクションアイテムを実行すべき時が来たことを思い出す時です。従って、計画を立てる際には、そのアクションアイテムを実行すべき時に、それをどのように思い出せるようにするかということも考慮に入れる必要があります。定期的にスケジュールをチェックしたり、リマインダーのアラームをセットするなど、さまざまな方法があると思います。

　計画を立てる時間をきちんと確保することは、あなたが積極的に日々の活動をコントロールするためには欠かせない習慣です。作業を実行する時間、作業を切り替える時間、アクションアイテムをチェックする時間を計画的に確保しましょう。多くの人は、この"計画を立てる時間"を夜寝る前に設定しています。就寝前に翌日の計画を立て、翌朝もう一度確認することによって、確実に計画を実行できるようになります。

　もう一度強調しますが、優先順位の高いことを一番丁寧に計画してくだ

さい。すべてのアクションアイテムをすぐに実行に移すことは不可能です。

チェックリストを活用する

　チェックリストはさまざまな仕事で採用されており、複雑な作業の中で発生しうるヒューマンエラーを防ぐ機能を果たしています。チェックリストが機能しているからこそ、空港では飛行機の出発準備が滞りなく整い、病院では適切な手順に従って治療することができます。脱線したり、すぐに気が滅入ってしまうような退屈なルーティン作業を行う時は、チェックリストがとても有効です。家を出る時、扉に貼り付けたチェックリストにさっと目を通すだけで、携帯電話や鍵を忘れることを防ぎます。出張の荷造りをする時も、あなたがあらかじめ作成しておいたチェックリストに従って準備を進めると、携帯電話の充電器をうっかり忘れたというようなこともなくなるでしょう。チェックリストを効果的に使うためには、同じ目的のためにくり返し使える状態にしておくことです。旅行、買い物、子どもたちのために持っていくべき物など、目的に応じたチェックリストを作成し、それをくり返し使用しましょう。

　チェックリストは、目に付くところに置いておかなければ意味がありません。目的に応じて、もっとも関連のある場所に置いておきましょう。出張の荷造りリストはスーツケースのポケットに、朝出かける時のリストは玄関ドアの内側に貼っておくといいでしょう。スマートフォンなどの電子媒体にチェックリストを保存しておくと、いつでも確認できて便利です。

　散乱した物を片付ける：整理整頓に苦労している人は多くいます。けれども、FAST MINDSを持つ人の一部ではその次元が違います。物が散乱しやすい場所は、例えば、ダイニングテーブル、車の中、ガレージといった場所です。重症の人では、床のところどころが書類や洗濯物で散らかっているどころではなく、どこも物があふれかえって床が見えません。そのような人は、片付けなければ生活が不可能というレベルに達するまで、片付けに手をつけることはありません。

part 2　FAST MINDS操作マニュアル

　第1章で紹介したジェームスは、タバコの火が広がらないように、高速道路の路肩に車を止めて、急いで後部座席に散乱していた物を外に出しました。物がゴミの山の中に埋もれてしまうのか、それとも、それがあるべき場所に収納されるか（例えばゴミ箱など！）、その運命を分ける決定的瞬間（運命の分かれ目、決断の時 Critical Moments）はどんな物にもあります。あなたの運命は、そうした決定的瞬間で行う習慣によって左右されます。ダイレクトメールはすぐゴミ箱に捨てる、請求書は直ちに支払うといった習慣が身についていると、物は散乱しません。

　計画通りに進める：ADHDを持つ人の中には、時間的な感覚が欠如している人がいます。会議に2〜3分遅れた、うっかり友だちと長話をしてしまった、というようなレベルではありません。遅刻する時は20分以上遅れます。遅刻しないよう余裕をもって出かけるために、早めに用事を切り上げようとしても、毎日遅刻してしまうのです。また、"出かける前にもう一つだけ"という問題を抱えている人も多くいます。次の作業に切り替えるべき時に、一つのことに執着してしまうのです。そして、時間に遅れていると気づいた瞬間から、突然急ぎ始めます。すると、子どもの弁当を忘れ、大切な書類を忘れ、家の鍵を忘れることになります。何度も遅刻をくり返すと、最悪の場合、大切な人間関係が破綻したり、会社を解雇されることさえあります。私たちの研究仲間であるウィリアム・ドッドソン博士は、彼のクリニックを受診しているADHDを持つ成人を調査した結果、そのほとんどが腕時計をしていないことに気づきました[3]。

　FAST MINDSを持つ人々の多くは、リマインダー（通知機能、アラームなど）を設定することによって、ある作業から次の作業に移るタイミングを確認しています。タイマー、アラーム、決まった時間に誰かに電話してもらうことなどによって、計画通りに作業を進めることが容易になります。知り合いのある女性は、営業に出かける時間の15分前に最初のアラームをセットしています。このアラームが鳴ると、彼女はその時点で行っている作業の手を止めて片付け始めます。10分後に次のアラームが鳴り、その時点で彼女はパソコンの電源を切り、鞄に必要な物を入れて営業

に出かけます。

　この章の後半では、スケジュール通りに行動すること、時間を管理すること、慢性的な遅刻を避ける方法についてのエクササイズを紹介します。

　適切な時に作業を切り替える：FAST MINDSを持つ人の中には、たとえ自分の腕時計で出かける時間を確認していても、今行っている作業の手を止めて次の作業に移ることが困難な人が多くいます。彼らには、複数の作業の間に柔軟性を持つことができないのです。また、作業の切り替えが難しくなるとミスしやすくなるので、それを避けるために大きな努力を払う必要が出てきます。作業の切り替えをコントロールするためには、もっと大きな努力が必要となります。例えば、既に包装されたプレゼントを持って誕生日パーティーに出かける、トレーニングウエアを持ってジムに行く、さらには、重要な会議に出席するため車で急いでいる途中で渋滞に巻き込まれる可能性や、プレゼンテーションの直前にパソコンが故障する可能性など、予測不能な事態に備えることなどです。

　決定的瞬間は、作業を実際に切り替える瞬間よりもずっと前の段階で訪れます。すなわち、作業の切り替えに向けてより効果的に準備ができる状態の時です。"より効果的に準備する"とは、例えば、ある場所に行く時に十分時間の余裕をもって出かけること、荷造りは旅行に出かける前の夜までに済ませること、遅くまでゲームをするのはやめて就寝することなどです。

　前章で紹介した前頭葉チェックリストが、作業を切り替える際の決定的瞬間で役に立ちます。作業を切り替える時のステップが頭の中で鮮明に描けていますか？　まずは仕事用の鞄を用意し、次に弁当を入れ、玄関に持っていく。それを邪魔するような内的な注意散漫はありますか？　例えば、玄関に向かう途中で中途半端なままの仕事のことが気になる、体が疲れている、あるいは前後の作業が気になっていませんか？　この切り替えのプロセスを、マンネリ状態から抜け出す手段にしている人もいます。自分の興味を、その時点で行っている作業から強制的にシフトするのです。

part 2　FAST MINDS操作マニュアル

☑ 影響を知る——人はどのように言っているか？

　計画的に行動できない人は、計画的に行動できる人の生活がどのようなものかイメージできないため、自分の実行機能の問題がどのように周りの人に影響しているか、理解できていないことがあります。例えば、時間的感覚に乏しい人は、いつも時間を厳守する人にとって、彼らの行動がどれだけイライラするものなのか、理解できません。時間に厳格な人が、実行機能に問題がある人の部屋の散乱状態を目にすると、その人に仕事を頼むことは避けようと思うかもしれませんし、職場や住居環境を共有することはできないと判断するかもしれません。あなたに待たされることが何度も続くと、友人はいずれ我慢できなくなってしまうでしょう。

- ☐ あなたが重要なことを思い出すためには、誰かにリマインドしてもらう必要がありますか？
- ☐ あなたが時間管理に苦労していることを、他の人は気づいていますか？
- ☐ あなたはよく職場の同僚や友人を待たせることがありますか？
- ☐ あなたが頼りにならないことが原因で、他の人にストレスを与えていますか？
- ☐ あなたの周りが散乱していることによって、他の人に迷惑をかけていますか？
- ☐ あなたが誰かに何かを依頼する時はいつも直前になりますか？　締切延長の依頼をすることがよくありますか？

 決定的瞬間

場当たりの行動

　FAST MINDSを持つ人の多くは"その時を生きて"います。彼らは、前もって行動する（前もって準備する）というより受け身（問題が明らかになってから対処する）、あるいは目の前のことをこなしていくことに毎

日精一杯なのです。一日をより良くすごすための重要な瞬間があります。例えば、夜、翌日に着る洋服を決める瞬間、あるいは着る予定の服を前もって洗濯する瞬間などです。この決定的瞬間にきちんと対処しておかなければ、翌朝の外出時には、宿題や勉強道具、スポーツ用品、重要な書類などを忘れてしまいます。

　未来のことが想像できないという問題を抱えている人もいます。博士課程に入って初めて、自分はその専攻分野にまったく興味がないことに気づいたという人がいました。彼は、前もってその専攻分野の内容を調べることはしておらず、また、その分野の専門的な勉強を何年もかかってすることによって将来どんな世界が開ける可能性があるか、卒業後のキャリアにどう影響するかなどについて、今までよく考えていなかったのです。

　前もって計画するということには、現状の把握も含まれます。新しいことを始める時は、それに関連することをまず考えておいてから始めます。例えば、息子の次のギターレッスンを予定する場合は、ギターレッスンの日付をカレンダーに書き込む/書き込まない瞬間、そのカレンダーを確認する/しない瞬間、レッスンに間に合わせるため少し早めにオフィスを出る/出ない瞬間、ギターをいつも置く場所に置く/置かない瞬間、こうしたことが決定的瞬間となります。計画をたてること、チェックリストを使うこと、アラームを設定することなどはすべて問題の克服に役立ちます。

事実を記憶する

　人によっては、財布や携帯電話をどこに置いたかいつも忘れてしまう、時には、その日の朝、または前日の晩に車をどこに駐車したかを忘れてしまうことさえあります。記憶を呼び起こす機能に問題があると、約束したことを忘れたり、過去の事実の詳細がわからなくなる場合があります。

　何をどこに置いたかなどの事実を記憶するためには、その事実をその場でメモリにきちんと保存することが必要です。事実を保存するためには、その事実に集中して、まずワーキングメモリ（作業記憶：記憶の一時保管場所）に保存します。このプロセスがあって初めて、次の長期的メモリに

移行できるのです。情報を整理・保存するには、このワーキングメモリに一時保存するというステップが欠かせません。ある書類の内容を忘れてしまったならば、それをコンピューター上の適切なフォルダにしまうことがどんなに難しくなるか、想像してみてください。脳も同様に、何かを深く記憶するためには、その情報をどこかに一時保存しておかなければならないのです。ADHDやFAST MINDSを持つ人は、この一時保存すべき情報に集中することや、一時保管場所であるワーキングメモリに問題が生じているケースが多いのですが、一方、長期的メモリには問題がないことがほとんどなのです。

興味を引くもの、目立つもの、集中できるものならば、それに注目して心に留めておきやすくなります。これは、FAST MINDSを持つ人は興味があることについては細部まで覚えていられる一方で、興味がない買い物リストや、テレビリモコンを置いた場所などはすぐ忘れてしまうといったことの説明になります。

ワーキングメモリに問題があると、今まさに実行しようとしていることについても簡単に忘れてしまいます。例えば、鍵を探している間に無意識のうちに車の上に置いてしまった重要な書類が風に飛ばされていったというような最悪の事態も耳にします。このようなうっかりミスが起こりやすいのはどんな時かを知ることは、重要なことを心に留めておく戦略を立てる際に大切です。計画通りに物事を進めるためには、あなたがその日の優先事項をチェックするしくみを組み込んでおくことが大切です。携帯電話のアプリやオンラインのto do listがこの役に立ちます。

ワーキングメモリの働き

ヒトの脳が一度に保存できるのはいくつかの事柄だけです。電話番号が7ケタで揃えられている理由は、それが人が脳内のワーキングメモリに保存できる平均的な限界であると考えられているからです（もちろん、エリアコードを含めるともっと長くなります。しかし、一般

的によく知られているエリアコードなどの情報は、チャンキング〈かたまり〉として別のところに記憶されます)[4]。私たちの脳は、どの情報をワーキングメモリに保存するかを積極的に選択して、関係ない情報はふるいにかけて落としてしまいます。例えば、2009年に発表された研究によると、ある視覚的な作業に従事している人が、その作業に関係がない視覚的情報を処理している間は、ワーキングメモリの機能を制御する脳の活動が低下していることがわかりました[5]。

ADHDには、ある特定の作業に集中することが難しいという特徴がありますが、FAST MINDSを持つ人によく見られる、アイデアや思考、事実を心に留めておくのが困難であるということに、関連のない情報を無視するのが難しいということが関与しているのであれば、これらは一貫性があると考えられます。

あとで思い出すために情報を保存するには、その情報をワーキングメモリにしっかりと定着させる必要がありますが、その情報を利用したり、他の情報と関連付けておくと、覚えやすくなるということがわかってきました。立体駐車場ではいつも屋上に駐車する、あるいは常に支柱の真横に駐車するなどの工夫によって、車をどこに停めたか覚えやすくなります（ただし、どの支柱だったかということだけは覚えておいてくださいね！）。

重荷を背負いすぎる、気が滅入る

ADHDを持つ人は課題を与えられた時に気が滅入ってしまうことが多くあります。研究レポートに取り組む時など、その課題を実行可能なステップに分解することができないことで、完全に気が滅入ってしまいます。計画的に作業を進める方法を教えてくれる学校はほとんどないので、ADHDを持つ人がある仕事をする時にワンステップずつこなしていく方法を学ぶためには、よりきめ細かな指導が必要です。

part 2　FAST MINDS操作マニュアル

　FAST MINDSを持つ人の多くは、彼らの下した判断の結果を予測しない傾向があります。以前登場したマイケルのように、自分がこなせる量に楽観的すぎる人もいます。これは、精神的負担を避けるために細部までは見ようとしない心理によるものです。また、FAST MINDSを持つ人の中には、何か面白そうなことや新しいことにすぐイエスと答えてしまい、人がこなせる以上のことをto do listに積み上げていってしまうこともあります。

　何か新しい仕事を受け入れる時、新しいことを始めようとする時が決定的瞬間です。さらに気が滅入ることになるのか、着実に成功する道を選ぶかの分かれ目です。まず、綿密な計画を立てることによって、後に大きな違いが生まれます。

もしあなたの大切な人がFAST MINDSを持っていたら

　あなたは、実行機能に障害がある人の大きな助けになることができます。例えば、彼らがバランスのとれた生活から逸脱するような選択をしようとしている決定的瞬間に、その選択は賢明ではないことに彼ら自身が気づけるように支えてあげてください。決定的瞬間を特定することは、習慣や"しくみ"を身につける第一歩です。例えば就寝するタイミングなど、その人が適切な瞬間を選んだ時には、それを本人に知らせると良いでしょう。あるいは、彼らが作業の優先順位を考えたり、自分の強みや習慣にあった管理システムを考案しようとブレーンストーミングしている時には、あなたも参加して一緒に考えるとより効果的です。

　以下の質問に答えながら、彼らが計画的に物事に取り組むための決定的瞬間はいつなのかを考えてみてください。
- 彼らはよく遅刻しますか？
- 彼らは物事を成し遂げるのに必要な時間を短く見積もりがちですか？

- あなたは、彼らに対して頻繁にリマインドしなければなりませんか？
- 彼らは物をあるべき場所に保管することが困難ですか？
- 彼らが自分ですべきことを成し遂げられないのではないかと心配ですか？
- 彼らに何かを任せることに不安を感じますか？
- 彼らは、書類の整理をしたり、朝、家から出かける時間などを管理するしくみを持っていますか？
- 彼らはあなたを待たせたり、あなたにとって最適な習慣（決まった時間に寝ることなど）を邪魔することがありますか？

あなたにできること

　計画的に物事を進めていくことは継続的なプロセスです。何かを努力して"解決する"ことではなく、一定の努力を継続するところに意味があります。皿洗いや洗濯、郵便を忘れず出すといった作業は、完璧に"極めた"ところで意味がありません。あなたがある時その作業を完璧にこなすことができたとしても、そんなことには関係なく、放置しておくと当然、その作業はまた積みあがっていきます。完璧に片付けてしまおうとして、身体的、感情的、心理的なエネルギーと時間を無駄にしないようにしましょう。マーサ・スチュワートのように完璧に家事をこなすことができないからと、自分を責めないように気をつけましょう（彼女には、買い物から調理、掃除に至るまで、専属のスタッフが何人もいるのです）。その代わりに、危機的な状況に陥る前に作業をやり終えることを可能にする、最小限で効果的なステップからなるしくみを構築することに、あなたの時間とエネルギーを費やしましょう。また、そのしくみやステップは定期的に点検して、いつも新鮮な気持ちで興味を持って取り組めるように工夫することも、FAST MINDSを持つ人には大切なことです。

part 2　FAST MINDS操作マニュアル

　この章を読み進んでいくと、あなたは過去にも同じような情報を目にしたことがあると感じるかもしれません。to do listやカレンダー、書類を簡単に処理するといったハウツー本はたくさん出版されています。この本では、それらのハウツー本とは少し異なったアプローチを紹介しています。この本で示そうとしていることは、FAST MINDSの特徴に応じた、あなたに最適なしくみを、あなた自身で見出すことができるようになるための基本となる考え方です。生活パターンや、FAST MINDSの特徴の現れ方は、人それぞれに異なります。ですから、誰にも共通の画一的な方法は、FAST MINDSを持つ人ではうまく機能しないと私たちは感じています。あなたがかつて、ある整理整頓術を試してみたことがあるならば、そのプロセスを飲み込むことが難しい、あまりにも時間がかかりすぎるといった理由から、結局諦めてしまった経験はありませんか？
　計画的に行動すること、習慣を身につけることがなかなかできない場合は特に、この点をよく考慮することが重要です。あなたの努力から最大限の成果が得られるシンプルなしくみの構築を目指しましょう。この章の後半で、そのプロセスを実際に体験していただきたいと思います。

決定的瞬間を管理する

　計画的に行動できないという問題には、さまざまな種類があります。しかし、以前紹介した"決定的瞬間"を克服するためには、ある共通の足場が存在すると私たちは感じています。決定的瞬間は、あなたが良くない選択をするかもしれない瞬間の直前です。例えば、あなたが作業に取りかかる前に「これは私には無理だ」と考えてしまった場合、結局、その作業が実行されることはありません。あるいはプランナーをチェックする前に、ただその時思いついたことをしてしまう時、あるいは請求書を受け取ってすぐに支払う前に、雑然と積み重なった書類の山の上にそれをぽんと置いてしまった時などです。決定的瞬間はまさに運命の分かれ道で、片方の道はより良い結果につなが

り、もう一方の道を行くとさらなる混乱を招きます。実行機能に問題があると、より良い方向につながる道を特定しづらくなる、あるいは、たとえよい結果につながるのがどちらかわかっていても、その道を歩みだすことが難しくなります。計画的な習慣を身につけることがどの程度困難であるかは、その人の強みに関係します。

マイケルとネイト：見つける—そして実行する—決定的瞬間

　マイケルは、彼の一日が良いものとなるか悪いものとなるかの分かれ目となる決定的瞬間のことを、常に気にしていなければならないことがもっとも困難だと言います。先週の土曜日の朝、彼はベッドでぐずぐずするという選択をしてしまい、決定的瞬間をうまく管理できませんでした。その無駄にした30分間に、アパートの地下にある共同の洗濯場に行っていれば空いている洗濯機を確保できたのですが、そのタイミングを逃してしまったがために、彼が地下に降りて行った時には既にすべての洗濯機が使用中になっていました。結局彼は、洗濯機が空くまでの時間を無駄にしてしまい、その一日が台無しになりました。

　マイケルは、人間関係の決定的瞬間も逃してしまうのではないかと不安を感じています。彼の従妹には病気の子どもがいるので、彼女に電話して手伝いを申し出ようと思いつきました。けれども、その考えが頭に浮かんだのと同じ速さで一瞬にしてどこかに消えてしまい、その考えをメモしたり、実際に彼女に電話することはありませんでした。たまには思い出すこともあるのですが、それはまるでハレー彗星が太陽の周りを75年で一周するかのようだ、と彼は表現します。「考えが、ただ脳の周りをグルグル廻るだけなんだ。その場で書き留めることがなければ、次に思い出すのは77年後とか、そんな感じがしてしまう」

　マイケルは、数年前にCBTプログラムに参加し、計画的に行動するための方法を数多く修得しました。けれども、課題はまだ残っていると感じ

ています。彼は、請求書の支払いを忘れず実行するため、自動的に知らせてくれるリマインダーを随分前からセットしています。また、優先順位づけや計画の重要性を説明する自己啓発本を参考にしながら、ある方法を考えました。それは、彼の祖母も勧める「しかるべき場所にしかるべき物を」というものです。しかし、彼がもっとも苦手とする、作業をステップに分解するという課題は克服できませんでした。「僕は問題を抱えたまま、時間をどう使うかを描くキャンバスはいまだに真っ白だ」と彼は言います。

ネイトの決定的瞬間は、彼の集中力が落ちていく時です。ふと我に返って、本来の作業に戻れるかどうかが運命の分かれ目です。彼は、頭中心の生活と体中心の生活の二つを同時に生きてきた、と表現します。40代でADHDと診断されて以降、彼は"自分自身を立て直す"ことに、より集中できるようになりました。あるしくみを導入したことによって、作業に意識を向けることができるようになったのです。フリーランスの税理士であるネイトは、企業の税務状況を監査する時、あらかじめ用意しておいたチェックリストを用いて順番に作業を進めていきます。そのチェックリストにはすべてのチェック項目と判断基準が記載されているので、もれなく作業を進めることができるのです。

しかし、約束の時間に遅れるという課題は、チェックリストでは克服できませんでした。彼の顧客は次第に、彼が定刻に到着することはないという印象を持つようになりました。彼がトレーニングを受けているADHDのコーチは、昨年、ネイトが朝ぐずぐずすることと、出かける前に確認を怠ることによって、彼の二人の息子が傷ついていると指摘しました。小学6年生の息子は、一学期だけで19回もの遅刻をしていました。毎回10〜15分程度の遅刻でも、その日の学校生活には支障を来します。ネイトは今、息子が落第しないようにするため、そして自ら息子の良い手本となるために、定時に家を出るよう一層の努力をしています。

ネイトのような特徴を持つ人は、計画的に行動するためのしくみや足場を持っていると、より快適な毎日が過ごせます。彼らは、決定的瞬間に良

い道を選択できるよう、チェックリストやその他の習慣を実行します。ネイトはチェックリストで一日を始め、プランナーで毎日の生活を維持しています。その手順は彼が理解できる明確なものなので、問題なくその手順に従うことができます。

　他のケース、例えばマイケルは、計画的に行動する習慣を選択することや、その習慣を継続することが困難です。彼は職場で個人情報を含む多くの書類を扱います。それらの書類は用済みになったらすぐにシュレッダーにかけるべきところ、現実は、それらの書類をどんどん机の上に積み上げていき、後々まで放置します。彼の今までの仕事人生では、適切に時間を見積もる努力をしなかったことが原因でさまざまなトラブルが発生していました。また、ある書類に関する調査は既に行ったはずだったのに、その提出間際になって追加の調査をしなければならないようなことも多々発生しました。しかし、スケジュールを体系的に管理することは自分にとって非常に難しいことであると彼が深く理解してからは、多くの努力が必要となる場面が認識できるようになり、それ以降、彼の仕事の効率は上昇し始めました。

　計画的な生活を送るためのもっとも効率的な方法は、ある問題の決定的瞬間までさかのぼって、その瞬間により良い選択ができる習慣を身につけていくことだと考えます。あなたの周りにいる人は、決定的瞬間が訪れるタイミングをわかっているので、彼らの支援を得ると良いでしょう。

　計画的に行動する習慣が役立つ場面について考える時、"前頭葉チェックリスト"をもう一度思い出してみましょう。あなたが明確な計画を立てられ、生産性を低下させ注意を散漫にすることを減らす習慣を身につけることで、あなたは作業に集中できるようになります。

　以下に述べる、決定的瞬間に関連する項目に目を通しながら、あなたが第1章で特定した三つの優先的課題や、その他の生活の中での状況を思い浮かべてください。

　散乱物：決定的瞬間は、机の上が既に散らかった状態にある今ではあり

ません。ファイルに保存すべき書類や処分すべき書類を机の上に放置した過去の瞬間です。もし郵便物がダイニングテーブル全体に散乱して積みあがっているようなら、郵便物を片付ける時間を毎日確保することが必要でしょう。意識を集中させて、すべての郵便物を一気に分類してしまいましょう。請求書は必ず目につく場所に、不要な郵便物はそれにふさわしい場所、ゴミ箱に捨てましょう。

　記録：決定的瞬間は、あなたが情報を最適な形で記録していない時にやって来ます。例えば、予約が取れた日をプランナーにすぐ書き込まず、手渡された予約カードを財布に押し込んでしまうような瞬間です。コーヒーを手に持ったまま車を運転したり、ボンネットの上に携帯電話を何気なく置いてしまいがちな場合は、作業を切り替える時に、物を本来あるべき場所に置くよう、意識的に自分自身の心に語りかけながら行動することが大切です。家を出る時、オフィスを出る時、クリニックを出る時など、「何か忘れていないか？」と、常に心の中であなた自身に問いかけましょう。FAST MINDSを持つ人は、オフィスを出る時、自分の座席に忘れ物がないか、必ずちらっと確認します。その自己点検によって、財布や鍵、書類を忘れずに済みます。さらに効果的な方法は、物を忘れた、作業をし忘れた過去の経験をもう一度思い出して、その時、どのようにすれば意識を集中してミスを避けることができたか考えてみてください。何かをうっかり忘れてしまいそうな時は、必ず目につくところにそれをあらかじめ置いておきます。例えば、玄関に明日のプレゼンテーションに使うポスターを立てかけておく、玄関脇にトレーを置いて、そこに鍵、財布、電話、眼鏡を置くようにします。

　作業を仕上げる：決定的瞬間は、作業をやめる時、始める時をあらかじめ計画していない時にやってきます。子どもを5時30分に迎えに行く必要がある場合は、5時までに仕事を終える（あなたの実状に合わせて十分に余裕を持って）とまず設定して、その日の他の計画を立てていきます。その時、あえて何も予定のないゆとりの時間枠を作っておくと、万一作業が予定より遅れた場合に役立ちます。また、5時にオフィスを出る直前の

4時30分に"短めの"会議を計画しないようにしましょう。もしあなたが同僚とのおしゃべりに夢中になって時間を忘れがちになってしまうタイプなら、これは特に重要です。

　作業の切り替え：前章でも取り上げたように、作業の切り替えが困難となる場合の決定的瞬間は、あなたがそれに気づく瞬間より、もっと前の段階にあります。作業を切り替える際に踏むべきステップやさまざまな要素をあらかじめ計画しなかった時が決定的瞬間です。決定的瞬間に踏むべきステップを計画しておかなければ、新しい作業に移った時、それに関係する人、場所、課題、所用時間などが一気に押し寄せてきてうんざりしてしまいます。その他にも、あなたが物を定位置に置かなかったその瞬間、明日の予定や約束に必要なものをあらかじめ準備しなかったその瞬間です。しかし、FAST MINDSを持つ人にとっては、ある作業に集中しすぎた時にも行き詰まることがあります。作業を切り替えることそのものを相当の努力を要する一つの作業としてみなし、あなたが次に実行することを明確にイメージして、日々の作業にバランスよくエネルギーを配分するという目標を再認識できるようになると、この問題がより克服しやすくなります。

　場当たりな行動：決定的瞬間は、あなたがもしある行動をとっていたら、あるいは、とっていなかったらどうなるかを前もって想定しない時に、過ぎ去ってしまいます。不用意に発言したのであれば、あなたはその前の決定的瞬間を逃していたことになります。同僚の仕事について意見を言う権利は当然、あなたにも与えられています。けれども、共通の上司の前で、あなたが実際に彼に意見するという選択をする場合は、その行動をとったらどういうことになるかを、言葉を発する前の段階で想定しておくべきなのです。

　気が滅入る：ここでも、決定的瞬間は行動の結果を考えなかった時にやってきます。ある決断をすると、それが他の仕事にどう影響するか。すぐに気が滅入ってしまうタイプの人なら、ある仕事のステップや所要時間を十分に把握できていないから、あるいは、あなたができる範囲以上の仕事

を引き受けてしまうからです。プランナーを使って、それぞれの仕事に時間を割り付けていくと、どれだけ自分が無理な計画を立てているかが実際に見えてきます。

　第1章であなたが見出した優先的課題や、あなたが克服できないことを思い浮かべてみてください。ここでは、あなたが良い習慣をもって対処すべき決定的瞬間に対する考え方を紹介します。決定的瞬間に正しい選択をするためには、いつ、どこで、どのように、何をすべきかについても考えてみましょう。

決定的瞬間の考え方

目標（例：パートナーとの時間をより多く確保する）

_____

_____

目標が実現できなかった原因は何か？（例：遅くまで残業した）

_____

_____

なぜ、そうなったのか？（数時間前、数日前までさかのぼって考える必要がある場合もあります。例えば、その週の前半で先送りにしていた仕事を今晩するはめになった、など）

_____

_____

> 目標を阻む他の問題はあったか？（例：その週の前半に処理しておくべき仕事を管理するしくみを用意していなかったので仕事が山積してしまった）
>
> _____
>
> _____
>
> 次はどのように対処するか？（例：仕事の内容を、締切りのプレッシャーがなくても実行できる量に分解する）
>
> _____
>
> _____

　第8章では、決定的瞬間に取るべき行動を身につける方法を紹介します。そこでは、決定的瞬間に行うべき習慣を修得しやすくするものは何かということに注目し、"決定的瞬間プランナー"を紹介します。

> ## 第二の脳
>
> 　何かを覚えておく、時間を管理する、あるいは作業の切り替えが困難な時などには、その作業の一部を"誰かに任せる"ことができる場合があることを理解しましょう。社長には秘書がついていて、社長が滞りなくスケジュールをこなせるように管理しています。また、社長が対応できないことを専門に担当するスタッフもいます。あなたの人生も、これと同じように進めることもできるわけです。FAST MINDSを持つ人の中には、おそらく自尊心が関係して、自分以外の力を借りることに罪悪感を抱く場合があります。けれども、もし外部からの助けを求めなければどうなるかを考えてみてください。ある作

part 2　FAST MINDS操作マニュアル

業を効率よく処理するしくみが有効に機能していない限り、例えば郵便物の場合は、家族全員の郵便物がダイニングテーブルに山積してしまうことになるでしょう。夫婦の場合は、お互いの強みや好みに応じて家事を分担することができるのです。

　外部から得るサポートを、私たちは"第二の脳"と呼ぶことにします。さまざまな形の第二の脳があり、あなたの実行機能を効果的に補ってくれます。有効なしくみも第二の脳として機能しますし、あなたの弱みを補ってくれる人が第二の脳として機能してくれる場合もあります。まず、効率の良い生活を送るためにあなたが得たいと思っている習慣をリストアップすることから始めましょう。

スケジュールとto do listを第二の脳にする

　優先順位を考える、プランナーの時間配分をする、リマインダーを設定するなど、計画することはあなたの第二の脳になります。その日の計画通りに作業が進んでいるかをチェックするため、パソコンや携帯電話に一日数回アラームを設定している人もいます。イベントに参加する日は、出かける10分前にアラームを設定すると良いでしょう。就寝前にもアラームを使うと、夜中の2時まで夜更かしすることを防ぐことができます。寝不足で疲れて翌日を台無しにすることが防げるのです。毎月の請求書の支払いや、子どもを学校に迎えに行く時間など、くり返し生じる作業を、電子カレンダーのアラームで管理している人もいます。

　しかし、アラームをあまりにも多く設定してしまうと、アラームが鳴っても無視してしまいがちになります。アラームを設定する項目はよく考えて吟味してください。まずは1～2個から始めましょう。くり返し試すうちに、その作業がアラームなしでもできるようになったら、その他の作業に新しくアラームを設定するといった方法が理想的です。

　一日の時間をすべて計画で埋めてしまう人もいますが、目新しいものを常に追い求めてしまう脳は、厳格なスケジュールに従うことは苦手です。

私たちが経験した例では、ある時間帯に取り組むことができるアクションアイテムが複数ある場合には、あらかじめどの作業をするかスケジュールしておくという人を多く見かけました。比較的短期間で行えるアクションや、締切りがはっきり決まっている作業にはアラームを設定しておくことが重要です。しかし、to-do listのアクションや優先事項に取り組んでいる限り、そのうちのどれを行っても良いという自由度がある程度確保された時間をあえて持っておく方が、全体としての仕事の効率が上昇することもあります。ある作業に必要となる時間だけを前もってある日に記録しておいて、実際にその作業をする日がきたら、その所要時間をプランナーのどこかに割り当てる人もいます。

　優先順位を付けることはとても重要です。ある男性は、to-do listに常に30の項目が記載されていました。そんなに長いリストを持っていると、そのうちのいずれもこなすことはできません。最終的に、彼の妻が毎日その日に優先的に取り組む項目を2〜3個選ぶことになりました。to-do listがシンプルになったら、彼は徐々に作業をこなしていけるようになりました。この場合、to-do listと彼の妻の両方が第二の脳となったのです。また、彼がto-do listを保存したスマートフォンも第二の脳として機能したことになります。このように対処することで、すべての項目を覚える必要がなくなり、内的な注意散漫の要因にならずに済んだのです。

効果的な習慣を身につけるためのチェックリスト

　あなたの生活の中で、うまく管理できていない重要な事柄について考えてみてください。以下の質問に答えながら、あなたに必要な習慣を見つけましょう。

☐ 1. あなたは自分が達成すべき目標が明確に頭の中に描けていますか？　その目標に向かう行程を小単位のステップに分け、その一つ一つが"鮮明にイメージ"できていますか？　そのステップを書き出したり、描いてみたり、人に説明できますか？

- [ ] 2. 情報を頭の中で覚えておくのではなく、アクセス可能な形でどこかに留めておけますか？（例えば、情報をリストに書く、プランナー上で作業として割り当てるなど）
- [ ] 3. 実行機能をサポートしてくれる手段はありますか？（リマインダーを発する自動アラーム、会議予定を共有するグループウェア、ペン型記録器のようなツールなど）
- [ ] 4. 優先事項には、毎日意識的に時間を確保していますか？
- [ ] 5. 作業を実行する適切な場所が確保できていますか？（他に気になる作業や、ノイズが少ない場所）
- [ ] 6. 作業は最適なタイミングで行っていますか？（あなたに十分なエネルギーがある時はいつか、作業に必要なツールは何かなどについて考えてみてください）
- [ ] 7. あなたが今考えていることを実際に実行したらどうなりますか？　どんな問題が生じる可能性があるでしょうか？

良い"しくみ"を構築するための心得

　良いしくみとは、時間を管理する時に、計画的に行動できるようにしてくれるものです。
「請求書はあっちではなくここに」、「アラームが鳴ったらすべての作業をやめる」など、その瞬間につぶやく呪文を考えておくと良いかもしれません。一度に練習する項目は、最初は1〜2個程度にしておいてください。もっとも重要な項目の練習にエネルギーを費やしましょう。
　良いしくみは人間工学の理にかなっているものです。すなわち、あなたが持つ強みや特徴に合っているのです。もし、あなたの小切手帳が椅子の上に登らないと手が届かないような場所に置いてあったとしたら、請求書の支払いを毎回滞りなく済ませるにはあまりにも非効率

な労力が消費されてしまうでしょう。

　しくみは、より良いものとするために継続的に見直し、改善していきます。また、忙しくなってきた時の対処法は、休暇中の時、新しい優先的事項が浮上した時、冬用・夏用、作業内容が変更になった時など、状況別にいくつかの種類を用意している人もいます。

　人のしくみを構築する手助けを専門にしている人もいます。そのような人の助けを得ることがどのように役立つかは、第11章で詳しく説明します。重要なことは、第三者の視点を通じて、あなたにとって最適な解決策を見出せる場合があるということです。しくみは常に見直して調整しましょう。しくみを使い出した直後からこの作業ができる人は少ないと思います。ですから、しくみを使い出して数日がたったら、まず自分自身で見直してみましょう。そして、信頼のおける友人、専門家、コーチと相談しながら、そのしくみのどこがうまく機能していて、どこを調整する必要があるかを話し合う機会を持ちましょう。

　この本の後半では、ある習慣を身につけて、自然に行動できるようにするにはどうすればよいかについて紹介します。この練習を通じてあなたの脳の中に新たな回路を形成し、新しい習慣を無意識に実行できるようになることが大切です。

　あなたが持つ能力を、あなたが管理できることを知ってください。ある会社の役員は、一日に二度しか留守番メッセージをチェックしません。Eメールは一度だけです。それでも彼の顧客は、緊急時にはどうすれば彼に連絡が取れるかを知っています。このようなしくみを持つことで、新たな用事が生み出される状況を制限することができるのです。このしくみが機能しない日でも、習慣にすることによって、そういう日は例外として扱うことができました。

　余分に見積もる。予期せぬ事態が生じた時のために、あらかじめゆとりの時間を組み込んでおきましょう。ある人は、予定をスケジュールに書き込む時に必ず15分の余裕を持たせることにしています。会

社役員の中には、一日のうちにこなすべきすべての作業を適切に処理するため、余裕のある時間を必ず確保している人が多くいます。どんな時でもその時間が確保できるわけではありませんが、あなたがあなた自身の社長として十分に機能するためには、予測可能なことに加え、予測不可能なことも積極的に管理する必要があるのです。

　請求書、仕事のファイル、宿題など、書類を管理するしくみを構築する。これには、授業中のメモ用に分厚いノートを一冊用意して、その中を履修科目ごとに分けておくといった簡単なことも含まれます。もちろん、最初のセクションは数学、次は歴史……と、科目ごとに場所を特定しておかなければ、いろんな授業のメモをバラバラに記入してしまって、どこに何を書いたかわからなくなってしまいます。

　決まった場所で作業を行う。人は"場所に依存して"学びます。ある情報を最初に入手した場所では、その情報の詳細を思い出しやすいのです。計画を立てる、請求書を処理する、封筒に切手を貼るなど、作業ごとにそれを行う（片付いた）場所を特定してみてください。実際に試してみると実感できると思います。そしてそれを習慣にしてください。

　不要な物は捨てる。計画的に行動するためには、物を捨てることも必要です。ADHDを持つ人は、物を捨てることに苦労しているケースが多くあります。不要な物を捨てることができなかった場合、その決定的瞬間は"これはいずれ使うだろう"と心の中でつぶやいた瞬間です。そして彼らは、それらを効果的にファイリングするシステムを持っていないにも拘わらず、不要な物をため込みます。その結果、最悪のケースでは消防車が来るような事態が引き起こされるかもしれません。"これはいずれ使うだろう"と思っていたものを、実際に取り出して使った経験があなたにはどれだけありますか？

　なぜ物を保管するのか、その理由を把握することが大切。ここで"考え事日記"が役に立ちます。あなたが何かを捨てようと考えた時に、心の中でどういう言葉をつぶやいたか、書き出してみてくださ

い。思い出の品をとっておきたいのなら、スキャン画像にしたり、写真に収めておくことで目的が達成できるでしょうか？　もし後から使いたいという理由であれば、それはどれくらいの確率で生じることでしょうか？　それを捨てると、別のことができるスペースが確保できるとわかれば、捨てやすくなるでしょうか？

　あなたが持つ問題が何かを理解できれば、先回りすることもできる。トラブルを予測してあらかじめ回避するのです。明日の仕事で必要な物をあらかじめ玄関先に置いておけば、覚えておかなくても翌朝あなたは必ずそれに遭遇することになります。何度も鍵を失くしてしまうなら、あらかじめスペアキーをいくつか用意しておくと良いでしょう。ギリギリの時間にならないと作業に手をつけないタイプなら、どこかに行く時、何かを完成させる時、あなたが見積もる所要時間の倍の時間を確保しましょう。もしある仕事に10時間かかると思ったら、20時間確保しておきます。もし、町の端から端まで車で移動するのに15分以上かかるわけがないと思ったら、最低30分確保してください。時計の針をわざと早めに設定している人や、寝室には目ざまし時計を二つセットして、少しずつ時間をずらせてアラームをセットしている人もいます。あえて本来の時間ではなく、ゆとりを持って設定するのです。

　問題を早めに回避しておくという方法の中には、他の方法より優れたものもあります。もし、請求書処理の時間が月一回だけなのなら、まだ支払期限が迫っていない請求書も含めて、その時に一気にやり終えてしまいましょう。支払いが遅くなって遅延金を払うより、早く支払いを済ませておく方がよっぽどマシです。ある大学生は、いつもペンをなくすので、20本入りのお徳用パックを買って、寮の部屋のあちこちにペンを置いておくようにしました。部屋の中は一見散らかって見えるかもしれませんが、少なくとも、いつでもそばにペンはあります。

行動の決定的瞬間に実行する習慣について、以下の質問に照らし合わせて、その習慣を継続的に行うことでどれだけ多くの利益が得られるかを検討してみましょう。

1. その習慣は簡単に行えますか？　その習慣は簡単な2〜3のステップで構成されていますか？
2. その習慣はあなたの強みを生かせていますか？（創造性、記憶力、完璧を目指すこと、やり抜く力など）
3. ただ何か習慣を身につけたいというだけでなく、それが確実に習慣となる根拠や手段がありますか？（あなたがその習慣を続けていることをチェックしてくれる人の存在など）

パート2の後半では、計画的でバランスのとれた生活を送るための習慣や戦略を身につける方法について、さらに考察します。まず、衝動的な行動を制御する方法から検討していきましょう。

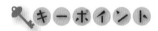キーポイント

- 記憶、時間管理、計画性、優先順位を決めることなど、あなたが持つ実行機能の問題を自己点検する。
- 計画的な行動を阻んでいる決定的瞬間はいつか？
- 物事を記憶することや計画的に管理することを"第二の脳"に委ねられるか？
- あなたの代わりとなってくれるしくみを構築して、それを毎日使う。

第6章 「Just Do It」はやめよう。まず考えてみる

第6章 「Just Do It」はやめよう。まず考えてみる

　ウーゴは、地下鉄のドアが早く開かないかと落ちつかない気持ちで駅のプラットフォームに立っています。ドアとプラットフォームの間の距離が十分であると確認した瞬間に彼は飛び上がり、タイル張りの壁を全速力で駆け上がってバク転で着地、車両が動き出す直前にドアに背中から滑り込むのでした。

　20代前半で、背が高く、細身のウーゴは、二階建ての実家の屋根から飛び降りること、ハーフパイプでBMX自転車を乗り回すこと、通りすがりの車のバンパーにスケートボードをつなげてサーフィンすることが大好きでした。ウーゴは、アドレナリン全開の過激なことにばかりハマってしまいます。傷跡だらけの体と病院の請求書がそれを証明しています。ウーゴは、ある工場で機械操作スタッフとして働き始めましたが、彼の母親は、彼が安全規則を無視しないだろうか、大きなトラブルを引き起こさないだろうかと、いつも心配していました。

　ADHDを持つ多くの人に見られるように、ウーゴには衝動性があります。彼に何かが起こると同時に、その結末を考えることなくすぐ反応します。衝動性は、ADHDを代表する特徴の一つであり、それは与えられた才能のように現れることもあれば、不幸の元凶として現れることもあります。衝動性を持つ人と一緒にいると、周りの多くの人は楽しく感じます。ウーゴと一緒に地下鉄に乗ったら、普段では考えられないくらいおもしろい体験になることは間違いありません。また衝動性を持つ人は物事をどんどん前に進めていく傾向があるので、時として目覚ましい成果を上げるケースもあります。

145

作家であり、コメディアンでもあるゾエ・ケスラー（実名を記載するのは彼女の意向です）は、自らのADHDを公表していますが、ウーゴとはまったく違う形で衝動性を示します。彼女に起こる"事故"は口の災いです。過去数十年にわたり、彼女がうっかり口にした言葉や、間が悪いジョークのために多くの友人が傷つき、彼女は謝っても謝りつくせない気持ちです。
　衝動性が原因で、アルコール依存の一歩手前の状態に陥ったことも何度もあります。彼女は自宅にある酒を管理できる自信がありません。「見つけたら、飲み干してしまうから」
　ローラーコースターのような感情の起伏の中で、彼女は暮らしていました。思春期に入る前から、彼女の母親は彼女の感情の起伏の大きさに手を焼いていました。未成年の頃は、まるで地獄のようでした。「ほんの些細なことで突然泣き出すようなタイプだったの」と彼女は言います。すぐにイライラして、突然怒りだします。車を運転している時に、隣の車の運転手がふざけたり、からかってくると許せなくなります。「そんな時は意識的に、他人を愛するよう自分自身に言い聞かせなければならないの」
　けれども、彼女がADHDの診断を受けて治療を開始してから6年が経過した今、衝動的に口走ってしまう特徴を制御することに、彼女は自信を持っています。「衝動的にうっかり口をすべらすことは今やだいたい95％はコントロールされている。最高よ」と彼女は言います。

　衝動性をはじめとするFAST MINDSの特徴は、思考や行動を司る脳の生物学的な違いによって引き起こされているものです。脳は本来、人がそうありたいと願う生活を送れるように機能します。判断や行動に衝動性があると、ある作業を継続的に行うことは非常に困難となります。例えば、今までに紹介した多くの有益な習慣を身につけるために努力することなどがとても難しくなります。
　ADHDの特徴の中で、衝動性は危険な結果を生む可能性がもっとも高いと言えます。考えてから行動するという能力が欠如すると、例えば、ジ

ャンクフードを食べ過ぎる、無謀な運転をする、違法薬物を試す、危険な性行動に走る、突然仕事を辞める、致死的な自動車事故を起こすなど、深刻に健康を害する習慣を促すことになります。

ウーゴやゾエは、屋根から飛び降りる前や、遠慮のない言葉を口に出す前に、実行するとその結果がどうなるか、十分に考えることができません。彼らには"一時停止ボタン"がないのです。考えを実際に行動に移すまでの間に、心の中で一瞬たりとも考える時間がないのです。ウーゴやゾエほど過度ではないとしても、FAST MINDSを持つ人の多くは、行動に移す前にまず"結果を考える"というステップを飛ばしてしまいがちです。そのことによって、自分自身だけでなく、周囲の人々も傷つけてしまいます。この章では、衝動性をコントロールして、意識的に思慮深い行動に転換する方法について考察します。

FAST MINDSはなぜ衝動的になりがちなのか

　無意識なことと意図的なことの区別は重要です。衝動性を阻止するためには、どちらも必要です。気を取られる対象を無視する能力や集中する能力など、衝動性を抑える無意識の能力が、私たちには備わっています。しかし一部の人では、人が本来持つこれらの能力が低下しているのです。この生まれつきの差を意志の力で補うことは可能であるものの、意志と衝動性のギャップが大きいほど、それは困難になります。従って、自らの力で衝動性を抑えることに苦労している人が、自らの力でそれを乗り越えていくことは、現実的にとても難しいのです。

　例えば、上司に怒りのメールを送りつける衝動が湧いてきても、多くの人は、その結果を想像することによって、行動に出るのを抑えることができます。しかし、生まれつき衝動性を持つ人は、その衝動と、それを抑える前頭前皮質の能力のギャップが大きいので、それを意識的に乗り越えるためには大変な努力が必要となるのです。「もっと努力する」、「次に同じ行動をくり返しそうになったら、まず冷静に我に帰ろう」というようなこ

とを教えても、うまくいくことはまずありません。なぜなら、衝動性はほとんど無意識のレベルで生じるものだからです。

　ADHDの治療薬は、衝動性をある程度改善することができ、実際に行動に移す前にまず一呼吸おいて考えるということがしやすくなります。しかし、薬の治療を受けていても、本来彼らが望んでいる行動から外れてしまうケースはあります。いつまでも寝ずにテレビを見る、仕事を片付けずに廊下でおしゃべりする、保留にしておくべきメールを"送信"または"全員に返信"してしまう、などです。正しい選択と間違った選択の両方が見えているのに、いつも衝動的に間違った選択を選んでしまう、と表現する人もいます。

　衝動的な行動がどのように現れるかは、脳内に存在するいくつかの違いによります。私たちの脳には"精神的なブレーキ"が備わっています。この精神的なブレーキは研究者が"応答阻害"と呼ぶ機能です。応答阻害とは、衝動的な行動を抑え、数ある選択肢の中から意識的に反応を選択する能力です。この能力は成長するにつれて徐々に発達していきます。衝動的な行動には、以下に示す脳内領域が関与しています[1]。

前頭前皮質：行動とその結果を監視する役割を持つと考えられている。
大脳基底核：身体の動きに関与する。神経伝達物質が結合するトランスポーターが豊富な領域。
視床下部：あるできごとへの反応の仕方に複数の選択肢がある場合、早まった反応にはストップをかけて、より良い判断を下すことを可能とする。

　注意散漫になっている時や、ストレスが存在する状況では、前頭前皮質の機能が低下しますが、感情的になると、意思決定や行動を抑制する能力が低下します[2]。最近では、感情と行動制御の関連性に関する神経生物学分野での研究が増えてきているので、近いうちに、このしくみに対する理解がより一層深まることを期待しています。

第6章 「Just Do It」はやめよう。まず考えてみる

☑ 自分自身を知る ・・・・・・・・・・・・・・・・・・・・・・・・・・・

以下に示す衝動的な行動を経験したことはありますか？ それはあなたにとってどれくらい大きな問題でしたか？ 5を最悪として、1から5の段階で表してみてください。

- ☐ 衝動的に意思決定する。
- ☐ 考えることなく発言し、会話をさえぎることが多い。
- ☐ 衝動的に買い物をする。
- ☐ 食べ物、違法薬物、アルコールなどを際限なく摂取する。
- ☐ 感情的な反応を制御することが難しい。
- ☐ 電話やメール、文章、写真を衝動的に送信する。
- ☐ 無謀な運転をすることがある。例えば、急に横から割り込む、隣の車の運転者に罵声を浴びせかける、頻繁に車線変更をする、高速道路から突然降りるなど。

・・・

次に、普段から身近な人に同じ質問に答えてもらって、彼らの指摘の中にあなたが気づいていなかったことがあるか、確認しましょう。あなたはその指摘が正しいと思うでしょうか？

事前に考える（文章、Eメール、ブログなど）

衝動性は、人とのコミュニケーションの中でとりわけ大きな苦痛となります。必要以上にしゃべる、考えずに言葉を発する、出過ぎたことを言うといったことは、FAST MINDSを持つ人によく見られるパターンです。これを"フィルターがない状態"と表現する人もいます。ある人は言います。「会議ではとにかく聞くだけ、何も言うなと常に自分自身に言い聞かせています。それでも一ヵ月に1回くらい事故が起きる。人に自分の意見を述べる時、どのように表現すればよいかと気を配ることなく言葉を発してしまうのです。人をけなすような表現、例えば、同僚に対して、君の考

えは絶対にうまくいくはずがないと発言したり、ある人にむかついた時、その人の友だちに、彼らが友人関係であることを思い出すことなく、その人の悪口を言ってしまったり……もう謝るばかりの毎日です」

衝動的な発言は、人に対面していなくても起こります。電子媒体を通じたコミュニケーションは、文書や口頭で衝動的にしゃべるよりも簡単ですが、より危険です。上司や同僚に対して、怒りに満ちた配慮のないEメールを送ったら職場で大問題になります。家庭の破局につながることもあります。留守番電話でも問題を起こす可能性があります。セクスティング、すなわち性的・挑発的な映像を携帯電話で他人に送る行為は、人間関係、その人の評判、また政治生命をも破綻させてしまいます。

感情のコントロール

第1章で紹介した通り、*American Journal of Psychiatry*誌に掲載された、サーマン博士らによる研究では、ADHDを持つ小児および成人の半数以上で、感情をコントロールする能力が低下していることが確認されました[3]。この研究の対象となった人々は、怒りやすく、すぐにイライラして興奮しました。感情をうまくコントロールできないという特徴は、家族内で受け継がれる可能性があります。怒りやすく短気な人に、同じような特徴を持つ兄弟がいることは少なくありません。怒り、フラストレーション、落胆といった感情は人を不安定にし、少しの衝動性によっても、後でとても後悔するような発言をしてしまうこともあります。後に紹介する薬物療法や、その他の方法を使うと、ある種の衝動性による感情の噴出を抑制できる可能性があります。

第6章 「Just Do It」はやめよう。まず考えてみる

 操縦の難しさ──"複数の作業"の間を行き来する

　衝動性は、作業に集中できないという形で現れることがあり、その場合、行動はバラバラになります。ある行動に出る前に一呼吸置くことの重要性については、既に述べました。道の分岐点に差しかかった時に運転手がブレーキを踏むような感じです。この例を当てはめると、FAST MINDSを持つ人の車は、ステアリングが少し甘くなっている状態と言えるでしょう。頭に浮かぶ考え、横を歩いている人、未払いの請求書など、些細なことがシグナルとなって、今行っていることから突然、新しい考えや行動に移ってしまう人がいます。FAST MINDSを持つ人が日々の生活を問題なくこなしていくためには、定期的に立ち止まって注意深く運転することが必要です。

　FAST MINDSを持つ人の日々の暮らしがどのようであるかを話し合う時によく耳にするのは、ある作業をしている最中に、何か気になる別のことが現れると、本来の作業に集中しようとする心に葛藤が生じるということです。冷蔵庫に牛乳を置きに行く途中で、食器棚に収納すべき何かを見つけてそちらの行動をする。と、その矢先に、携帯電話が目にとまり、電話しようと思っていた案件を思い出す。このような一連のできごとの中で、一番最初の牛乳を冷蔵庫にしまうという作業を覚えておいて、それを達成するためにはとても大きな努力が必要なのです。

　同じようなパターンは、衝動性を持つ人の机の上にも見受けられます。コンピューターのブラウザがいくつも立ち上がっていて、途中まで書いたEメールもそのまま開いていて、他のいろんな作業も放置されたままになっています。衝動的に次々と新しい行動に手をつけてしまうため、彼らのワークフローはバラバラです。「ファイルをダウンロードする時に、それが完了するまで待っている時間が最悪だ」と、あるビデオプロデューサーは私たちに話してくれました。「待っている間に他の画面を立ち上げてしまい、そのうち自分が何をダウンロードしていたのかさえも思い出せなく

なる。それも1時間かそれ以上、いつまでたってもまったく思い出せない場合もある」

　衝動的に選択する、簡単に"横道にそれてしまう"といったパターンは、現実の路上でも起こることがあります。渋滞の中に突っ込んで行ったり、分岐点の間際で進路を決めるといった行動が度重なると、交通事故を招き、自動車の保険料を上げてしまうことになります。

不健康な習慣

　迫りくる衝動を抑えることは、自分の健康を守るためにも重要です。もっと食べたい、遅くまで起きていたい、運動は避けたい、もっとお酒を飲みたいというような衝動です。衝動性と他の精神疾患が重なると、最悪の結果をもたらす場合があります。第2章で紹介したように、FAST MINDSとADHDに関するテーマの中で常に話題に上ることの中に、気分障害、不安障害、薬物使用など、他の精神疾患の存在があります。

　ADHDと摂食障害の関係性については、サーマン博士の研究を紹介しました。ADHDを持つ女性で神経性過食症のリスクが高いという知見は、FAST MINDSが他の深刻な病気に影響を及ぼすことを示す一例です。ADHDを持つ小児に関する2009年の報告書によると、この傾向は青年期でも見られ、過食症は十代の少女で比較的高率に報告されています。また過食症は、幼少期から衝動性が見られる場合に高率で発現する傾向も報告されています[4]。他の研究でも、衝動性が摂食障害の重篤度に影響することが指摘されています[5]。

　ゾエの例が示すように、衝動的で目新しいものを求める行動は、依存症の危険因子になる可能性もあります。ADHDと薬物依存、および幼少期の衝動性と青年期・成人期における薬物依存の間には、それぞれ強い関連性が示されています。実行機能に問題があるADHDの小児を対象とした研究では、ドパミン受容体上のある特定の遺伝子に変異がある場合、アルコール依存になりやすいとの報告があります[6]。さらに、薬物乱用からの

回復期では高率に衝動性が見られます。

　すなわち、衝動性は人を2回攻撃するわけです。1回目は、その人が依存性の高い薬物に最初に関与した時、そして2回目は、その薬物が彼らの行動を司る能力を障害する時です。生まれつき衝動性の特徴を持つ人に、薬物やアルコールが加わると、火に油を注ぐような状態になるのです。

　一般に、衝動性に他の精神疾患が重なると、健康状態はさらに悪化します。なぜなら、不安、薬物乱用、過食、その他の衝動的な切迫感に立ち向かうには、非常に多くの努力とエネルギーが必要となるからです。これらの精神疾患の多くには、適切な治療法が存在しますが、第11章でも取り上げるように、まず、自分の衝動性のパターンが、特別な対応を必要とする要因を含んでいるかどうか理解することが重要です。

☑ 影響を知る

周りの人はあなたのことをどう言っていますか？

- ☐ 周りの人は、あなたの衝動性についてどのように思っていますか？
- ☐ 周りの人は、あなたが考えることなく衝動的に行動すると思っていますか？
- ☐ 周りの人は、あなたの行動は予測不可能で、あなたに頼ると問題が生じると思っていますか？
- ☐ 周りの人は、あなたの問題は衝動的な意思決定が原因だと思っていますか？
- ☐ 周りの人は、あなたの言葉が衝動的で、会話を遮ると思っていますか？
- ☐ 衝動性が、あなたに身体的、性的、経済的なリスクをもたらしていますか？

ウーゴ：さまざまな衝動的行動

　ウーゴの衝動性の多くは無意識のものですが、彼は日々の生活の中で、自分が短絡的な考えに従い、目新しさを追求することを許しています。彼は何事にもすぐに飽きてしまいます。人との関係でも、例えば、急にガールフレンドを遠ざけてしまったりします。性的な衝動によって、過去2回、2人の別の女性を計画外で妊娠させてしまいました。彼の買い物も衝動的です。お金がないのに買ってしまうのです。衝動的にメールを人に送ったり、携帯電話で撮った写真を衝動的にインターネット上に掲載してしまい、後で後悔することもしばしばです。

　ウーゴは、過去に車の運転中、衝動的にスピードを上げ、車線を変更して、何度か事故を起こし、そのことが原因で自動車の保険料率は上がってしまいました。彼は、運転中にヒップホップの音楽を聞きながら右足をタップする癖があります。彼の友人の証言によると、車のスピードはビートと共に変化するというのです。そのようなことを経験すると同乗者は不安になりますから、誰も彼の車に乗せてもらおうとは思わなくなるでしょう。

　ウーゴは際限なく飲酒し、お酒が入ると、ない金で友人に何かを買ってあげたくなります。学校の宿題は、いつも前日の夜になるまで手をつけません。友人から「近くのパブに行かないか」と電話がかかってくると、いつも「もちろん」と答えてしまいます。そして結局、宿題には一切手をつけられません。また、飲酒すると彼はさらに衝動的になります。ある夜、友人の家で、窓から地上のプールをめがけて2回もダイブしました。暗闇の中で窓の境目が見えにくく見過ごしてしまったのです。また別の夜、酔っ払った彼は、見知らぬ者から車に乗らないかと声をかけられ、それに応じてしまい、襲われて大けがをしました。

第6章 「Just Do It」はやめよう。まず考えてみる

もしあなたの大切な人がFAST MINDSを持っていたら

　あなたにできる一番大切なことは、衝動性で人を判断しないことです。彼らは意図的にそうしているわけではありません。彼らの体が、別の行動をとることを極端に難しくしているのです。従って、"行動する前に考える"よう、その人を説得しようとしても無駄です。彼らにそれができるのなら、とっくにそうしているはずです。代わりに、彼らが自分の癖に気づけるよう支援しましょう。例えば「上司に叱られた後は、必ず散財していると気づいてる？」といった言葉を投げかけることができます。

　この章で紹介するエクササイズを試してみましょう。決定的瞬間で複数の選択肢に直面した時、衝動に従うのではなく、その人自身がよく考えて選択できるように、あなたにはそのサポートをしていただきたいのです。衝動的な行動はしばしば短絡的で、目新しさを追求し、感情的です。あなたがサポートの手を差し伸べることによって、彼らが問題の全体像を思い出し、感情を和らげることができれば、あなたは彼らにとってなくてはならない存在になるでしょう。

　あなたの大切な人にとって、衝動性が本当に深刻な問題かどうかを見極めるため、あなた自身に以下の質問を問いかけてみましょう。
- あなたはよく「彼は何を考えていたのだろう？」と思いますか？
- 彼らはあなたとの会話をよく遮断しますか？
- 彼らの衝動的な判断によって、彼自身、もしくはあなたが、身体的、経済的、性的なリスクを負っていますか？
- 彼らの感情的な反応は激しく、予測不可能ですか？
- 彼らは自分の行動によく後悔していますか？

あなたにできること

　この本で紹介するさまざまな方法は、相互に関連する中で築き上げられていくものです。従って、あなたがこの章で衝動性の対処法を学ぶ時にも、自分自身を知ることや自分の優先的課題を思い出すことが重要だということを心に留め、第4章で学んだ"前頭葉チェックリスト"を利用することによって、より良い精神状態を保ち、衝動的な行動を制御しやすくなります。

　考えが次々と頭の中に浮かぶ"ポップコーン現象"が起こったら、思いついた考えをすぐに書き留めると、それらの考えにいちいち衝動的な反応を示すことがなくなる一方、それらの考えを後で確実に計画の中に組み込んでいくことができます。例えば、今すぐ行動する必要がない"ジュディーに電話する"という作業のために忙しい最中の30分を費やすかわりに、リストの一部に加えられるわけです。

　衝動性の問題が生じる状況をコントロールする方法が、他にもあるでしょうか？　これから先のある一日を思い浮かべて、映画のように各シーンに分けて考えてみると、衝動性によってどんな問題が生じる可能性があるか、その状況をある程度予測できるようになります。重要な局面、例えば、初めて顔を合わせる人とのディスカッション、要求の多い上司とのEメールのやりとり、重要な顧客とのミーティングなど、結果によっては多くを失うことになるシーンを想像してみましょう。これらのシーンでは、あなたが衝動性をうまくかわせるように、さらに綿密に計画を立てておくことが重要です。その一つの方法として、脳の"一時停止ボタン"を押すことをお勧めします。重要な局面をあらかじめ想定しておくと、実際に衝動性が現れた時点ですぐ、心の中で「その考えは一時停止して、後でもう一度、実際に行動に移すか考えよう」と心の中でつぶやくことができるようになります。

　薬の治療を始めると、多くの場合、行動の前に一呼吸置くことが格段に

しやすくなります。最近得られた研究結果によると、自己コントロール能力は、注意深さと、その他の精神的な気づき、あるいはマインドボディーワークによって育むことができます。これについては第11章で詳しく述べます。屋根の上からダイブするなどの衝動性を引き起こす過剰なエネルギーを燃焼させるには運動も有効です。加えて、運動をしている間は、何かについて判断したり、その日をどのように過ごすかを考えるタイミングとして、とても適しているのです。

　前章では、新しい習慣を身につけることで計画的な生活に導く道を選択できる"決定的瞬間"について紹介しました。衝動性は主に以下の3種類が考えられます。

　感情的な意思決定：気持ちの激しさが、判断をゆがめてしまいます。
　短絡的な考え：安易な判断が、計画性のない暮らしをもたらします。
　目新しさの追求：目新しく面白そうな事柄を追求すると、一時的な快感が得られる場合もありますが、人間関係や自分のキャリアを台無しにしてしまうこともあります。

　これら三つの暴れ馬に判断を委ねてしまうと、感情的で、継続不能で、危険な結末に導かれてしまいます。

　これら三つすべてに有効なことは、計画することです。とても批判的な同僚の前でプレゼンテーションをしなければならない時は、その同僚がどう批評する可能性があるか、あらかじめ頭の中で想定し、心配事をある程度事前に解決しておくという準備ができるかもしれません。念入りな準備によって起こりうる問題を予測し、その問題からあらかじめ脱出しておくことは、感情を鎮める手段としてとても有効です。前もって立てた計画によって短絡的な考えを克服できるようになり、一時の誘惑に身を任せることなく、より大きな真の目標に向かって着実に歩みを進めることができるようになります。

考え事日記

　考え事日記を使うと、あなたが横道を選びかねない決定的瞬間のタイプを認識できるようになります。考え事日記については、第3章で紹介しました。未記入の記録用紙は付録Bにもありますので適宜使用してください。ここでは、考え事日記に、衝動性に関する項目を少し追加します。まず最初に、あなたがとても苦労している状況を思い浮かべながら、衝動性の三つのカテゴリーについて順に見ていきましょう。

　感情的な意思決定：もし激しい感情を抱いていなかったら、あなたは違った判断を下すでしょうか？
　短絡的な考え：もっとも早く、もっとも簡単で、もっとも反射的に思い浮かんだ選択肢は、十分に考えた上での選択肢ではないわけですから、あなた自身にこう尋ねてみましょう。もしあなたが心の"早送りボタン"を押して、その結末を見ることができるとしたら、それは良い選択肢と言えるでしょうか？
　目新しさの追求：あなたは何か目新しい面白そうなことを追求していますか？　一時停止して、あなたにとって本当に大切なことを思い出してみてください。あなたの役割や責任をすべて顧みたとき、あなたは違った判断を下しますか？

　第1章であなた自身が特定した優先的課題にくり返し立ち戻ることがもっとも重要です。そして、その中で、衝動性が問題となっているものを一つ選びましょう。あるいは最近のできごとの中から、あなたがとても後悔した行動について考えてみましょう。その時の状況を、簡単にまとめてみてください。

_____

_____

_____

_____

_____

　次に、あなたがその行動をとった時に抱いた感情を思い出してください。仕返しをしようと思いましたか？　その新製品を絶対に手に入れたいと思いましたか？　ひどい上司だと思いましたか？　あなたの感情を爆発させる引き金があったら、それを書き出してみましょう。

引き金となったこと

_____

_____

　あなたの感情を分類し、それがどれくらい激しいものだったのかを分析してみましょう。あなたの怒りは1〜10の尺度では、11くらいのものでしたか？　あなたが他人にどのように見られているか、不安を感じていましたか？　上司が同僚を褒めている場面を見ただけなのに、そのことであなたは急に取り残されて認められていないという感情を抱いたのですか？

感情の強さ（1-10）： _____

　感情的な意思決定、短絡的な考え、目新しさの追求の三種の衝動性のタイプのうち、あなたが意思決定する際に影響しているのはどれか、考えてみてください。

第3章では、考え違いということについて紹介しました。ここでは、考え違いのタイプをさらに追加していきたいと思います。考え違いは、衝動的な考えやコミュニケーションによって起こる場合が多いのです。(すべてではありませんが) ほとんどのネガティブな考えは、考え違いのどれかに該当します。例えば、あなたの上司が確かにひどい人で、あなたが激しく反応して当然というケースを考えてみましょう。"考え違い"は、あなたの上司が意地悪であると、その証拠に照らすことなく思い込んでしまっている状態です。ここでいくつかの典型的な考え違いの例を紹介しましょう。

　オール・オア・ナッシングの考え方：物事を、完璧に、ただちにやり遂げられなければ、完全な敗者だと思い込む。

　過剰一般化：ある一つのネガティブなできごとが、普遍のものだと思い込む。上司からたった一度叱責を受けただけで、その上司に嫌われていると推測する。

　前向きな考えを否定する：賞賛の言葉はその言葉通りに素直に受け止めることがないのに、些細な批判は細かいことであってもいつまでも悩む。

　結論を急ぐ、心を読む：上司が褒めたのが同僚で、あなたではなかったということで、上司があなたのことを嫌っていると思う。

　拡大または縮小：ちょっとしたミスでも、その問題の重大性を誇張する。逆に、あなたの強みは過小評価する。

　些細なことを大惨事のように感じる：軽い失敗から最悪の事態を想起する。例えば、職場で小さなミスを起こすたびに解雇されると思う。

　感情による理由づけ：ネガティブな感情を抱くのは、現実を反映しているからだと想定する。自分自身のことを嫌になると、他の人も皆あなたのことを嫌っていると思う。

　個人化：ネガティブなできごとが起こると、それは個人の失敗だと考える。会社の事業規模縮小は、経済情勢の悪化や事業計画の策定ミ

第6章 「Just Do It」はやめよう。まず考えてみる

スの結果ではなく、あなたのせいだと思ってしまう。

　以上の"考え違い"のうち、状況を鎮めるのではなくさらに悪化させたのはどれか、記入しましょう。

_____

_____

_____

_____

　次に、あなたがこの考え事日記に記した事柄のうち、次に同じ状況に遭遇した場合のあなたの反応、すなわち"より合理的で、感情的にならない対処法"を、心に留めておけるように書いておきましょう。

_____

_____

_____

_____

　上司に対する反応でもっとも合理的な方法は、すぐに怒りを行動で示すのではなく、行動に移すことをまずは24時間延期することでしょう。衝動性の問題は、洋服や新しい電化製品を買うことに似ています。最新デザインの製品の購入は誕生日まで我慢しようと考えることもできますし、親やパートナーに誕生日プレゼントとして買ってもらうこともできます。100ドルを超える買い物は、最低一晩考えてからでないと購入しないというルールを自分に課すこともできます。ク

レジットカードは常に家に置いておき、一度の買い物で購入する物は一つだけにすることも、よりもっともな行動です。

　仕事上の重要人物をその場で怒らせてしまう前に、報酬、仕事の質、地位（その他、あなたにとって重要なものは何でも）が、今と同程度の仕事を他に探すことがどれだけ大変かを考えてみることも良い方法だと思います。あなたの現在のポジションの良い点と悪い点を具体的に書きだしてみましょう。そして、あなたの現在の仕事と同程度の満足感が得られる可能性のある他の選択肢も考えてみましょう。ここでは、あなたの創造性が大いに役に立つと思います。

考え事日記の例
#1：
・状況の説明
——路上で他の車を追いかけていって、大声で叫び、危うく事故になるところだった。
・内容：いつ、どこで、どのように起こったか？　何か引き金はあったか？
——その車が先に割り込んできて、私は急ブレーキをかけてとても怖い思いをした。
・その状況の時、あなたの考えや感情の強さ（1〜10）は？
——10
・どんな非合理的な力が働いていたか（感情的な意思決定、短絡的な考え、目新しさの追求）
——感情的で短絡的な意思決定。
・考え違いをしていたか？　その種類は？（オール・オア・ナッシング、些細なできごとを大惨事のように感じる、個人化など）
——個人化：彼は私を邪魔するため意図的に割り込んできた。
・その状況で取り得る、合理的な考えや反応を記述しましょう。それはあなたが取り組んでいる課題の一部ですか？

——人はしょっちゅう危険な車の運転をする。彼は不注意な運転手の一人だと考え、自分自身を落ちつかせるためにラジオのスイッチを入れ、他のことに頭を切り替えることができた。
・あなたの感情をある程度流してしまうことができましたか？ その状況をイメージして、当時あなたの非生産的な感情がどれくらい強かったか考えてみましょう。1〜10の尺度で評価してください。
——6

#2:
・状況の説明
——400ドルの洋服を、それだけの現金がないのに買ってしまった。
・内容：いつ、どこで、どのように起こったか？ 何か引き金はあったか？
——仕事で気が重かった日の帰宅途中、その店の横を通りかかり、誘惑に負けてしまった。
・その状況の時、あなたの考えや感情の強さ（1〜10)は？
——7
・どんな非合理的な力が働いていたか（感情的な意思決定、短絡的な考え、目新しさの追求）
——感情的、短絡的、目新しさの追求
・考え違いをしていたか？ その種類は？（オール・オア・ナッシング、些細なできごとを大惨事のように感じる、個人化など）
——感情的な理由づけ：自分はつまらない人間で、外見もみすぼらしいと思った。
・その状況で取り得る、合理的な考えや反応を記述しましょう。それはあなたが取り組んでいる課題の一部ですか？
——私はこのような反応をすることがとても多い。ほぼ一ヵ月周期、あるいは仕事で忙しかった日の後は、自分自身を情けなく思う傾向があるということに気づいていたら、そのお金を他のことに使ったり、

貯金するという選択肢を考えることができた。
・あなたの感情をある程度流してしまうことができましたか？ その状況をイメージして、当時あなたの非生産的な感情がどれくらい強かったか考えてみましょう。1〜10の尺度で評価してください。
——4

#3:
・状況の説明
——上司の依頼を無愛想に拒否して怒らせた。
・内容：いつ、どこで、どのように起こったか？ 何か引き金はあったか？
——忙しい仕事の最中に、上司は自らできることを私に頼んできた。
・その状況の時、あなたの考えや感情の強さ（1〜10)は？
——6
・どんな非合理的な力が働いていたか（感情的な意思決定、短絡的な考え、目新しさの追求）
——感情的、短絡的
・考え違いをしていたか？ その種類は？（オール・オア・ナッシング、些細なできごとを大惨事のように感じる、個人化など）
——拡大：それは本当に些細な依頼だったが、感情的になって大きな問題としてとらえてしまった。
・その状況で取り得る、合理的な考えや反応を記述しましょう。それはあなたが取り組んでいる課題の一部ですか？
——私は上司の目を見て話さないことが多い。まず一呼吸おいていたら、もっと穏やかに反応できていた。また、仕事がもっとも忙しい時にそのような依頼をされると私の生産性は極度に低下することを、上司に冷静に説明することができた。
・あなたの感情をある程度流してしまうことができましたか？ その状況をイメージして、当時あなたの非生産的な感情がどれくらい強か

ったか考えてみましょう。1～10の尺度で評価してください。
──3

ゾエ：一呼吸おくことを学ぶ

　ゾエ・ケスラーは、誰かに何かを頼まれた時、それにノーと言う練習が足りないと言います。最近、彼女は本を執筆するために、パートの仕事は休もうと計画をしていたのに、通常のシフトに加えて追加勤務まで引き受けてしまいました。「雇用主がどうしても全員勤務をお願いしたいと頼んできて、深く考えずにOKと返事してしまった。どうして私はそんな返事をしたのだろう!?　そのせいで執筆のための2週間の缶詰作業は実現しなかった。ノーと言うべきだったのに、考えただけで吐き気がする」と彼女は言います。

　彼女は感情的に理由づけをしたため、ノーと言わなかったのです。子どもの頃、「いつも感情を表に出す悪い子だと思われていた」と彼女は言います。「私の自尊心は打ちのめされ、52歳の今でも、私はいつも人を喜ばせようとして、いつも良い子で、まるで聖人のようにふるまってしまう」

　しかしゾエは、ADHDの診断を受けた6年前から、"短絡的"な衝動性が大きく改善しました。彼女の頭の中に、ある考えが浮かんだ瞬間と、それを実際に口走る間に、小さな一呼吸を挟む技術を身につけました。その一呼吸の間に、本当にその言葉を発することに価値があるかどうか、冷静に考えることができるようになったのです。

　彼女が発した衝動的な発言が、いつも意図したとおりの結果をもたらさないことは、随分前からわかっていました。
「私が何かをするたびに、私のことを見つめる冷たい眼差しをどこかから感じた。明らかに場がぎくしゃくするのがわかった」と彼女は言います。しかし、それが何によるものなのか、その状況で彼女はどうすればよかったのか、わかりませんでした。「私の反応はただ"なんてこと！　また場

の空気をめちゃくちゃにしちゃった"という感じ。そしてまた、自分自身を責めて悪循環に入っていくのよ。不安で神経質になって、自分自身を掘り下げすぎて、どんどんぬかるみにはまってしまう」

現在、ゾエは治療薬を服用していて、意識的に一呼吸置くことや、彼女が発する言葉の結末を事前に考えることが重要だとわかるようになりました。今では危機的な状況に陥るたびに、自分自身をコーチングしています。問題となり得る発言を抑えることができると、彼女は心の中で自分の背中をポンと叩いて、また次もきっと同じように対処できるはずと自分自身を励まします。「これは私にとっての練習。みんな知っていることだけど、本当に重要なこと。睡眠不足だとうまく行動できなくなる。良い食事、良い睡眠、良い心構え」

彼女は治療薬を服用し始めた当初、自分は道から外れてしまうのではないか、薬によって自分のユニークな創造力がなくなって、つまらない人間になってしまうのではないかと不安でした。しかしそのようなことは実際には起こりませんでした。「創造力は今でも湧き出てくる。今では、いろんな考えをキャッチして、そこからもっといいアイデアに発展させることができる。なぜなら、以前のように気持ちが混乱して、大事な考えを忘れてしまうことがないから。得たアイデアをもとにブログを書いたり、自分のコメディートークで使ったりできる。以前なら、ただ圧倒されっぱなしで、何一つ生かすことはできなかった」

これがまさに、ゾエが衝動性をコントロールする技術を学んだ中でもっとも素晴らしい部分です。彼女は今では、自分が持つ特徴の中のプラスの面を、最大限に活用できているのです。

「自分がユニークな存在でいることは、自らそれを選択しているからよ。反逆者のようでとても刺激的」と彼女は言います。

「私は風変りな人間でありたいの。そういう自分でいたい」

一時停止ボタンを活用する

　衝動的な成り行きに身を任せる前に、"一時停止ボタン"を有効に活用する方法はたくさんあります。何回も練習すると習慣になります。次の章で、新しいパターンを身につけていく方法をより詳しく紹介します。予測可能または回避可能な衝動性の決定的瞬間に悩んでいる場合は、以下に紹介する習慣を身につけて、心の一時停止ボタンを押せるようになり、より主体的に選択することができるか、考えてみてください。

●引き金を避ける。可能であれば、あなたと、あなたが悪循環に陥るものの間にバリアを作ってください。例えば、スナック菓子をすべてまとめてキッチンに置いておかないで、もっと手を出しにくいところ、例えば地下室に保管する、ジャンクフードは一度にまとめ買いしない、などの方法を試すことができます。常にインターネット環境に接続している無線LANは家では使わず、インターネットを見る時だけ有線ケーブルをつなぐ。そうすると接続までに時間がかかる。すると、夜遅くまでネットサーフィンすることが本当に必要かどうか、自問自答する時間が持てる。
●あなたの前頭前皮質がよく働くようになるまで、決断を延期する。
●叫ぶのではなく、何か笑える気晴らし術を持っておく。ある人は、おかしなゴム製のピエロの人形を車の中に置いておき、路上で他人の行動が気に障ってフラストレーションがたまってきたら、その人形を相手にわからないように振りかざします。そうするとほとんどの場合、その人を罵ることなく、最後には笑っていられるそうです。
●より前向きで、合理的な決断をする。そのためには…
・"考え事日記"を記入する。
・それを誰かに話す、または他人がどのように言うか想像してみる。

・選択肢を合理的に判断するために、各選択肢の長所・短所をリストにまとめてみる。
・視覚で考えるタイプならば、それぞれの選択肢を描いてみる。
・決断を下すためのゲームを作ってみる。継続してスコアをつけたり、友人と協力しながら考えたり、それをジョークにしてみる。
・もし状況が違ったら、異なる決断をするかどうか考えてみる。例えば、十分に休息がとれた時、気分が良い時、落ちついている時など。

衝動性の対処法

　ここでは、この本で紹介した方法を実際に取り入れた人が、どのように衝動性をコントロールできたか、その実例を示します。これらの例は、あなたの参考にもなると思います。私たちが目指していることは、あなたが具体的にどういった行動をすべきか指導することではなく、あなた自身が最適な方法を見つけ出せるように支援することです。そして、あなたがその方法を探し始めるスタート地点を示すことです。
　これらすべての方法に共通するのは、リードタイムを設定することです。すなわち、実行に移す前に、一度立ち止まって、次の場面を想像し、そこでの自分の振る舞いをまずはコントロールするのです。
　いつ衝動的な行動が起こり、何がその背景にあるのかに気づくことが重要です。それらは感情的な意思決定、短絡的な考え、目新しさの追求のうち、どれなのかを判断します。次に、衝動的になる場面での行動を、新しい、より建設的な習慣に置き換えていくことによって、従来のパターンを変えていきます。これは言うほど簡単なことではありません。特に最初のうちは苦労すると思いますが、それでいいのです。新しい習慣を身につけるため、十分な練習時間を確保しましょう。買い物が止まらなくなった時、いつもならもっとカードにチャージしてしまうところ、200ドルチャージした時点でストップできたら大きな進歩です。お祝いしましょう。自

第6章 「Just Do It」はやめよう。まず考えてみる

分自身に何かご褒美を、ただし"買う"こと以外で！

思慮深いコミュニケーション：もしコミュニケーションがあなたにとっての問題なら、自分が言葉を発する前に、どれくらい一時停止するかルールを設定すると良いでしょう。また、伝える内容をよく考える、例えば、誰かに電話する代わりに内容や表現を十分に考慮したメールを送る、電子文書やEメールの代わりに手書きのノートにするなどの方法があります。他の人の意見は、直接会った時の方が理解しやすいものです。慌ててEメールを送る代わりに、相手の座席まで出かけて行って、直接会って話すことを心がけましょう。

困難な決断：大きな決断をする時はまず、各選択肢についての長所・短所リストを友人や家族と一緒に考えるなど、ある方針を作っておくと良いかもしれません。そうすると、少なくとも、彼らとその問題について十分に話し合いを持つまでの間は、あなたが単独で決断することは避けることができます。

イライラをコントロールする：例えば、病院での待ち時間など、あなたがイライラしてしまう、フラストレーションがたまる状況をあらかじめ想定しましょう。あなた（またはあなたの子ども）の待ち時間を埋めるもの（音楽を入れたMP3プレーヤー、電子書籍、スマートフォンのゲーム、あなたが電話しなければならない要件のリストなど）を何か持参しましょう。

不健康な習慣：キャンディーを食べすぎることは当然不健康ですが、それ以上にもっと、本当に不健康な習慣があります。アルコールなどの依存症、摂食障害がある人は、それぞれに特別な治療プログラムがありますので、必ずそちらの治療を優先しましょう。

衝動的な買い物：一週間に必要な現金だけ手元に置くことで、対処できる人もいます。また、クレジットカードを自宅に置いておいたり、100ドルを超える買い物をする際には、その前に必ず24時間考えるといったルールを設定することもできます。あるいは、その代わりになること、例えば、買いたい物の写真を撮って、まず友人に相談してみたり、買う前に必

ず同じ商品をインターネットで検索するなど、衝動買いを抑える習慣を身につける方法はたくさんあります。「買わなくてもいいんじゃないの？」とアドバイスしてくれる友人も貴重な存在です。

ただし、中にはあなたが持っているお金以上に使い込むことを勧めてくるような人もいるので注意が必要です。そのような人は当然、相談すべき相手ではありません。また、買い物に気分や感情がどのように関係しているかも考えてみましょう。前章で紹介した考え事日記の例のように、問題の根底に、感情的な苦痛がどのように関与しているか認識することが重要です。

衝動的な決断を回避する

- 衝動性の決定的瞬間のうち、どれが起こりうると予測できるか？
- 目新しさの追求、感情的な意思決定、あるいは短絡的な考えが妨げとなっているか？
- どのような考え違いをしかねないか？
- どんな合理的な態度や反応をあらかじめ練習しておくか？
- 一時停止することや、良い選択肢を選ぶためには、どのような習慣を身につける必要があるか？

衝動性の決定的瞬間とその時に行う習慣

最近遭遇した衝動性の決定的瞬間をいくつかリストアップしてみましょう。

_____

_____

第6章 「Just Do It」はやめよう。まず考えてみる

　この章で学んだ習慣、あるいは、その他あなたが思いつく方法のうち、どれが、その決定的瞬間において最良の道を選択することに役立つでしょうか？

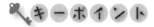

- 衝動性はFAST MINDSを持つ人によく見られる。
- 衝動性によって生じる可能性があるリスクを知る（人とのコミュニケーションの問題、浪費、アルコールの過剰摂取、薬物依存、過食、性行動、運転）。
- 感情がいかに衝動的な決断に影響するかを考える。
- 一時停止することや、より良い選択ができるようになる習慣を練習して身につける。Just do itではなくthink about it。よく考えよう。

part2　FAST MINDS操作マニュアル

第7章　あなたに最適な場所、最適な生き方を見つける

　ホリーが高校一年生の時、母親が学校に呼び出されました。「あなたのお嬢さんは大学進学には向いていません」と教務カウンセラーは言いました。「私たちは、あなたのお嬢さんが残りの課程を無事修了できるよう最善を尽くします。しかしお嬢さんの将来は、おそらくある程度限られたものになるでしょう」母親は、家に帰ってきてから、その日教務カウンセラーとどんな話をしたか、ホリーに話しました。その話を聞いたホリーは、自分は頭が悪いんだと胸の奥深くで思いました。彼女は結局、高校を問題なく修了して大学に入学しました。大学での彼女の成績はDからAプラスまでさまざまです。

　ホリーが心理学の修士課程をこなしていくことに苦労していたある日、カウンセラーが彼女にIQテストを受けたらどうかと勧めました。驚いたことに、彼女のIQスコアはとても高く、知能テストで上位2％の人だけが入会できる国際団体Mensaの入会資格を得たのです。「私は頭が悪いわけじゃないんだとわかった時、実はショックだったの」と彼女は言います。「私はいつも、自分は頭が悪いのだからと、常に口を閉ざして自分の殻に閉じこもっていたの。授業で質問することなど一度もなかった、質問したら私が頭が悪いということに皆が気づいてしまうと思ったから。今は？　毎日、質問攻めよ」

　ホリーは大学院の修士課程で、人がどのように学習するのかということについて研究することにしました。IQスコアを知って自信を得た彼女は、大学院で学んだ心理学の技術をまず自分自身に試してみました。自分はFAST MINDSを持っていると認識した上で、注意散漫にならないよう

第7章　あなたに最適な場所、最適な生き方を見つける

に、常に自分自身を忙しく保つよう心がけました。また、限られた時間の中でやるべきことをすべてこなすためには"しくみ"が必要でした。現在彼女は、ある企業の正社員として働きながら、大学の博士課程に所属し、そのかたわらでADHDを持つ人のコーチングもしています。「心が落ちつかない人に対してもっとも効果的な手段は、生活にしくみを組み込んで構造的にしていくこと。自分自身を短めの鎖でつなぐようなイメージね」と彼女は言います。「彼らがすべきことをそのまま伝えるのではなくて、彼らが十分に情報を得た状態で、彼らが自ら考えて決断する。周りの人はそれを支えるの」

彼女は、自分自身についてより深く理解することもとても大切であることを学び、彼女がカウンセリングしている人にもそのことを伝えました。「極端な楽観主義者になることじゃないの」いつものように淡々とした口調で、彼女はそう語ります。「自分の強みや弱みをありのまま認識して、自分にもっとも適した環境を選ぶことが大切。自分に逆らうのではなく、ありのままの自分を生かすこと」

FAST MINDSを持ちながら卓越した能力を発揮できている人たちは、自分にもっとも適した活躍の場所を探し出した人です。自分には能力があり、それを発揮できるということを認識し、自分がもっとも生かされる環境に身を置いているのです。そのような環境では、習慣を身につける練習も容易で、この本で紹介するさまざまな方法を続けていきやすくなります。快適に感じる環境では、自分自身の強みを生かし、自らの困難に向き合い、良い習慣を身につけて、作業に集中し、それに継続的に取り組むことが格段にしやすくなります。

身につきにくい習慣

自分の人生はうまくいかず、目標は達成されず、元旦に新たな目標を立てても、翌日には目標を立てたことすら忘れているといったエピソードを

part 2　FAST MINDS操作マニュアル

語ってくれる人を、私たちは何人も知っています。第1章で強調したように、FAST MINDSを持っていると、習慣を身につけて継続的に実践することは、たとえそれが彼らのためになるとわかっていても、とても困難になります。

　夕食後の皿洗いを例にとってみましょう。一部の人（主にADHDを持っていない人）には、夕食後すぐにお皿を洗う習慣が身についています。夕食後にお皿をそのまま放置すると、付着した食べ物が乾いて余計に洗いにくくなることを理解しているので、すぐに片付けてしまう方が良いと納得しています。彼らにとって、これは何も特別なことではありません。食後すぐにお皿を洗う他に選択肢があるとは感じていません。

　FAST MINDSを持つ人の中にも、この"他に選択肢はない"というアプローチにはすぐ適応できる人がいます。けれども多くの場合は、お皿を洗うタイミングであまりにも気になることがたくさんあり、その中でお皿を洗って片付けてしまうことから得られる報酬があまりにも少ないと感じるのです。「今、なぜお皿を洗う必要があるのか？」と彼らは自分自身に問いかけます。「シンクが一杯になるまで待って、一気に洗ってしまう方がより効率的」次に皿洗いについて考える時には、家中のお皿、カップ、フォークが汚れ、しかもそのすべてに食べ物がこびりついているため、それらすべてを綺麗に洗ってしまうには、さらに苦労することになります。これは、計画的に行動する自然な習慣を身につけていない人が、意図せず彼らの生活をより困難にしてしまう一例です。

　計画的に行動する習慣がないと、一つ一つの作業を済ませるためには、結果的に本来より多くの努力が必要となります。毎朝毎晩の歯磨きがしっかり習慣として身についていれば、その作業自体はそれほど大変なことではありません。自分はこれから歯を磨くぞ！と決意が必要なことでもないですし、精神的なエネルギーもほとんど必要としません。けれども、それが習慣になっていなければ、まずその作業を実行するということを覚えていること自体にたくさんのエネルギーが必要となります。この章では、より良い習慣を身につける時に重要となる原則について考えながら、習慣が

第7章　あなたに最適な場所、最適な生き方を見つける

より身につけやすくなる方法を考えてみたいと思います。

 継続する：習慣の重要性と正しい刺激

　車の運転を覚えることは、最初はとても難しいものです。ミラーをチェックすることや、アクセルやブレーキを踏む時はどれぐらいの圧力が適切かなど、体で覚えていかなければなりません。ウインカーはどちらの方向に動かすのか？　しかし運転に慣れてくると、それはもはや第二の天性のように自然とできるようになります。ウインカーを動かす時、「左に曲がる時は上に、右に曲がる時は下に」などと、いちいち考える必要はありません。事実、ウインカーがどのように機能するかを意識的に覚えることなどとても難しいことです。あなたはただそれを"知っている"だけです。

　若年期の運転が危険であることの理由の一つは、まだ運転が日常的な習慣というレベルにまで達していないからです。特にADHDを持つ若者には大きな危険が伴います。しかし、ADHDを持つ成人で交通事故のリスクが高い理由はそれだけにとどまらず、警戒心の維持が難しいことや、気が散ることとの関連性も明らかになってきています。サーマン博士は、2007年にマサチューセッツ総合病院とマサチューセッツ工科大学と協力してある研究を行いました。その研究では、ADHDを持つ若年者と持たない若年者に、それぞれ運転シミュレーターを操作してもらいました[1]。その結果、単調な運転が長引くと、ADHDを持つ若年者では衝突事故を起こしやすいということがわかりました。

　ADHDを持つ人が退屈な運転に示す反応は、路上であるかどうかに関わらず、退屈な状況を生産的に管理する方法と、非生産的に管理する方法の間には大きな違いがあることを示しています。研究結果によると、ADHDを持つ人は、オートマティック車よりマニュアル車の方がよく運転できました。この知見は、FAST MINDSを持つ人が興味のあることに没頭している時は並外れた大きな能力を発揮するという私たちの印象に合致するものでした。先の運転シミュレーターの実験では、ADHDを持つ

175

part 2　FAST MINDS操作マニュアル

　人は、スピードを出しすぎる、カーブを急に曲がる、前の車に異常に接近する、膝で運転する、しゃべりながら、メールしながら、食べながら運転するなど、安全でない運転をする傾向にありました。彼らが車を安全に運転するためには、それを可能とする何かに集中する必要がありますが、現実はその逆であることが多いのです。カーテレビ、DVDシステム、GPS、ブルートゥースなどは、彼らの注意を引く刺激物としては十分ですが、これらが存在することによって危険な状況に陥ることも少なくありません。

　定期的な習慣を身につけ、作業や取り組むべき課題をより刺激的で興味深いものにするよう工夫をすることは、運転だけでなく、人間関係の維持、知識の習得やキャリアの構築においても大切なことです。計画的に行動する習慣が身についていない人でも、自らの責任感を認識することができる環境の中では、やるべきことをきちんとこなせているということはよくあります。彼らは、何かを行う時にその根拠を深く認識できていれば、整った環境の中でルーティン作業をこなし、自分の責任を果たすことができるのです。

☑ 自分自身を知る ・・・・・・・・・・・・・・・・・・・・・・・・・・・・・・・・

- ☐ 自分が心に誓ったことや、計画的に行動する習慣を継続することが難しく感じますか？
- ☐ 他の人に自分の仕事を任せることは困難ですか？
- ☐ あなたの仕事には意味合いが欠けていると思いますか？
- ☐ 仕事に取り組むべき時に、何か楽しいことに時間を費やしてしまいますか？
- ☐ 既に身についている技術をより高め、極めていくことよりも、新しいアイデアやプロジェクト、新しい趣味に興味がわきますか？
- ☐ あなたは人からの支援を求めるより、"独力で"解決しようとする傾向がありますか？

・・・

第7章 あなたに最適な場所、最適な生き方を見つける

 報酬の設定と ADHD

　私たちの脳には報酬を認識する能力があり、報酬を得た事柄については一定期間心に留めておくことができます。ある目標に向かって作業をする時、報酬を得るタイミングが遠くなるほど、その目標に向かって集中することは困難になります。衝動性は、将来の大きな報酬より短期の報酬を欲する場合に生じます[3]。研究によると、ADHDを持つ成人は、ADHDを持たない人に比べて、随分先にある報酬のために努力することを困難に感じるということが示されています。この現象に対する神経生物学的な説明としては、第2章で紹介した大脳基底核が関与していると考えられます。大脳基底核は、作業に集中する回路を持つ主要部分で、習慣を身につける際に大きく関与します。ADHDの人の脳を画像診断技術で観察すると、経済的な報酬を得ることが困難な作業に従事している時に脳の活動レベルが低くなることから、短絡的に決断を下す傾向があるというFAST MINDSの特徴は、この大脳基底核の違いによって発現している可能性があると指摘されています[4]。

　大脳基底核の違いがその人自身に及ぼす影響は長期にわたる可能性があります。例えば、体に良い食べ物を選択するためには、その選択によって得られる長期的な報酬に納得する必要があります。しかし、長期的な報酬に向けて行動することが困難になると、自分が好む不健康な食べ物にすぐに手を出してしまいます。あるいは、今週末が締切りの宿題に今からこつこつ取り組むことなく、友だちと遊ぶことを選んでしまうことも、短期的な観点に基づいて行動する一例です。

　長期的な観点に基づく意思決定について検討した、ある有名な研究があります。子どもにマシュマロを与えて、それを今すぐ食べるという選択肢と、数分間我慢してマシュマロをもう一つもらうという選択肢を与えたところ、十数年後に彼らが成人に達した時、数分間我慢してマシュマロをもう一つもらうという選択をした群は、マシュマロをすぐ食べる選択をした

群と比較して、自らの目標を達成している人の割合が高いことがわかりました[5]。

　何か厄介な作業に従事しなければならない時、多くの人はその報酬を心に留めながら行動します。友だちが美味しい食事をごちそうしてくれた時に、自分がすすんでお皿を洗う理由は、その友だちに自らの好意をお返しし、また美味しい食事を作ってほしいと催促する気持ちの表れです。心穏やかに助け合う関係性を築くことも長期的な報酬です。疲れて帰宅した直後にパートナーや子どもがその日のできごとを話しかけてきた時に耳を傾ける努力をすることにも同様の報酬があります。成績は、ほとんどの学生にとって重要な動機づけになります。創造性のある教師と興味深い教材に恵まれると、知識を得るということが純粋な喜びとなり、大きな報酬になります。仕事では、明らかな報酬として昇給や昇進がありますが、同僚に自分の仕事ぶりが認められること、難しい状況を解決に導いた時の満足感、ある作業をうまくこなせた時など、日々の仕事の中で得られるこれらの小さな報酬は、おそらく金銭的な報酬よりも大きな意味を持っていることでしょう。

　これらのことはすべて、人が自らの最善を尽くし、前向きな行動をさらに促すための動機づけとして機能します。

　ある作業を行う時、そのことから得られる報酬がイメージできなければ、人はその作業に集中しづらくなります。1ヵ月後が締切りのレポートに今すぐとりかかる理由がどこにあるでしょうか？　学校で毎日勉強することの先にある将来の可能性が明確に描けなければ、どうしてコツコツ毎日勉強する必要があるでしょうか？　FAST MINDSを持っていると、報酬が得られる回数は少なくなってしまう傾向があります。ADHDを持つ学生が一生懸命勉強したにも拘わらず、試験で多くのケアレスミスをして満足な点数が得られなかったら、それは報酬ではなく、ネガティブな経験となってしまいます。

第7章 あなたに最適な場所、最適な生き方を見つける

ジョン：正しい習慣を見つける

ジョンは大学卒業後、グラフィックデザイナーとして働き始めましたが、すぐに苦労の日々が始まりました。「自分がやるべきことをまったくこなせなかった」と彼は言います。「仕事の環境は大学とはあまりにも違っていた。その会社では、すべて自分一人の作業で、会議もなく、他人と協力して取り組む場面もなかった。メールで指示された仕事を自分の作業ブースで完成させるだけだった」彼の生産性と達成感は次第に低下していきました。朝は遅刻しがちになり、頻繁に病欠し、そのような状況が続くと、途中で放置されたままの仕事の期限が気になって、不安はより大きくなっていきました。

彼の気持ちが沈んできていることに気づいたジョンのガールフレンドは、一体どうしたのかと尋ねました。彼女は、彼にどんな選択肢があるか一度考えてみたらどうかと提案しました。会社での態度を変える努力をすべきか、社内異動を申し出るべきか、それとも他社に転職すべきか？　数週間考えた末、彼は他の仕事を探す選択をしました。

幸運なことに、すぐに新しい仕事が見つかりました。新しい会社で働き始めてすぐ、彼は元気になりました。プロジェクトの内容は明確で期限もはっきりしている、チームワークも必要だし、同僚との交流があって、自分が一人ぼっちだと感じたことは一度もありませんでした。彼の仕事ぶりは評価され、特に彼の創造力はいつも賞賛の的でした。チームの中では、彼が得意とする作業には自ら志願し、逆に、彼が集中しにくい作業が課せられた時にはおとなしくその作業をこなすことに集中しました。彼は、大切な同僚をがっかりさせたくないので、遅刻したり、仕事から脱線してしまうことはできないと思いました。このような環境の中で、彼は本来の能力を発揮できたのです。「ここでは僕は欠かすことのできないメンバーなんだ。僕はいつも必要とされている」と彼は言います。「もちろん、苦手な仕事には今でも何時間もかけて取り組まなければならないけど、皆と一

緒に働くことが楽しいし、その労力が惜しいなんて全然思わないんだ」

　ジョンは現在、その会社の小さなグループの主任デザイナーです。前の会社では考えられなかったポジションです。"自分に合った"場所を見つけるということは、ただ単にジョンが持つ技術力に適した仕事を見つけることだけを意味するのではなく、彼が集中でき、広い意味で報酬を得ることができ、動機づけられる環境を見つけるということです。「本当の意味で成長するまで少し時間がかかったけれど、僕は今、自分の目標を明確に認識することの意味がわかっている」と彼は言います。「いい加減なことをしたり、仕事を途中で放り出すようなことは、もうない。なぜなら僕は自分自身に、そして、今一緒に仕事をしている仲間たちに大きな借りがあるから」

☑ **影響を知る** ・・・

- ☐ あなたは飽きっぽいと言われますか？（趣味、学校、仕事、人間関係など）
- ☐ あなたは日々の生活に一貫性がないと言われますか？（学校、習慣、日々の生活の中での活動）
- ☐ 時間が限られている時にも、チームの中で頼りたいのは自分自身だけですか？
- ☐ あなたが目新しいことに惹きつけられて、退屈なことは避ける傾向があることに、他人は気づいていますか？
- ☐ あなたと他者との関係性の中で、あなたの一貫性のなさや飽きっぽさが人にとってストレスになっていると感じていますか？

・・

 あなたに適したしくみを作る

　前章では、FAST MINDSに適応していく習慣について紹介しました。また、決定的瞬間を特定する重要性も指摘しました。決定的瞬間で起こる

衝動をコントロールして、より良い選択肢を選ぶことによって、より生産的な道を歩むことができるということを説明しました。この章では、決定的瞬間により良い行動を行うことは、適切な環境ではより簡単であるということを紹介します。適切な環境では、あなたは自分の強みを生かして課題に取り組むことができ、責任感を感じることができます。自分の生活環境の中に、計画的な行動を促し支援するさまざまな要素を組み込んでいくことを"しくみ"と呼ぶことにします。

　しくみを持つことは、ADHDの人に大きな違いをもたらします。けれども、あなた自身がそのしくみを作り出して維持していくことは難しいかもしれません。あなたが一人でしくみを作り出すよりも、他の人にもそのプロセスに参加してもらうことによってより強いしくみを作りあげる方が、より効果的です。兵役は、平均的な仕事より構造的です。しくみが組み込まれた環境を既になんらかの形で経験している人は、それを自分自身の生活にも当てはめていくことが得意です。FAST MINDSを持つ人の中には、隅々まで管理される環境にうまく適応することができない人がいます。彼らにとっては、ジョンのように、チームで働く環境が有効なしくみです。すなわち、各メンバーがチームに対する責任を負っているけれども、仕事の進め方は各自に任せられており、それぞれが得意な業務に集中して、不得意なことは人に任せるという働き方です。

　しくみにはさまざまな種類があります。どんな形であれ、もっとも効果的なしくみは、自然にあなたを動機づけ、あなたに責任感を持たせる一方、あなたが不得意とすることにはサポートを提供してくれます。サポートを得ることによって、あなたが進む道はより明確になり、さらには、その仕事が持つ意味を想起させ、あなたを鼓舞し、困難な状況に向き合うエネルギーを与えてくれます。あなたを成功に導いてくれるわけです。

　手始めに、今までの経験の中で、困難な状況の中であなたが何かを成しとげた時、何が有効に機能していたかを思い出してみましょう。例えば、高校を卒業した、人間関係を良好に維持できた、情熱を持ち続けた、仕事で成功したといった時です。それらのできごとは、あなたにとっておそら

part 2　FAST MINDS操作マニュアル

くとても重要なことだったのだと思います。なぜなら、それらのできごとには大切な意味があったからです。あなたが高校を無事卒業できたのは、お母さんを喜ばせたかったから。良好な人間関係を続けることができたのは、その人と一緒にいることが楽しくお互いにベストな状態で助け合える関係だったから。あなたの趣味に対する情熱が友だちに伝わって、そのことによってあなたはさらに動機づけられたから。些細なミスよりもあなたの能力を尊重してくれる職場の同僚を裏切りたくなかったから、あなたは困難な仕事を成し遂げることができたのです。

　また、しくみという考え方とは対極にあるように思えるかもしれませんが、時には、習慣にある程度の変化を持たせることが有効な場合もあります。同じ目標を目指すための行動であるならば、少し変化を与えた方が、より物事を継続しやすくなる場合があるのです。カレンダーや備忘録を使うといった単調なくり返し作業をよりおもしろくさせるため、数ヵ月ごとに新しい電化製品を購入するという、とてもお金がかかる方法でこれを実行した人もいました。もちろん、お金がかからない方法もあります。例えば、いつものプロジェクト会議に新しいメンバーに参加してもらうと、新しい発想を取り入れることができます。

　どんな形のしくみであれ、従来の非生産的で短絡的な道にそれることなく、良い習慣を身につける機会を与え、その継続を促すものが最良です。あなたに適したしくみとは、あなたの強みを生かすもので、あなたが困難に取り組むことを支援し、あなたが歩み続ける上での責任感を与えてくれるものであるということを覚えておいてください。時が経過する中で、しくみを構成する要素が変わっても、それがあなたを適切に支えてくれるものである限り大丈夫です。

もしあなたの大切な人がFAST MINDSを持っていたら

　あなたは、ADHDを持つ人が、自らの強みを生かすことができ、また、弱みを補ってくれるようなしくみを見つけ出す過程で、そのプ

第7章　あなたに最適な場所、最適な生き方を見つける

ロセスを支援してあげてください。
- 彼らは、作業が終わった時に得られる報酬を見失いがちですか？
- あなたは、彼らが計画的な行動をするための方法を得て、それを習慣にしようとする過程で、どこに問題が生じているか彼らが気づけるよう支援できますか？
- あなたは、彼らが過去に役立ったしくみを振り返り、それを今に応用しようとするプロセスを支援できますか？
- 彼らが新しい習慣を身につけようとしている時に、あなたや他の人にその進捗状況を確かめてほしいと思っていますか？
- あなたは、彼らの環境は最適に整っており、適切に支援できる人がいて、彼らが適切な仕事に就いていると思いますか？　もしそうでないなら、あなたは、彼らにとって適切な環境を作り出すサポートができますか？

あなたにできること

　この章の後半では、あなたの生活に役立つしくみを構築する際の方針について紹介します。ここに紹介する方法を、一度にすべてやってみることはお勧めしません。あくまでも、あなたが選択できる方法として道具箱に入っていると考えてください。重要な課題で、あなたがどうしてもそれを行う必要がある場合は、期限を設定することがおそらくもっとも良いアプローチでしょう。しかし、期限を設定することは、日々の作業の動機づけとしてはあまり機能しません。

　あなたの目標は、1分ごとの予定が組まれた軍隊のようなライフスタイルを生きることではありません。事実、しくみに組み込まれていない休憩時間を一日の中で何度かとる方が健康的であると、私たちは考えています。まず、しくみや生活パターンを構築するのに役立ちそうないくつかの習慣を選びましょう。例えば、同僚や家族と一緒に計画を立てる時間を確

保する、カレンダーを使う、財布と鍵を特定の場所に置く、パートナーの話を聞く時間をあらかじめ確保しておくことなどです。目的が何であれ、あなたが多くを得ることができる習慣を選んでください。また、目標を習慣に変える方法、さらには、その変化にあなたが責任感を持って取り組む方法についても説明します。これを実践すると、今年の決意が来年の失意になってしまうことはなくなるでしょう。

頻繁にご褒美を与えよう

　人は誰でも、よくできた仕事や、無事完成させた業務は評価されているという実感を得たいものです。FAST MINDSを持つ人の場合は、日々の小さな努力にもご褒美（報酬）を設定することがより効果的です。例えば、ゲームが大好きな人なら、毎晩1時間ゲームができる時間を報酬として設定することができます。ただしそれは、皿洗いを終えた後、家族の一日の話を聞いた後、やり終えるべきプロジェクトが大幅にはかどった後などです。なかなかはかどらない仕事に取り組んでいると、次第に退屈してくると思います。そのような時、それを無事にやり終えたらご褒美が待っていることを思い出してください。

　日々の報酬は高価なものである必要はなく、たとえ小さなことでもあなたを幸せにするものが最適です。例えば、あなたの好きな音楽を聞く、泡風呂に入る、犬と遊ぶ、などです。税務処理など、骨の折れる仕事の場合は、比較的大きな報酬を用意するか、その仕事は税理士に任せることを考えてみましょう。どのような時にどのような報酬を設定することが効果的か、一度ブレーンストーミングしてリストに書き出してみるといいかもしれません。そうすると、報酬を設定する時にはそのリストから選べばいいだけです。過去に設定した報酬に魅力がなくなったら、新しいものを追加しましょう。

　あなたにとって最適な報酬の例をいくつか挙げてみましょう。

_____

_____

_____

_____

_____

新しい習慣を身につける

　親が子どもに一日に２回、歯を磨くよう促す時、それは子どもに習慣を身につけることを教えていることになります。歯を磨くことが、その子どもの習慣になるまでの間、親が子どもの第二の脳として、また、責任感を持たせるシステムとして機能します。車の運転を学ぶ時は、インストラクターの指導や、衝突するかもしれないという恐怖心が同様に機能します。中には、習慣を身につけようとする時に第二の脳を必要としない人もいます。ある特定のことを毎日実行するよう、数日間、意識的に自分を律すると、やがて何らかの形で脳に焼き付いてしまうのです。このタイプの人は、例えば抗生物質を10日間きちんと忘れずに服用できる人であり、毎週の会議にリマインダーを設定する必要がない人です。ほとんどの場合、習慣を身につけるための最良の方法は、継続して練習することです。ここでは練習と同じような機能を果たす、第二の脳と責任感について説明しましょう。

　会議の計画をカレンダーに書き込むのも良い方法ですが、それよりもっと効果的な方法は、パソコンのカレンダーシステムや携帯できる電子媒体を使って、会議の10分前に点滅したりアラームが鳴るリマインダーを使うことでしょう。あるいは、同僚が会議に向かう途中であなたの席に立ち寄って声をかけてもらったり、会議に行く準備をするよう誰かに促してもらうなどの支援を得ることが、最良のリマイン

ダーとなる場合もあります。毎週リマインダーが点滅するうちに、その会議に遅れることなく参加することは、次第に習慣になります。車の運転をする時、車が進む方向にウインカーを上げ下げすることを意識的に考えなくても良いように、その会議に行くことにもはや努力は必要なくなります。あなたの頭の中で、月曜日の朝＝会議、と設定されるわけです。

　第5章で紹介した通り、第二の脳は、あなた以外の物か人で、あなたが毎日の作業、とりわけ、あなたにとってもっとも困難な作業を行う際に力になってくれる存在です。第二の脳は、いろんな場面で支援してくれます。あなたが困難な作業をこなす時、あるいは、あなたが新しい習慣を身につけようとしている時に、その進捗を確かめる役目も果たしてくれるのです。アラームのリマインダーをセットする、カレンダーにメモする、同僚とミーティングの時間を作るなどの方法で、これを実践してみてください。

　例えば、夕食後の30分間は、パートナーと一緒に食後の片付けをする時間として割り当てたとします。二人が好きな音楽を流して一緒にお皿を洗い、床のモップがけをして掃除機をかけます。その週にリストされている作業を、お互いの好みや得意なことに従って分担します。仕事上の会議の場合は、その会議が参加者全員にとって有意義なものになるよう、あらかじめ議題を設定し、参加者全員に発言の機会を与え、重要な課題の進捗状況を説明します。

　サーマン博士のCBT研究に参加した人の多くは、一緒に作業に取り組む人がいること、そして自分の役割を果たすということがもっとも重要な部分であったと述べています。だからといって、あなたの第二の脳になってくれる人を探し出すために、こういった研究の被験者になる必要はありません。あなたが言ったことに対してあなたが責任を持てるようになることが、重要なのです。

　ライフコーチや秘書などは、あなたの第二の脳となって、あなたに責任感をもたらしてくれるでしょう。コーチを探す時は、あなたが心

地よいと感じる人で、ただ間違いを指摘するのではなく、あなたの強みを生かしてくれるような人を見つけましょう。

　第1章であなたが確認した三つの優先的課題を振り返ってみてください。あるいは生活の中で改善したいと思っている課題でもよいです。それらを克服するための習慣を三つ挙げてください。その三つそれぞれについて、あなたがその習慣を身につけることを促す、第二の脳からのリマインダーを得る方法を考えてください。第二の脳が人の場合は、その人とどのように連絡を取り合うか、第二の脳が物であれば、それをどんなふうに使うかを考えて、以下に記入しましょう。

　例：習慣の欄に「作業の手を止めて毎週の会議に間に合うよう出かける」と書いて、リマインダーの欄には「出かける15分前に電子カレンダーのリマインダーをセットする」など。

習慣　　　　　　　　　　　**リマインダー**

_____　　_____

_____　　_____

_____　　_____

_____　　_____

_____　　_____

　過去にあなたが何かをうまく成し遂げた時のことを思い出してください。その時あなたは、何かに責任を感じていませんでしたか？　大好きな先生を喜ばせたい、あなたが予定通りに作業を進めていること

を、進捗をチェックしてくれている友人に認めてほしい、あるいは、そのできごとや状況があなたにとって特別の意味があったなどです。

　私たちは、ある有名な古いことわざ「馬を水際まで連れて行くことはできても、その馬に水を飲ませることはできない」を、「馬を水際まで連れて行くことはできても、その馬に考えさせることはできない」というように変えてみました。集中することが困難な作業は、たとえその作業に最適な環境にあっても、さらに自分の内側に働きかける必要があります。特にその作業が面倒で退屈なことであれば、ADHDを持つ人はなおさら難しく感じるでしょう。その時に、たとえ面倒で退屈であっても、自分は必ずそれを成し遂げたいと思える理由があると、あなたはその理由に後押しされます。私たちは、何か作業を行う時には、その作業に含まれる意味を明確にして、深く認識することが重要であると考えます。目の前の作業の先にある最終的な目標を見据えた全体像を心に描いておくと、それを達成しなければという責任感が得られるようになります。

　物事の全体像という意識的な概念を持つことで、あなたの動機づけ、忍耐、判断は劇的に変化します。この世の中にある無数の退屈で面倒な作業の中には、意味など思いつかないと思うようなものもあるでしょう。しかし、例えば次に洗濯する時、洗濯する洋服を眺めながら、それを買うためにはどれだけ働かなければならなかったか、あるいは、あなたが有能で仕事ができることを示すために、その洋服がどれだけ重要なものかを考えてみてください。その服は、ただの汚れた布きれではありません。それは、あなたの成功、あなたやあなたの家族が世界に発信する、あなた自身のイメージを表すシンボルなのです。あなたの注意力が散漫になってきたら、このような全体像を思い出すと、脱線する危険性からあなたを守ってくれます。作業の動機を、より具体的なものにしましょう。もしあなたがどうしても身につけたい習慣があれば、その動機をカレンダーに書き込んだり、パソコンのモニターに貼りつけておきましょう。あるいは、あなたの動機を

第7章 あなたに最適な場所、最適な生き方を見つける

信用できる人と共有することによっても、より現実化しやすくなります。目標を達成するために、人の支援も積極的に得てください。

　自分の役割や人生の目標それぞれに対して、スケジュールの中で時間を確保している人がいます。彼らは、夜になると、すべての電子機器の電源を切ります。例えば、金曜日の夜6時から月曜日の朝9時までの間、すべての電子機器の電源を切って、家族と一緒に過ごすことに集中するのです。あるいは、週に一度、昼食時間を使って、電機店に電話したりオイル交換をするなど、家事のために時間を確保することもあります。あるいは週に一度、ポーカーや編み物教室、ボランティア活動のための時間を確保する人もいます。

　あなたの役割ごとに、何がもっとも意味を持つのか考えてみましょう。あなたは健康的に長生きしたいと望んでいますか？　良き友だち、パートナーでありたいと思いますか？　親として、あなたの子どもには自立した有能な大人に成長してほしいと望んでいますか？　職場で働く同僚に尊敬されるような充実した仕事がしたいと思いますか？　あるいは、お金と時間が続く限り、趣味に情熱を傾けますか？ここでは、それぞれの習慣が持つ目標や意味合いを明確にしてみましょう。可能であれば、オフィスの壁や机に貼って、いつでも確認できるようにしましょう。

　ここで再度、あなたが身につけたい三つの習慣を記入して、その習慣が持つ目標や意味合いについて考えてみましょう。

習慣　　　　　　　　　　**意味合い**

_____　　_____

_____　　_____

_____　　_____

189

あなたがある作業を行う動機をもたらしてくれる意味合いが見つけにくいと感じる場合は、その作業の各ステップに報酬を設定して、あなた自身の手で意味合いを作り出しましょう。例えば、難しい宿題の1ステップをやり終えるとカフェでおいしいコーヒーを飲むなど、あなたに適した報酬を考えてください。

　小学校では、一日のスケジュールが毎朝掲示されます。子どもたちは授業中に退屈してきたら、そのスケジュールを見て、休憩や数学の授業や下校まで、あとどれくらいか確認することができます。スケジュールは、日々のできごとやその報酬を具体的に示します。退屈してきた時にスケジュールをちらっと見ることで、その場を乗り越えたらどんな報酬が得られるか確認できるのです。

　ある人は、その日の作業をざっと確認して、面倒な作業に従事する時間帯の後に、休憩や気に入っている作業、快適な作業を、意図的にセットします。作業が終わったら、好きなウェブサイトを見たり、Eメールのチェックをしてもよいというルールを設定することも有効です。作業中に、楽しそうなことや優先順位が低い作業に気がそれて脱線する衝動に駆られたら、前述の"ポップコーン現象"の時のように、思いついた考えをどこかに書き留めて、報酬として何かを成し遂げた時まで我慢するようにしましょう。

　あなたが作業を進める中で、その各ステップをやり終えた時点で報酬や休憩をセットすると、予定通りに進めやすくなります。人によっては、報酬が適切であるかどうか、意識的に見直している人もいます。あなたのto do listやカレンダーをざっと確認して、休憩が適切なタイミングでセットされているかチェックしてください。作業の途中で一時停止することによって、重要な仕事が台無しになるような問題を防ぐことができます。あるいは、「今この時点で報酬を受け取ったら、あるいは、今我慢して仕事を継続したら、今日一日を終えた時

にどう感じるだろうか？」と自問自答してみることも良いでしょう。一日の終わりの達成感は、計画的な休憩や寄り道よりも重要です。

どこに新しい道を作る必要があるかを理解する

　人は誰もが、良い習慣と悪い習慣を持っています。ベッドのどちら側で寝るかも習慣ですし、朝食の前や後に歯磨きすることも習慣です。郵便を処理せず積み上げたままにしてしまうこと、夕食のテーブルを片付ける前にソファーに寝そべってしまうこと、プレゼンテーション資料の作成にぎりぎりまで取りかからないでいることも、すべて習慣です。あなたはこれらの習慣のことを、ある一日の1ステップとみなしているかもしれません。いつも通る道の中で、できれば避けたいけれども避けるには努力が必要になるような道が、誰にでもあります。そんな時、適切なしくみを使うことで、その代わりとなる新たな道を簡単に作ることができます。

　ここに、自分が望む習慣を身につける練習ができるしくみをどのように構築するか、三つの例を示します。

　1. ティファニーは他人に対してはとても優しく、家族の中心的存在ですが、彼女自身の時間は確保できていません。彼女は常にgive, give, giveなのです。彼女に責任感を与えているものは、人との約束を果たすということです。彼女がシカゴマラソンを完走できたのは、トレーナーが喜んだからです。

　数ヵ月前、ティファニーは靱帯を切ってしまい、ジムに通うことをやめてしまいました。すると、日々の効率は次第に悪くなり、落ち込み始めました。本来ジムに行くことに使っていた時間は、自分のためではなく他の誰かの用事で埋め続けました。ある時、アクアビクスのインストラクターをしている友人が、彼女に自分のクラスに参加したらどうかと誘いました。そのことがきっかけとなって、彼女はより健康的な道を見つけ出したのでした。すなわち、ティファニーは、友人

のクラスに参加することで、その友人を支援することができるとわかったのです。ティファニーは、彼女の天性の動機づけである"友人を助ける"ことを通じて不健康な習慣から抜け出して、同時に彼女自身のためにもなる方法を見出すことに成功したのです。

2. ハーマンにとって、改めるべきいつもの習慣は、物をどんどん貯め込んでしまうことでした。彼の妻はそれを"ガラクタ"と呼びます。彼にとっては一つ一つの物に意味があるので、それを片付けようとすると果てしなく時間がかかります。物は増え続ける一方で、妻の機嫌も悪くなる一方、さらに、どこに何があるのか探し出すことも難しくなる一方でした。ハーマンはクラタラーズ・アノニマス（Clutterers Anonymous：片付けられない人のための支援グループ）に参加し、悪しき習慣を改め、新しい習慣を身につけようとしました。彼が所属するグループの他のメンバーがしくみの役割を担いました。毎週のミーティングでは、彼が物を片付けるために何をしたか、グループメンバーに説明しなければなりません。ハーマンは徐々に、物を捨てることによって得られる利益、すなわち家の中に広い空間を得ること、彼を取り巻く環境から気が散る対象を減らせること、精神的に占拠されるものが少なくなることがわかってきました。

3. 驚くほど頭のいい研究者であるジョセフィンにとって、彼女が改めるべき習慣は、壮大な構想に興奮してしまって、細部に気が配れないことでした。彼女は自分が発見した事柄の重要性に確信を抱いて、他の人もきっとそう思うに違いないと思いました。しかし彼女は、再現実験を行うことや、仮説を論理的に説明すること、理路整然と実験結果を説明することに使う時間は"ムダ"だと感じてしまうという問題を抱えていました。これらの作業は、ある発見を論文として世界に公表する際には欠かすことができないことばかりです。彼女が改めるべき習慣は、壮大な構想に興奮しすぎて、気持ちがその構想のみに向いてしまうことです。面倒な作業を管理するための新たな習慣は、彼女にはぼやっとしてよく見えませんでした。

第7章 あなたに最適な場所、最適な生き方を見つける

　ジョセフィンが「ああ、そうか」と気づいた瞬間は、この問題について彼女の元論文アドバイザーに相談した時でした。そのアドバイザーは、とても整然と仕事を片付けることが得意な人で、彼女が身につけるべき新たな習慣を明確に示し、第4章で登場した"前頭葉チェックリスト"を用いて、論文を書くことに明確なビジョンを持つよう助言しました。ジョセフィンはそのアドバイザーと一緒に、各ステップごとに彼女が注意深く実験を行ったこと、そして、その結果が彼女の立てた仮説を支持していることを確認しました。彼女の論文は最近、評価の高い科学雑誌に認められ、掲載されました。

　ここで登場した三人は、改めるべき習慣を克服することを学びました。まず、改めるべきいつもの習慣を知ること、そして人や環境などの助けを得ることで、より良い習慣を実践することに、明確な目的と責任感を見出しました。

　ここに、"改めるべきいつもの習慣"に導かれてしまう実例をいくつか書いてみましょう。

_____

_____

_____

_____

_____

　次に、ティファニーやハーマン、ジョセフィンの例を参考にしながら、あなたのいつもの習慣ではなく、あなたが望んでいる、より健康的な習慣を書いてみてください。また、より良い習慣を続けさせるしくみに含まれる要素（報酬やリマインダーなど）を書き出しましょう。それらは、あなたを動かす自然な動機や責任感になるようなものです。

より良い習慣	しくみ（動機、責任、報酬など）
_____	_____
_____	_____
_____	_____
_____	_____

あなたにとって最適な環境を見つける

　あなたの強みを生かし、あなたが課題に取り組むことを支持してくれる状況や環境にいると、歩むべき道を進むことがさらに容易になります。もしあなたが、科学が好きで混雑した場所が嫌なタイプなら、忙しい病院ではなく、研究室で働く仕事を探しましょう。これは当然のことのように思えますが、職場でうまくいかない原因の多くは、自分の技術と職場環境のミスマッチであることがとても多いのです。あなたの才能や強みは、ある種の職能検査で確認することもできます。その情報を元に、自分にあった学問分野や職業にたどり着いた人もいます。あなたの強みと仕事がぴったりマッチしているということがとても重要です。あなたが持つ技術や興味が生かせる環境に、できるだけたくさん実際に身をおいてみましょう。そのような場所では、飽きっぽいというあなたの特徴はほとんど感じないはずです。あなたがわくわくする活動や仕事を探しましょう。そして、あなたと情熱を共有できる友人を探してください。あなたがしたいこと、楽しみにしていることを持つと、退屈な部分を乗り越えていくことができます。

　けれども、あなたが得意なことや、あなたにとって大切なことだけでは不十分です。あなたにはない才能を補うサポートを得ることが必

要です。良いしくみが持つもっとも大切な部分の一つが、このサポートを得ることです。ジョンは、個人の努力ではなくチームワークに価値がある環境で働くことが自分には適していると悟ったように、あなたにとって最善の環境とはどのようなものかを考える必要があります。しかし、最適な環境をいつでも獲得できるとは限りません。けれども最低限、あなたにとってどのような環境が最適かをあなた自身がイメージできていなければ、あなたは何のために懸命に努力しているのか、いつまでたっても認識できないと思います。時には、あなた自身の手で最適な環境を作り出すこともできます。たとえ、個人プレーの仕事が中心の会社で働いていても、親しい同僚と隣り合わせに座ることならできるかもしれません。望ましい環境には、以下に示す側面があります。

- あなたに責任感をもたらしてくれる人がいること。以下のケースを考えてみてください。一人で働く場合と、グループで働く場合。自分自身を見失ってしまうくらいの大規模な授業と、担当教授とのコミュニケーションが密にとれる小規模な授業。上司には年1回しか会わないような巨大企業と、働く人全員が知り合いの小さな会社。情熱に満ちて仕事の方向性を示してくれる先見性に富んだ人のもとで働くことと、ただ特定の業務を期限内にやってくれればいいと思っている人のもとで働くこと。
- 定期的な報酬。
- その場所に定められたミッションの目的や意味。
- あなたの役割が気に入っているか。
- あなたの不得意な面を補ってくれる支援（人からの支援を含む）が得られるかどうか。
- あなた自身の責任範囲はどの程度なのか（その期間や、リスクも含めて）。

☑ 新しい習慣を練習するステップ

新しい習慣があなたをより良い方向へと導く決定的瞬間を特定したら、以下の方針に従って、その習慣を練習するプロセスにしくみを組み込みましょう。

- ☐ 新しい習慣を練習するためのリマインダー（自動アラーム、あるいは人に知らせてもらう）を設定する：毎週のミーティングをスケジュールする、カレンダーに書き込む、アラームを設定する。
- ☐ その習慣の先にある長期的な目標を書く。
- ☐ 自然に動機づけてくれるものを使って、確実に練習するようにする。例えば、あなたが責任を負う人の存在、短期的な報酬を設定するなど。
- ☐ 生産性が低い"いつもの"習慣を促すような、注意散漫の対象や障害物に注意する。

🗝 キーポイント

- 自分のいつもの習慣を改めるためには練習が必要である。FAST MINDSを持っていると、定期的に練習することがより困難になる。
- 環境にしくみを組み込むことによって、良い習慣が身につきやすくなる。
- 目標を明確にすることと、報酬を頻繁に設定することで、新たな習慣を身につけるためのトレーニングがしやすくなる。
- 良い習慣やパターンを身につけるためには、その進捗を確認すること、リマインダーを活用すること、そして他者に対して責任を果たすことが役に立つ。

第8章 気分よく、機能よく

　レイチェルにとってADHDは、彼女が持っている何かではありません。それは彼女そのものです。彼女が起きている間も、眠っている間も、彼女の人生の一瞬一瞬をADHDが彩っていきます。朝、ベッドから飛び起きた時に、体力を回復していてエネルギーで一杯の人たちがいます。でも、レイチェルはそうではありません。コーヒーを3杯飲んでも、9時までに出社することは困難です。2度目のアラームにも寝過ごしてしまったことを思い出すと感じる胃のあたりの不快感。こんな経験はしょっちゅうです。昼食を持参することは何度も忘れます。

　調子が良い日は時間通りに帰宅して、7時からのテレビ番組を見ます。調子が悪い日は、電子レンジで温める夕食を9時まで食べません。最終的に、テレビからパソコンに引き寄せられてしまいます。そしてなんとか、遅い眠りにつくのです。翌朝は、コーヒーを飲んで覚醒するまでには最低2時間はだらだらとすごすことになります。

　FAST MINDSを持つ人の生活は不健康になりがちです。彼らが本来必要としているパターンは無視されてしまいます。職場や学校ではある程度集中できていても、その他のことには時間やエネルギーが配分されなくなっています。サーマン博士らの研究によると、ADHDの人は、他の人に比べて、健康的な生活を続けることに問題を抱えているケースが多いことが示されています。例えば、十分な睡眠、運動、バランスのとれた栄養価の高い食事を摂取することなどです。自分の生活はあたかも健康的で、バランスがとれていると感じている人もいるようですが、一歩間違うと不健康な領域に落ちてしまう山頂の急な坂道を歩いているようなものです。睡

眠、運動、そして栄養が不足して身体的に疲れている時は、FAST MINDSの症状が出てきやすく、悪循環が始まります。

　私たちの経験では、ADHDの症状をコントロールできるようになった人のほとんどは、部分的ではあっても、健康的な習慣を続けることに成功しています。ADHDを持っていると、眠る、食べる、運動する習慣を改善すると"決心する"ことができないのです。従って、彼らの日々のパターンの中にある決定的瞬間でとる行動を変えていく必要があります。常備食は健康によいものにする、パソコンの"スクリーンを暗転させる"時間を作る、あるいは、ジムに行く時間をカレンダーに書き込むだけで、より健康的な道を進めるようになります。そのような習慣に自然に従うことができない人は、まず、計画すること、努力することに取り組みます。

　私たちは、人々を自動装置のように仕向けようとしているのではありません。より良い生活を送るための最低限のエクササイズを、自分でできるようになるためには、自分自身をよく理解することが大切だということを伝えたいのです。この章では、新しい習慣を身につけるためには、どんなことが役立つかを再度考察し、まず、あなた自身のケアをすることから始めることの重要性を説明します。

脳はどのようにして新しい習慣を形成するか

　前の章で述べたように、脳の前頭前皮質は意識的に行動をコントロールするために重要な領域です。そして、大脳基底核は目標や報酬を伴う行動を管理しています。これら二つの領域間の連絡は、動物が新しい行動を学び獲得する時と反射的で自然な行動をとる時では、異なる経路を介して行われることがわかってきています。これは、ある動物が、報酬を得るためにはレバーを押す必要があるということを初めて学んだ時と、レバーを押せば報酬が得られることは既に学習した上でレバーを押す時とでは、機能している脳内の回路が違うということを意味します[1]。小脳も体を動かすことによる学習に関与しています[2]。これら三つの領域、すなわち、前頭

前皮質、大脳基底核、小脳は、第2章で説明したように、ADHDを持つ人の脳スキャンで違いが見られる部位です。従って、これらの脳内領域の違いが、ADHDを持つ人が新しい習慣を身につける時に難しいと感じる原因となっている可能性があります。

　ある習慣が自然にできるようになるためには、時間がかかるということを理解することも大切です。それはあたかも、人が熟練した運転手になるには、何ヵ月も何年もかかるのに似ています。ある研究では、被験者に対して、食べる、飲む、運動の中から、毎日の活動として一つ追加することを要求した時、それが自然な新しい習慣として定着するまでには平均66日、最長で254日かかることがわかりました[3]。

☑ 自分自身を知る

　あなたが自分自身のケアをすることに問題があるかを探るため、ここにそのいくつかの徴候を示します。

- ☐ "夜型"で、十分な休息をとるために就寝すべき時間より、遅くまで起きていることがしょっちゅうある。
- ☐ 仕事や学校での活動を維持するために必要とされる、最低7時間の睡眠をとることは稀で、いつも疲れている。
- ☐ どこで、いつ、何を食べるかは、直前まで決めておらず、質の高い食事を計画的に摂取していない。
- ☐ 毎日規則正しく食事をしていない。
- ☐ 予定していたよりも多く食べてしまう。
- ☐ 健康的な食事をしようと意識していない。
- ☐ 糖分やカフェインを摂取することが多い。
- ☐ 運動はほとんどしないか、していても不規則である。
- ☐ オンラインコミュニケーション、ショッピング、飲食、性行動、ゲーム、ソーシャルメディアなどの娯楽に、自分が思っている限度より、実際には長い時間費やしてしまう。

健康維持の基本

　体と脳の健康においては、その機能を果たすためにエネルギーと栄養成分を摂取する必要があり、またストレスから回復して学習能力を高めるために休息を必要とします。通常、人は7〜9時間の睡眠と、適量で健康的な食事を一日に数回とることが理想です。そして、定期的に有酸素運動をすることも重要です。このパターンを完璧に維持できている人ばかりとは言えません。ADHDを持つ人の毎日は、非常に変則的になっている場合があります。夜更かしをして食生活が不規則になる原因を聞くと、「なんとなく」、定期的に運動をしない理由は「時間がない」といった回答がよく得られます。また、彼らが本来自分の健康を維持するために使うべき時間を、日々の用事をこなすことや、他人のための時間にあてる人もいます。一方、他の人は、友だちからの頼みごとにはいつも応じ、マーサ・スチュワートのように完璧に人をもてなし、追加の仕事や優先順位の低いプロジェクトもこなして、彼らがあるべき姿を実現しているように見えます。

　FAST MINDSによって生じる問題に対処していくことは、時としてとても疲れます。日中、集中できなかった仕事を夜遅くまでがんばって仕上げなくてはならないこともあるでしょう。一度にたくさんの考えが頭の中に浮かんだり、その考えをなんとか封じ込めようとすると大きな心理的負担がかかりますし、締切りのプレッシャーを感じながら働くこともストレスになります。従って、FAST MINDSを持つ人にとって、睡眠、運動、良い栄養状態を保つことは、なお一層重要なのです。栄養やエネルギー、睡眠状態が一度悪くなってしまうと、FAST MINDSによる困難に向き合って生活していくことが一層難しくなってしまいます。睡眠や栄養の不足がFAST MINDSに悪影響を及ぼすことは納得できることです。

　特に若いうちは、睡眠不足や飲酒、娯楽に引き込まれやすくなっています。短期的な空腹感を満たすにすぎないキャンディーバーを食べたことを

後から後悔します。カフェインには一時的に人をしゃきっとさせる効果があるとしても、その後の眠りを浅くしてしまう可能性もあります。お酒を飲むと寝つきやすくなるかもしれませんが、睡眠の質を悪くし、睡眠中の回復力も低下します[4]。より年を重ねると、突然不健康な生活パターンに陥るようなことは稀ですが、若者の場合、ある時ふと不健康な行動をとってしまったことが長期にわたる悪循環の呼び水となることは多く、大きな問題に発展する場合もあります。

何が必要？ その理由は？

運動

　米国政府や専門家は、一日に少なくとも30分（理想的には60分）は、早歩きなどの中等度の運動、あるいはもう少し強度の運動を行うことを勧めています[5]。成人の場合、一週間に2回以上の筋力トレーニングを行うことが望まれます。しかし、健康を維持するための運動と、ストレスを解消して心を晴れやかにするための運動は、必ずしもその内容が一致しているわけではありません。一週間に数回、あえて身体的にヘトヘトな状態にしてしまうことが功を奏している人も多くいます。運動にどう取り組めばよいかあまりイメージできない場合は、ゆっくり始めて、徐々に自分にあったペースを見つけていきましょう。運動は、一日の中で何度か短時間集中的に行っても効果的です。必ずしもジムに行って運動する必要はありません。床のモップがけや、蛇口をピカピカに磨くことも有酸素運動ですし、子どもと一緒に遊ぶこともとても良い運動になります。適度に心拍数が上がる程度の運動が良いでしょう。

　運動が健康維持に好影響を与えることは、複数の研究でくり返し示されています。心臓を強化し、エネルギーレベルを上昇させ、気持ちを前向きな状態に切り替えることができます。"ランナーズ・ハイ"を思い出してみてください[6]。睡眠も、運動することによってより深く、良質なものになります。定期的に運動している人では、そうでない人と比べると、思考

や作業の記憶を司る海馬（かいば）の細胞がより多く生まれ変わることを指摘する研究もあるほどです[7]。

睡眠

　必要な睡眠時間は、人によって、あるいは年齢によって異なります。乳児、小児、青年は、成人より多くの睡眠時間を必要とします。成人では平均7〜9時間の睡眠が必要です。極端に短い睡眠時間は確実に悪影響を及ぼします。National Sleep Foundation（米国国立睡眠財団）によると、睡眠時間が短くなると、以下のような問題が生じる可能性があると指摘されています。

- 交通事故のリスクが上昇する。
- 睡眠不足によって食欲が増すため、体格指数（body mass index）が上昇する。
- 糖尿病や心臓病のリスクが高くなる。
- うつ病や薬物乱用など、精神疾患のリスクが高くなる。
- 注意力、信号への反応、新しい情報を記憶する能力が低下する。

　サーマン博士らの研究によると、ADHDを持つ人の多くは、良質な睡眠を得ていないことが明らかになっています。ADHDを持つ成人は、ADHDを持たない人よりも就寝時間が遅く、また、就寝する時間帯も日によってバラバラでした[8]。眠りにつくまで1時間以上かかり、質の良い睡眠が得られにくく、寝起きも悪くなっていました。また、日中ウトウトする傾向も見受けられました。この研究では、これらの睡眠障害とADHDの間には関連性が認められましたが、併発しているその他の精神疾患との関連性は示されませんでした。

　照明、テレビ、電化製品に満ちた現代の生活は、太陽の刺激に反応して進化してきたヒトの生理にマッチしていません。体内時計は、朝起きた時や一日の中でより多くのエネルギーが必要となる時間帯に体の機能をスピードアップする一方、就寝時間が近づいてくると眠る準備をするため徐々に体のペースをスローダウンするしくみになっています。これには二つの

ことが関与しています。専門用語で"睡眠欲"と"呼び出し信号"と呼ばれるものです[9]。睡眠欲は、その言葉の通り、睡眠を欲する生物学的な本能です。長時間起きた状態でいるとその本能は大きくなっていきます。しかし、寝ている間に睡眠欲は消えていくので、翌朝起きることができるわけです。

　呼び出し信号も、就寝中に消えていきますが、日中は活性化して睡眠欲と拮抗し、一日のうちおよそ16〜17時間は、人が外界からの刺激に反応できる状態にします。この呼び出し信号は、午後に一度弱くなります。これが、私たちが午後に眠くなる理由です。しかしすぐ元の状態に戻ります。呼び出し信号は、夜遅くに警戒のピークに達し、そして徐々に弱くなっていきます。強い睡眠欲と呼び出し信号が弱くなるタイミングに合わせて、自然に体が入眠の態勢を整え始めます。

　しかし、いつもの就寝時間を超えて起きていると、このシステムの調子が悪くなります。睡眠欲が大きくなると警戒の程度が低くなるので、深夜や睡眠不足の時の運転が危険であることにも納得がいきます。睡眠時間が短いということは、睡眠欲が十分にオフになっていないことを意味するので、翌日にも眠気が持ち越されることになります。呼び出し信号も、睡眠を十分にとっていないと、その機能が低下した状態が翌朝も継続してしまいます。この強い睡眠欲と、低下した呼び出し信号の組み合わせによって、翌朝の目覚めがとてもつらく感じるのです。

　週末に"寝だめ"して取り戻そうとする人がいますが、実際には逆効果です。睡眠欲は長い眠りによってリセットされますが、呼び出し信号のピークがずれてしまうのです。就寝すべき時間に呼び出し信号のピークが来てしまうような状態になるのです。

　よい睡眠を得るための最良の方法は、この自然のリズムに逆らわずに従うことです。長時間起きていると、眠りたいという本能はさらに強くなります。起きている間は、呼び出し信号の機能はより上昇していく傾向にありますが、その後一気に低下します。就寝のもっとも良いタイミングは、呼び出し信号が下がり始めた直後、すなわち、あなたが眠たくなった時で

す。回復して活力を得た後ではありません。

　その他にも、覚醒周期に関与しているものがあります。読者の中には、メラトニンを服用している人がいるかもしれません。メラトニンは、脳内で自然に分泌されているホルモンで、日没後に濃度が適度に上昇して体に睡眠を促します。しかし、照明やコンピューター、テレビがいつまでも点灯している状態では、このホルモンの濃度が十分に上昇しません。メラトニンは、正しく服用すれば通常問題なく服用できますが、脳に影響を与える物質は、どんなものであっても、その効果がマイナスに働く場合もあることに十分留意する必要があると私たちは考えます。眠るためにメラトニンサプリメントを飲むことが、日光などによって自然に体内時計をリセットすることより優れているかどうかは、明らかではありません。

　自分は7～9時間より短い睡眠時間で大丈夫だと思う人もいるでしょう。確かに、短時間の睡眠サイクルに体が適応している人（いわゆるショートスリーパー）がいることも事実です。しかしこれは稀なケースと考えてよいでしょう。「自分はショートスリーパーだと思っている人がすべて、実際にそうであるわけではありません」と米国睡眠医学会（American Academy of Sleep Medicine）の元会長であるダニエル・J・バイジーはウォールストリートジャーナルで述べています[10]。7時間未満の睡眠時間に適応している人は、人口のたった1～3%であるとバイジー氏は述べています。ショートスリーパーだと思っている人でも、その多くは実際には睡眠不足なのです[11]。

☑ 影響を知る──人はあなたのことをどう言っているか？

- ☐ あなたの日常生活は不規則であると指摘されたことはありますか？
- ☐ 食事、睡眠、運動の習慣が極端だと指摘されたことはありますか？
- ☐ 食事や睡眠など日々の活動に一貫性がないことによって、他人との関係にストレスが発生した経験はありますか？

食事

　人の体は、体内の栄養状態が低下すると「体に栄養を与えなさい」という信号を送るしくみになっています。しかし、現代の世の中では、私たちの食べ物に対する欲求は余りにも簡単に満たされてしまいます。そして、少しでも信号を察知したら食べ物を口にしてしまうので、一体いつ本当にお腹がすいているのかわからなくなってしまうのです。夕食後まだ1時間もたっていないのに、台所を歩くだけで、後に後悔することになる行動をとってしまうこともあります。ハンバーガーのコマーシャルを見ると、どうしても同じ物が食べたくなるものです。運転中に、レストランや食べ物の看板のそばを通った時も同様です。都会であっても田舎であっても、気まぐれに発生する食べたいという欲求は、数分のうちに満たされてしまいます。

　現代的な食事には、体を太らせる要素は多く含まれている一方、最適な健康状態やエネルギー、脳に活力を与える栄養素は限られている食品も多くあります。キャンディーバーはその場の満足感を与えてくれるかもしれませんが、同時に血糖値を急激に上昇させてしまいます。エネルギー源は、炭水化物とたんぱく質の組み合わせから得る方がより効果的です。糖分はすぐにエネルギーとなりますが、たんぱく質と組み合わせることによって、摂取後すぐに血糖値が急上昇することなく緩やかに上昇するパターンを示して、長期的にエネルギーを供給します。この理由から、パワーバーやエネルギードリンクは長期的なエネルギー補給に向いているとよく宣伝されていますが、実際には、キャンディーバーやソーダより若干マシな程度です。

　また、食べ物の着色料（ネオンのようなオレンジ色の飲み物や、青いロリポップキャンディーなど、自然には存在しない色の食べ物）が、一部の人でADHDの症状を悪化させるのではないかという懸念もあります。2007年に、着色料が幼児や小児の過活動レベルを上昇させることを示す研究結果[12]が発表されて以来、英国とEU諸国は、合成着色料の使用を制限するようになりました。ただ、現在のところ、食品添加物がADHD発

症の明らかな原因であることを示す証拠は得られていません。

　ADHDの治療薬を服用している人の一部では、薬によって空腹感が抑制されるとの報告もあります。しかし、薬の濃度が徐々に低くなっていく夕方には、一部の人ではリバウンド現象がみられ、空腹感が上昇することがあります。そのような場合は、薬の有効成分の放出パターンや、薬の種類を変えることで改善がみられるケースがあります。一日を通じて、健康的な食事を数回に分けて少量ずつ摂取することがとても大切です。そうすることで、薬の濃度が低くなってきた時にも血糖値の下がりすぎを防げるわけです。

　睡眠と同様、人が摂取すべきエネルギー量に"正しい"量や"正しい"バランスはありません。一般に、一日2000kcalの摂取が適当と言われていますが、活動レベルや体の状態によって必要量は変わります。例えば、運動選手の場合、体力を維持するためには5000kcalが必要となるケースがあります。一方、代謝機能が低下している中高年の会社員では、体重増加を防ぐためにも一日1200kcal程度に抑えておくべきという考え方もあります。

　明白なことは、先進国では多くの場合、どちらかというと食べ過ぎ傾向にあるということです。全体としても過剰ですし、ある特定の食品、例えば、赤肉や乳製品、フライドポテト、白米、特に白パンなどが過剰に摂取されている傾向にあります。赤肉や乳製品には、悪影響を及ぼす種類の脂肪が含まれており、それを摂取し続けると、心臓や血管がダメージを受けます。白米や白パンは、ビタミンや食物繊維が取り除かれた状態になっています。精製穀物よりも、全粒粉の食品を食べる方が心臓病や糖尿病のリスクを低下させ、便秘やがんにもなりにくいと指摘されています[13]。じゃがいもは、そのほとんどがでんぷん質で、白パンと同様に消化されます。米国成人の一日の食事のうち4％はピザ、2％がフライドポテトというデータがあることからも[14]、健康的な食事に関する情報はまだ十分に浸透していないと言えるでしょう。

　ハーバード大学公衆衛生大学院は、バランスのとれた食事の構成を示す

第8章　気分よく、機能よく

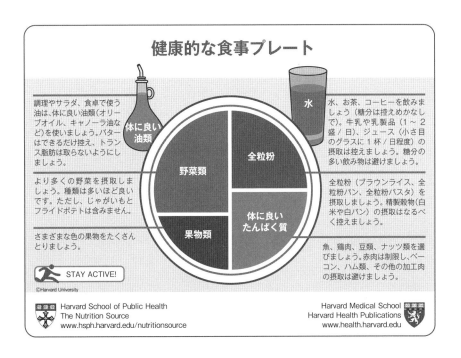

「健康的な食事プレート」を開発しました。それによると、たくさんの果物、野菜、全粒粉を摂取し、たんぱく質は主に魚、ナッツ類、鶏肉から摂取すること、そして油類は、バターの代わりにオリーブオイルやキャノーラ油など健康に好影響を与える油を摂取し、食事の時には水を飲むことを推奨しています。

心の健康と健康的なパターン

　精神的な苦痛を抱えている人は、自分自身の健康を保つことが困難な状態になっています。ADHDの人によく見られる、うつ病、不安障害、摂食障害、依存症はすべて、睡眠の質の悪化や、不健康な生活に関連している場合がほとんどです。不健康な生活パターンを改善するよう指導すると、睡眠パターンや日々の活動の動機づけ、自分自身を健康に保つ意識が

改善することが多く、また、他にも効果があります。不健康な状態に陥ることが、うつ病や不安など他の病気の誘因となる場合があるので、注意深くサポートしていくことが重要です。健康的な食事をとって、定期的に運動し、十分な睡眠をとることによって、精神疾患の改善が期待できます。運動すると、脳内でエンドルフィンが放出されます。エンドルフィンはランナーズ・ハイをもたらす物質です。うつ病の治療において、運動はプラセボと同等の効果があることが、複数の研究で示されています[15]。また、運動することによって、抗うつ薬の効果が上昇するとの報告もあります[16]。

健康維持のための決定的瞬間

　健康維持のための決定的瞬間は、多くの場合、予測可能です。朝から仕事をする場合は、前日の夜11時までに就寝するのが理想的でしょう。早朝、朝8時になる前から働く必要がある場合は、もっと早くに就寝する必要があります。その場合、決定的瞬間は午後10時頃になりますが、その時間帯は通常、眠るよりも、テレビ番組を見たり、ゲームを始める時間であることが多いのが実情です。

　決定的瞬間は、例えば夕方にうたた寝する時です。その結果、夜に眠れなくなります。あるいは、急ぎのプロジェクトがあるのに休憩を取ってしまった時、気がつけば夜9時だったというような事態になりかねません。あるいは、夜、寝る時に決定的瞬間があり、夜型の生活が続いてしまうこともあります。

　食事に関する決定的瞬間は、例えばカフェテリアに並んでいる時にやってきます。ピザかサラダか、ベーコンチーズバーガーかサーモンのお寿司か、そのどちらを選ぶかが運命の分かれ道です。あるいは、スーパーで買い物している時、一日の血糖値を安定させるたんぱく質が豊富なスナックを選べるかどうか、それだけで結果は大きく違ってきます。週末の食事を前もって計画しておけば、空腹時に自動販売機やドライブスルーに頼らな

ければならなくなる状況が回避できるかもしれません。

　運動の決定的瞬間は、ジムに行かずに仕事を続けると選択した時、出社前の運動をやめて早起きしなかった時などが該当します。また、スポーツウェアを汚れたまま放置していると、次の決定的瞬間に新しい清潔なウェアを身につけることができません。決定的瞬間のどの部分に介入するか判断することは、実際に運動する習慣を身につけることよりすぐに取りかかれることです。運動に取り組むきっかけをまず継続して実行することによって、最終的に運動することそのものが習慣となります。そして、運動を続けるとエンドルフィンが上昇し、気持ちがすっきりするという報酬が得られるようになるわけです。

もしあなたの大切な人がFAST MINDSを持っていたら

　自分自身の健康状態を維持することが困難な人に対してあなたができる最良のことは、彼らが自分の不健康な生活パターンや、決定的瞬間のどの部分を変えると良いかに気づく機会を与えることです。前章で述べたように、彼らが前向きに変化する努力に取り組む過程に、あなたは積極的に参加して、彼らに責任感を与えることができます。そして、彼らはたった一人で問題に取り組んでいるわけではないという安心感を得ることができます。

　あなたが支援できる役割について、彼らとあらかじめ話し合って、合意しておくとよいでしょう。こうするべきとただ一方的に言うだけでは、おそらくうまくいきません。あなたからの情報、フィードバック、リマインダーをどの時点で設定するか、話し合いながら一緒に決めましょう。もし、彼らがあなたに就寝時間や食事の時間を知らせてほしいと望んでいるのなら、それは、あなたがそうする権利を彼らから与えられたということになります。

　彼らへのフィードバックは、批判的でなくシンプルなものがより効果的です。あなたがどのようにフィードバックすると彼らが素直に納

得できるのか、話し合っておくとよいでしょう。「もう少し仕事量を減らして、規則的に眠る習慣を身につけたらどう？」と言うよりは、「仕事が大変で、あなたが睡眠不足になってきた時に、私はそのことを知らせるといいのよね」と言う方が効果的でしょう。彼らが目指す状態とは違うリズムで生活していることを、あなたはただ認識すればいいのです。あなたが気づくことによって、彼らも無意識にいつもの改めるべきリズムに戻っていることに気づき、そこからまた前向きに取り組むことができるようになります。

決定的瞬間にしくみを組み込む際には、以下の例を参考に考えてみてください。
- 食糧の買い置きをする場合は、体に良い物を選ぶ。毎晩同じ時間に夕食を食べる習慣をつける（食べ物がいつも手に届く場所にあったら、おそらく無意識にそれを食べてしまいます）。
- 望ましい就寝パターン（次項を参照）を得るようにする。あなた自身も良い睡眠をとる。例えば、土曜日の夜は、いつものパターンを崩して夜遅くまで起きて何か楽しいことをしてもよい日にする、など。
- 運動の目標を共有して、一緒にジムに行く。

あなたにできること

自分自身の健康を維持することは、あなたが毎日を最高の状態ですごし、人生の大切な目標を達成するための重要な基盤です。食事、睡眠、運動が不健康なパターンに陥ってしまったら、そのパターンから抜け出すためには、かなり意識的な努力が必要となります。ADHDの治療薬を服用することによって、食べる、寝る、運動するタイミングを覚えておくことが容易になり、新しい習慣を身につけやすくなる可能性があります。けれ

ども、たとえ薬を服用していたとしても、健康的な生活が維持できなくなる要素はたくさんあるため、それらに総合的に対処していくためには意識的な努力と注意深さが必要となります。

自分の健康管理法を改善する

　自分の健康を管理することの大切さは理解していただけたと思います。次は、自分の健康管理法を改善していくための方法を紹介したいと思います。中には、当然のことのように思える方法があるかもしれませんし、逆に不可能に感じる方法もあるかもしれません。くり返しますが、私たちは、ある時間がきたら必ず寝て、食べて、ランニングするロボットのような、厳格で規律に縛られた生活を送るべきだと主張しているのではありません。

　私たちが目指していることは、あなたが納得し、その価値を認める生活パターンを築き上げること。あるいは、あなたが断ち切りたいと思う不健康な生活パターンを積極的に変えていくための足場を、あなた自身が構築する手助けをすることです。私たちは、あなたが何時に就寝すべきかを教えようとしているのではなく、あなたが翌日もっとも効果的に仕事をするために、そのエネルギーを十分蓄えるための就寝時間を設定する、そして、バランスの良い健康的な食事をとる、ストレスを発散するための運動を続けるなどの要素を組み込んだしくみを、あなた自身が見出せるよう支援したいのです。これらの要素を取り入れると健康状態は改善し、より充実した生活を送れるようになり、あなた自身の力で注意力や気持ちのコントロールができるようになります。

　新しい習慣や生活パターンを身につけるために、あなたの努力が最大の効果を発揮する決定的瞬間を特定することが大切です。そうすると、あなたが覚えておくべきこと、練習すべきこと、コントロールすべきことが明確になります。例えば、規則正しく健康的な食生活を送

りたければ、戸棚一杯のジャンクフードといった明らかに危険な罠は避けるでしょう。就寝時間を過ぎても夜更かしして深夜番組で興奮してしまいそうになったら、その番組はあらかじめ録画して、後からでも見られるようにすることが可能です。習慣の性質によっては、その時間をカレンダー上にきちんと確保する必要があるものもあります。

この章では飲食、睡眠、運動に焦点を当てていますが、いずれにせよ、より良い生活を送るための習慣を身につける際の原則は共通しています。それは、ほかの人と接する時間を増やすことや、あなた自身が楽しみにしている活動、あるいは、定期的に自分の財政状況を管理するといった習慣にも当てはめることができます。

自分の行動を変える時、あなただけで取り組むのではなく、他の人にも関わってもらうと、より容易になることがあります。他の人を助けると、あなたに責任感という動機が生まれます。あなただけでなく、あなたが共に過ごす人のためにも、良い睡眠、運動、栄養に心がけることによって、お互いの関係を強め、お互いに健康になることができるのです。もしあなたの子どもやパートナーがFAST MINDSを持っているなら、あなたが自分自身の健康を維持することは、より一層重要です。ある生活パターンをうまく構築できれば、後に生じる可能性がある困難を事前に回避することができます。

今までにも強調してきたように、新しいパターンが習慣になるまでには時間がかかります。新しい就寝パターンを身につけようとする時、最初の数日は早起きがつらく感じるでしょうが、次第に体内時計が適応していって、問題なく早起きできるようになり、それがやがて新しい習慣として定着します。しかし、時として、いつもの改めるべき習慣が密かに戻ってくることがあるので、十分に気をつける必要があるでしょう。

新しい習慣を身につけることに成功した人の例を見てみましょう。

レイチェルは健康状態を改善するために運動しています。「私は運動すると確実に気分が良くなるの」と彼女は言います。たまに、エク

ササイクルをしながら仕事関係の書類に目を通すようなこともありますが、普通は、運動する時間が彼女のその日のスケジュールの節目として有効に機能しています。「仕事の後、ジムで運動しなかったら、ディナーやハッピーアワーへの切り替えが難しくなるわ」ジムで過ごす時間やジョギングしている時間が節目となって、日々のあれこれで一杯になっていた頭の中をクリアにし、新しいことに集中できるようになります。

　最近、レイチェルは休暇をとり、ボーイフレンドとただゆっくりとリラックスした時間を過ごすつもりだったのですが、次第に檻の中に閉じ込められた動物のような気分になってきました。最終的に、ボーイフレンドは彼女のスニーカーをつかんで、お願いだからジョギングに行ってきてくれと頼みこんだのです。そして案の定、ジョギングしてからはすべてがうまくいきました。

　第5章で紹介した、計画的な行動の達人であるネイトは、ある時、心臓がドキドキしてきて、自分にはもっと健康管理が必要だと悟ったと言います。診察した医師は、頻繁にコーヒーを飲むことをやめたらどうかと助言しました。「それまでは、自己治療をしているつもりだった。コーヒーがなかったら、本当にひどい状態だったから」カフェインの摂取をやめると、彼は再びADHDをコントロールする手立てが必要になりました。以前、彼が初めてADHDの薬を服用した時は、薬の効果は得られませんでした。けれども、今回コーヒーをやめたら、薬による大きな効果が得られました。

「今は薬の方がカフェインよりもずっと有効だと思うよ。コーヒーはもう恋しくない。味や香りは好きだけど、まったく未練はない」コーヒーをやめたことで、睡眠サイクルも劇的に改善しました。今では、毎日決まった時間に就寝し、深い良質の眠りを得て、翌朝リフレッシュした気分で起きることができます。「以前は睡眠状態が最悪だった。今では過去に経験したことがないような、最高の睡眠が得られているよ」

第5章で紹介した、計画的に行動することが苦手なマイケルは、アイスクリーム、正確にはチョコチップアイスクリームがどうしてもやめられないと言います。アイスクリームがない時は、クッキーでも大丈夫です。しかし、妻の助けが功を奏して、彼らはお互いに食生活を節制することができています。「調子がいい時、僕らは"1パイント全部食べるのは、やっぱりよくないよ"とか言って、お互いに支えあうことができる」と彼は言います。彼らのユーモアのセンスが、本来あるべき軌道に戻る際に役立っています。そうでなかったら、彼らは無気力の淵に沈みこんでいたかもしれません。

　ここで紹介した人たちは皆、自分自身の健康を改善することに成功しました。レイチェルはできるだけ多くの時間を運動にあてて、そのための時間をスケジュールの中で確保しています。ネイトは、カフェインを摂取することが実は彼の心身を傷つけていたと悟りました。マイケルのアイスクリームの話は、多くの人が習慣を身につけることに苦労していることを示す一例ですが、決定的瞬間ではより健康になるという目標を明確に心に描くことの重要性を示しています。

　あなたの問題は、これらの例とは違うかもしれませんが、あなたの体が送っているメッセージに耳を傾け、それに応えていくことが重要です。疲れていたり、ストレスを感じていたり、満たされない気持ちを抱いたり、問題行動の衝動に駆られる時、健康的な方法でそれらに対処できる習慣を見出すことが、もっとも大切なのです。

　自分自身に以下の問いかけをしてみましょう。

1. あなたの毎日の生活パターンのうち、あなたの健康を害している事柄は何ですか？ 　就寝時間がいつも遅いことですか？　規則正しい食生活になっていないことですか？　運動をしないことですか？

2. これらのパターンの中で、決定的瞬間はいつですか？ 　その時に、どんな行動をしていたら、より良い生活パターンが実現できたか、考えてみてください。そのような行動をするために、何か必要なものをあらかじめ用意しておくことができるでしょうか？　計画に集

中することで、余計なことに手をつけなくなるでしょうか？　体に良くないスナックやビデオゲームなどの落とし穴にはまらないよう、事前に対処できるでしょうか？

FAST MINDS 24時間サイクルレビュー

　私たちは、人々が慣れ親しんでいて積極的なエネルギーをほとんど要さない習慣のことを"いつもの習慣"と表現しています。いつもの習慣は一連の行動からできており、夜にテレビを見る、運動せずに寝てしまうといった、健康管理の邪魔になる要素が含まれます。自分自身の健康管理や、行動すべきことが十分に達成できない時、その状態から脱出するためにどこを改善すればよいかはっきりと認識するためには、あなたが一日に行動すべきことがすべて成し遂げられているかどうか、24時間サイクルでチェックすることが役立ちます。一日単位で自分の行動を確認することがきっかけとなって、より良いスケジュールがどのようなものか、どのような行動をとればその日のスケジュールを守ることができるか、検討できるようになります。

チャートの使い方

　最近のある一日を考えてみてください。今日から始めてもよいでしょう。次ページのチャートを使って、あなたが自分の健康を管理できているかどうか、記録してみてください。Noと書き込んだ部分は、それをYesにするためにはどのような行動ができるか、考えてみてください。このチャートは付録Dにも同じものがありますので、適宜それをコピーして使ってください。このチャートを使って、あなたの典型的な一日がどのように変化するかを追ってみてください。あなたの主治医や専門医にこのチャートを見せて、健康的なライフスタイルについて一緒に話し合ったり、一日の中で何度かこのチャートをチェックして、進捗を意識的に確かめることもできます。この章の後半

FAST MINDS 24時間サイクルレビュー

睡眠/覚醒サイクル	1日目	2日目	3日目	4日目	5日目	6日目	7日目
寝る前に体を休めてリラックスしましたか？							
7〜9時間の睡眠時間を確保しましたか？							
休息できる暗い睡眠環境を確保しましたか？							
一日を予定通りに始めるために、余裕を持って早起きしましたか？							
カフェインの摂取は避けましたか？							
日中うたた寝しませんでしたか？							
7〜9時間の睡眠時間を確保するため、早めに就寝しましたか？							

栄養	1日目	2日目	3日目	4日目	5日目	6日目	7日目
健康的な朝食をとりましたか？							
家には健康的な食べ物が用意されていますか？							
一日を通じて、少量を定期的に食べましたか？							
ファストフードやジャンクフードは避けましたか？							
エネルギー源としてたんぱく質と炭水化物を摂取しましたか？							

運動/リラクゼーション	1日目	2日目	3日目	4日目	5日目	6日目	7日目
最低30分間は運動しましたか？							
運動に必要な道具をあらかじめ用意しましたか？							
日中、リラックスする時間をとりましたか？							

では、あなたのニーズを満たすためのアクションプランを作る方法を紹介します。

習慣を改めるためのブレーンストーミング

　ここまで読み進めてきたあなたは、自分のライフスタイルの中に存在するさまざまな選択肢に意識を向けることができるようになってきていると思います。あなたが選ぶ選択肢をどのように変えていきますか？　問題を起こしているのはある特定のパターンなのだと認識できてからすぐに、それを変化させていくための計画を作り始めることができる人もいます。あるいは、今までの生活態度を変え、新しい習慣を身につけるためのしくみを作ることも役に立つでしょう。

　本書で、あなたが自分自身の社長となることを強調しているように、自分の時間を確保することはとても重要です。課せられた作業をこなすことに精一杯の毎日で、自分の健康管理のための時間が十分に持てなかったら、あなたに与えられた役割を責任を持って果たすことは困難となるでしょう。あるいは、あなたの生活は"むなしさ"で満たされている状態かもしれません。例えば、ゲーム、インターネット、テレビなどです。それらは注意散漫の対象であるか、落とし穴です。あなたのニーズをより良く満たすための活動に時間をとるため、行動を起こしましょう。何を得るために何を捨てる必要があるか、注意深く考えてみましょう。完全に何かと何かを交換しなくても、例えば運動している間にテレビを見るなど、いくつかの行動を組み合わせて行うことも可能かもしれません。

　FAST MINDS 24時間サイクルレビューを通じてあなたが特定したパターンの中で、健康を維持していく上でどのような点が欠けているか、考えてみてください。

　7〜9時間の睡眠をとれていますか？　一日を通じて健康的な食事をとる習慣が身についていますか？　毎日30〜60分の運動を実行

していますか？ いつもの習慣の中で、具体的に何がこれらの問題を生み出していますか？ 例えば、夜遅くに就寝する、食事を定期的にとらない、運動する代わりにSNSに夢中になってしまう、などの問題がありませんか？ いつもの習慣の中のこれらの問題を避けていくために、その代わりとなる習慣を、以下の質問に答えながら見つけていきましょう。

1. 外的な注意散漫があるか？
　　夜中にゲームに夢中になる傾向があるか？
　　気になるテレビ番組は録画せずに見てしまうか？
　　ベッドで仕事をすることがあるか？
　　夜中に飲食するか？

2. 内的な注意散漫によって、いつもの習慣に導かれてしまうか？
　　退屈して夜中に飲食するか？
　　自信をなくすようなできごとがあると、夜に何か報酬がほしいと感じるか？
　　家族の世話にすべての時間が費やされ、あなた自身の時間を我慢していると感じるか？

3. 決定的瞬間により良い選択をするためには"一時停止ボタン"が役立つか？
　　よく考えた上で、より意味のある選択肢を選べているか？
　　あなたが夜更かしする理由は、過去に夜更かしして翌日疲れが残っていても大きな問題は起こらなかったからだろうか？

4. どのようなしくみが役立つか？
　　計画に即したチェックリストや作業ステップのリストを使うことができるだろうか？ 例えば、ジムに行く時の持ち物、寝る前

にやっておくべきこと、健康的な食事リストを冷蔵庫に貼っておくことなど。
寝る前に翌日の計画を立てる習慣や、運動している間にニュースをチェックするなど、ある作業に目的を追加することはできるだろうか？
短期的な報酬を設定する、あるいは他の人を巻き込むことによって責任感が持てるようになるだろうか？
進捗をチェックすることが役立つか？

健康的な習慣を身につけやすくするために

新しい習慣を身につけることが困難な人は、まず、努力しがいがあると感じる習慣を一度に1～2個選んで試してみることが重要です。また、その新しい習慣をできるだけ興味深く、意味あるものにすることも大切です。ここに、もっとも重要な習慣、すなわち睡眠、食事、運動について、それぞれの心得を紹介します。すべてを参考にする必要はありませんが、これらの情報によってあなたの創造性が刺激され、新しい習慣を定着させるための戦略が作りやすくなると思います。

睡眠の心得

質の高い睡眠を得るための方法にはいくつかあります。これらの方法は基本的に、生物学的な日内変動パターンに注目しており、また、刺激が少ない落ちついた時間を確保することによって、体内のホルモンや脳内神経伝達物質が睡眠モードに入るよう促します。

就寝時間に問題があるのであれば、パートナーにさりげなくリマインドしてもらったり、パートナーと同じ就寝—覚醒サイクルを維持するようにするとよいでしょう。もしそれができない場合、あるいはあ

なたが一人で生活している場合は、アラームを使ったり、同様の問題（違う問題でもいいですが）を抱えている友人とお互いに助け合って取り組むこともできます。また、就寝時間を守ることができた場合は30分間本を読んでもよいなど、報酬を用意することもできます。

ADHD治療薬のうち刺激薬（精神刺激薬）を服用している場合は、早朝に服用すれば、就寝時間の頃にその血中濃度が低くなってくるので、就寝時間の管理が容易になる場合があります。

以下に、ハーバードメディカルスクール睡眠医学部門が推奨する、眠りに関する心得[17]を紹介します。

1. カフェイン、アルコール、ニコチンの摂取は、就寝前の最低3〜4時間は控えるか、可能な場合はこれらすべてを同時にやめてしまいましょう。これらの物質はすべて、睡眠を妨げます。カフェインはコーヒーだけに含まれているわけではないことに注意しましょう。お茶やチョコレート、エネルギードリンクにも含まれています。

2. 寝室は就寝だけを目的とする部屋にしましょう。寝室の主な目的は睡眠であり、眠りにつくための場所です（セックスもOKです）。もし眠りに入りにくく感じたら、パソコンやテレビ、その他の注意散漫の原因を寝室から取り除きましょう。寝室はできるだけ居心地の良い環境を整えることが大切です。静かで、暗く、涼しいと、良質の睡眠を得やすいので、遮光カーテンやアイマスク、耳栓、シーリングファン（天井扇風機）などホワイトノイズ（白色雑音）を発する電子機器の使用を考えてみましょう。快適な温度を保ちましょう。夜中にペットがベッドの中に潜り込んでくるような状況なら、何か他の対策（あなたにではなくペットに）を練るべきです。

3. 覚醒状態から睡眠への移行を促す、寝る前の行動パターンを考えましょう。就寝前の1時間は、恐怖をあおるテレビ番組、暴力的な

ゲーム、感情的な電話などは避けるべきです。ストレスのある時に分泌されるコルチゾールというホルモンは、人を覚醒させる作用があります。もし何か考え事をしてしまって困るなら、その内容を簡単に書き留め、とりあえず紙の上にその考えを預けてしまいましょう。

4．ベッドの中で、起きた状態のまま何時間も過ごすことは控えましょう。眠ろうと努力してベッドに入ってから20分たっても眠れない時は、起き上がって他の部屋に行き、何かリラックスできることをしばらくやってみましょう。夜中に起きてしまって眠れなくなってしまった時も同様にしてください。

5．体内時計をもっともよく機能させるために、毎日同じ時間に寝て同じ時間に起床するよう心がけましょう。そして朝目覚めたら、自然の光をできるだけたくさん浴びましょう。

6．うたた寝する場合は短時間で、就寝時間間近は避けてください。

7．夕食は、就寝の数時間前までに済ませ、寝るまでに食べ物を十分消化できるようにしましょう。夜中にお腹がすいたら、何か一口つまむ程度にとどめ、消化不良にならないよう注意しましょう。夜に飲み物をたくさん摂取することは控えましょう。満杯になった膀胱が睡眠の邪魔になることを防ぎます。

8．運動しましょう。ただし、夜遅くは避けてください。体からエンドルフィンが分泌されている状態では、リラックスして眠ることができなくなる可能性があります。

食事の心得

あなたの脳が快適に機能し続けるために、そして空腹感によって暴飲暴食することがないように、食事は抜かずに一日を通じて栄養価の高い食事をとりましょう。一日は健康的な朝食から始めましょう。ファストフードはできるだけ避けてください。友人とのランチを毎週設定したり、弁当には健康的なスナックを取り入れましょう。ひとにぎ

りのアーモンドを袋に入れて持って行くことはそんなに手間がかかることではありませんし、ベビーキャロットやフムス（ひよこ豆のペースト）、リンゴや少量パックのピーナッツバターなど（子どもの頃によく食べたような加工品のものではなく、天然のピーナッツと塩だけでできたものを選びましょう。加工品にはコーンシロップやその他の甘味料が多く含まれています）も良いでしょう。脂っこい食品の代わりとして、小さな瓶に入った離乳食を使うのも良い方法です。自動販売機は使わない、ファストフードはとらないといったルールを設定することも、誘惑を避けるための計画的な方法です。

　もし過食してしまうような欲求が出て来たら、"一時停止ボタン"を使って、何を食べるか注意深く選択するよう心がけてください。散歩に行ったり、とりあえず水だけ飲んでみたりすることで、一呼吸おきましょう。過食の原因が感情的な理由なら、前章で紹介した"考え事日記"を実践すると役立つと思います。

　健康的な食事をするという動機づけに問題があるなら、友だちや同僚と一緒に、誰がもっとも健康的な生活ができるか競争してみてもいいでしょう。そしてぜひ勝利を手にしてください！

　食料品の買い置きは、健康的な食べ物を選択しましょう。アイスクリームなどは常に備蓄しておくのではなく、何かを成し遂げた時の報酬として、外に食べに行くようにすると良いと思います。フードライターであるマイケル・ポーランは、スーパーでの買い物の際は、農産物や乳製品、肉類などが重点的に配置されている店内の壁際の通路だけを通って、加工品に満ちあふれている店の中央部での買い物は避けるようにすべきだと述べています。加工品はそのほとんどが塩分過剰で、栄養価が少なく、カロリーが高い油や精製穀物が添加されています。加工品の代わりに、年中いつでも入手できるリンゴやバナナ、オレンジを購入するようにしましょう。「目の前のリンゴが食べたくないなら、あなたは空腹ではないということです」と、ポーランは彼の著書"Food Rules"で述べています。また、おばあちゃんが"食べ

物"と認める物だけを食べるという方法も紹介しています。ポケットの中の物もだめですよ。

　週末に、健康的な食材を使って一週間分の食事をすべて用意してしまう人もいます。日曜日に作ったスープは冷凍すると一週間は持ちます。余分に作って余ったトマトソースは、パスタや手作りピザ、野菜シチューに転用できます。ツナサラダや卵サラダは常備菜としてランチに持っていくこともできます。

運動の心得

　幸い、運動には習慣性があります。定期的な運動がどれくらい体に良いかということが一度わかれば、自発性は簡単に身につけられます。ADHDを持つ人の中には、毎日運動することで、余分なエネルギーを発散している人もたくさんいます。運動しなければ、彼らは注意散漫になってウズウズしてしまうようです。また、運動はストレスや不安を減らし、集中度を改善し、自信を持つことも支援します。運動すると良い睡眠も得られやすくなります（ただし就寝直前の運動は避けて）。

　あなたが好きな運動を選びましょう。ジョギングが苦手ならば、それは気にしないでください。運動は他にもたくさんあります。今、特に好きな運動がなければ、試しにいくつかやってみましょう。ゴルフ（自分のクラブは自分で運んでくださいね）、テニス、スカッシュ、ハンドボール、バレーボール、バスケットボール、社交ダンス、ベリーダンス、バレエ、釣り、ピラティス、ホットヨガ、自転車、アイススケート、アイスホッケー、フィールドホッケー、ローラーブレード、スキー、クロスカントリースキー、水泳、ウォーターポロ、犬の散歩など、選択肢は限りなくあります。ビデオを見ながらのエクササイズも、心拍数を十分に高める効果があれば、しないよりはましです。しかし、テレビのリモコンを探すことは運動には含まれません！　心臓がドキドキするようなストレスも適しません。

もし一つの運動に集中することでうんざりするなら、いくつか組み合わせてみましょう。さまざまな部位の筋肉を動かすことは、いずれにしても良いことです。

一緒に運動する仲間を得ましょう。そうすることで、お互いに励ましあって運動を続けることができるようになります。これはあなたが新しい習慣を始めた時に特に重要なことです。毎日運動することに次第に慣れてきたら、一人でもその習慣を維持することは容易になります。

ある習慣を維持することよりも、最初の第一歩を踏み出すことの方が格段に難しいということを覚えておいてください。運動を休む誘惑にかられたら、脱線しないように注意して、再び運動の習慣に戻るよう意識しましょう。しかし、たまには休むのも良いことです。時々ルールを破ることも、あなたのパターンに変化をつけて、より継続しやすくなります。

毎日をより健康的に

FAST MINDS 24時間サイクルレビューと、睡眠、食事、運動のパターンを改善する心得を参照して、あなたが身につけたいと思う、健康的な習慣を実行するためのアクションプランを作りましょう。一つずつ試すといいと思います。新しい習慣を身につけるためには、意識的な努力と練習が必要です。ですから、あなたが新しい習慣を完全に身につけてしまうまでは、どのようなものであれ、あなた自身が構築したしくみを有効に活用することが重要です。

自分の健康維持のために必要と思われることを、よく考えてリストにしてみましょう。

そして、その項目ごとに、それを実行するための具体的な行動・習慣をリストしてみましょう（例：早く就寝するために気持ちを落ちつ

かせる、ジムに行く前日の夜に持ち物を用意する、あらかじめ決めておいた健康的なおやつを食べる）

健康維持のために必要なこと　　　**新しい行動・習慣**

_____　　　_____

_____　　　_____

_____　　　_____

_____　　　_____

　以下に示す、FAST MINDS決定的瞬間プランナーを使って、あなたがこれらの行動や習慣をいつ実行するか記載しましょう。

　次に、新しい習慣を身につけやすくするため、あなたが構築したしくみに加える変更点をリストアップしましょう。219〜224ページの心得を参照しながら、新しい習慣を練習しやすくする方法を考えましょう。例えば、その習慣を思い出す方法（例：携帯電話に、翌朝着る服を出しておくように知らせるアラームをセットするなど）、落とし穴を避ける方法（例：テレビの深夜番組は録画するなど）などです。

健康維持のための　　　　　　　**新しい行動・習慣を**
新しい行動・習慣　　　　　　　**練習しやすくするしくみ**

_____　　　_____

_____　　　_____

_____　　　_____

FAST MINDS 決定的瞬間プランナー

取り組むべき項目	行動	いつ実行するか	午前 6	7	8	9	10	11	正午	午後 1	2	3	4	5	6	7	8	9	10	11
睡眠	就寝準備を90分前から開始する	毎日																*		
健康的な食事	少量を1日4食	毎日		*					*			*				*				
運動	ジムに行く バッグを用意する	火曜日 木曜日 土曜日															*			

使い方：このチャートは、日々、あなたが行うべきことをより実行しやすくするため、決定的瞬間の行動を計画する際に役立ちます。時間を無駄にすごしたり、不健康な行動などの落とし穴に前もって対処することができる決定的瞬間について考えてください。1. 最初の列には、あなたが取り組むべき項目（例：睡眠、健康的な食事、運動）を書きます。2. 二つめの列には、行うべき行動をリストします。3. 三つめの列には、その行動をいつ実行するかを書き込みます。4. 一日のどの時間帯にその行動をするか*印をつけましょう。最初の3行に示した例を参考にして記入してみてください。

第8章 気分よく、機能よく

　　_____　　_____
　　_____　　_____

次の章では、FAST MINDSに伴う社会的な問題について考察します。

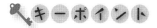キーポイント

- 規則正しい睡眠、健康的な食事、運動は、多くの場合、最良の"薬"となる。
- あなたの行動を生理的なリズムにマッチさせることで、注意力やセルフコントロールを最適化することができる。
- あなたの毎日の習慣から脱線してしまうか、あなたを成功に導くかの分かれ目となる決定的瞬間を特定しよう。
- リマインダーや責任感、進捗状況のチェックなどを取り入れることで、新しい習慣をサポートしよう。

part 2　FAST MINDS操作マニュアル

第9章　人に理解してもらう

　タズは、誰かと会話している時、最初の数秒間は相手に意識を向けることができますが、その会話がどのように展開するかがわかってくると、次第に相手を無視してしまいます。しかし、その話の展開についての彼の予想はほとんどの場合間違っているので、結局、話し相手が言ったことを聞き逃してしまいます。あるいは、思ったことをつい口走ってしまい、突然みんなが無言になったり、冷たい視線を向けられることもあります。彼が特に落ちつかない時は、過激なコメントをあえて発言することで議論への興味をキープしようとすることもあります。彼の短気で激しい行動によって、周りの人は彼のことをよく理解する前に、彼の前から姿を消してしまいます。

　タズの社会的孤立は幼少期から始まりました。小学校で親しかった友だちは一人だけでした。その友人は2歳年上の、おとなしく我慢強い女の子でした。集団の中では、彼はいつも一人でいることが多く、子どもの時もそうでした。誕生日パーティーやお泊り会に呼ばれることは一度もありませんでした。7歳になる頃には、自分が孤立していることに気づいていました。4年生になった頃、彼は両親に、友だちから認められるチャンスがもう一度ほしいのだと打ち明けました。しかし、友だちはそのチャンスを彼に与えませんでした。彼はいじめっ子の標的となりました。いじめっ子たちは、彼が奇妙な行動をとったり、からかうと過剰に反応したり、また、皆の前で先生に叱られたりするので、標的にしやすかったのです。いじめは、タズの心に暗い影を落しました。青年期に差しかかった頃には、彼は孤独で、自分のイメージは粉々になっていました。

第9章 人に理解してもらう

　子どもたちは、運動場やカフェテリアでFAST MINDSを持つ子どもをすぐに特定する能力を持っているかのように見えます。たとえその特徴が臨床診断に結びつく程度まで到達していない場合でも、子どもたちはFAST MINDSを持つ子どもを鋭敏に察知します。特に、その子どもが感情的に反応しやすい場合に標的となります。子どもたちは、あえてFAST MINDSを持つ子どもが動揺するように刺激していじめます。このような経験をすると、子どもの自尊心は引き裂かれ、両親にとっても胸が張り裂けるような状況に陥ってしまいます。教育関係者は、稀に、このような状況に慣れて鈍感になっている場合もあり、積極的に家族をサポートすることがない場合もあるようです。

　集団生活の中で生じる違いは青年期まで継続し、複雑性が増す十代の間に、友だちを作ってその関係を持続させることが困難になります。FAST MINDSを持つ子どもは、自分と気が合う仲間を見つけることが難しく、彼らと同じような特徴を持つ一〜二人の子どもとしか関係を持たなくなります。学業成績も芳しくないことが続くと問題を助長し、十代のうちからやる気を失い、将来に対して希望が持てなくなります。

　大人になってからも、なぜ、ありのままの自分が受け入れられないのか理解に苦しんだまますごしている人も多くいます。彼らは、人生を通していつも、自分と人は何かが違うと感じているのです。

　この章では、FAST MINDSが大人の社会に及ぼす影響に注目します。以前にも述べたように、FAST MINDSの問題は、人からの支援を得た時に、より乗り越えやすくなります。この章では、人間関係の中での決定的瞬間を特定することによって、お互いに信頼して長続きする、支え合える関係を築く時の考え方や、それを実現するためのいくつかの方法を紹介します。

☑ 自分自身を知る

- ☐ あなたは人があなたに言ったことの詳細を忘れてしまいがちですか？
- ☐ あなたは人との会話の中で、話があちこちに飛んでしまったり、長々としゃべったり、あなたがどのような筋道をたどって今の考えに行きついたのか、自分自身でわからなくなることがありますか？
- ☐ あなたは人の話をよく聞いていないと批判されたことはありますか？
- ☐ あなたは短気で、人が遠回しな言い方をすることはやめてほしいと思いますか？
- ☐ あなたは、話をちゃんと聞いていたようにふるまったり、あるいは、人にもう一度くり返してほしいと頼むことがありますか？
- ☐ あなたは自分の感情を抑えることが大変ですか？
- ☐ あなたは集団の中で人と違うといつも感じますか？
- ☐ あなたは、他の人があなたのことを真に理解していないと感じますか？

社会性とADHD

　ADHDを持つ人は、幼少期の早いうちから社会性に困難を抱えている場合が多くあります。ADHDを持つ子どもは、感情を行動で表現することが多く、集団のルールに従うことが困難なため、教師や同級生がマイナスのイメージを持つ傾向があります。しかし、そのことがきっかけとなって、ADHDの早期診断につながることは多くあります。ADHDを持つ女子には、おしゃべりで、会話の速度が速く、あきっぽいという特徴がよく見受けられます[1]。ADHDを持つ子どもは、人との関係でトラブルを生じやすい、関係性を継続することが困難であるといった特徴を持つことが、研究によって一貫して示されています[2]。女子の場合、同年代の子どもたちから否定されるだけでなく、その子どものおしゃべりが気に触ったり、社会的慣習から外れていることを理由に大人からも否定されるケース

もあります。

　一方、ADHDを持つ人の中には、その卓越した運動能力や外見、ユーモアなどによって人気者になり、そのことを通じて社会に受容されるケースもあります。けれども、その天性とも言える特徴が、彼らが持つ困難を覆い隠したり、人が彼らと仲良くなろうとして、かえって社会的な問題を引き起こす場合も考えられます。ホーウィー・マンデルは、彼の著書"Here's the Deal: Don't Touch Me"の中で、彼が経験したADHDやその他の課題についてのエピソードを記しています。その中で彼は、子ども時代、彼が持つ独特のユーモアのセンスがあったにも拘わらず、というよりはそれが原因で、自分が周りの子どもに溶け込んでいると一度も感じることができなかったと述べていることからも、その状況が感じ取れます。しかしその彼のユーモアに満ちた性格が、後に社会的名声を得ることにつながりました。

　特にこれらの特徴がないタズのようなケースでは、より孤立を深めてしまうことになります。子どもは他人が持つADHDの特徴を受け入れない傾向があることは、今までに行われた研究の中で示されています[3]。青年期は、社会的な期待や複雑性が増し、また、社会に"適合する"ことがより重要になるため、ADHDを持つ人にとってはより大変な時期となります。衝動的な行動や注意力が散漫になること、軽率に見える行動、うっかりしてしまうことや"かっこよくない"と思われることが原因で、社会で受け入れられにくくなることもあります。大学生を対象としたある研究では、ADHDの特徴によって、社会的受容に違いがあることが示されました[4]。注意力の散漫性は敬遠される傾向にある一方、衝動性や過活動性は"楽しい"とみなされる傾向にありました。

　タズの例が示すように、FAST MINDSの特徴に起因する社会性な困難は、簡単な会話の中にも現れることがあります。人の話を半分しか聞いていないと、人間関係に問題が生じます。身近にいる人に「私の話をあなたは何も聞いていない」と、口癖のように言われるケースもあります。人の話に集中できないことや、会話を遮断するような行為は、トラブルの原因

となります。短気ですぐに感情的な反応をしてしまうことも、人間関係を傷つけます。

　ADHDを持つ人の中には、大きな社会的集団の中にいると、人の会話がまるでピンポンのように速いペースで進むことについていけず、どのタイミングでしゃべったらいいかわからなくなる、という人も多くいます。あるいは、集団の中で快適に過ごすことができず、孤立するとわかっているので、社交的な場所への誘いはすべて断ってしまうという人もいます。

　一方、他者の立場からすると、FAST MINDSを持つ人と会話することがとても難しく感じる場合があります。FAST MINDSを持つ人は、話はもう十分であることを示すシグナルや、シェークスピア演劇の長い独白に聴衆がうんざりする時に見せるようなシグナルを見落としてしまうことがあるのです。あるいは、話があちこちに飛んで、一貫性のあるストーリーが見えにくくなることもあります。このようなことが原因となり、ADHDを持たない人は、彼らが何を言っているのかわからなくなるのです。

☑ 影響を知る──人はあなたのことをどう言っているか？

- ☐ あなたは人から、その人の話を聞いているか、または言ったことをくり返してみるように言われることがありますか？
- ☐ 人の話をさえぎらないでと言われますか？
- ☐ あなたとの会話はフラストレーションがたまると言われますか？
- ☐ あなたが参加したかったことから外されたことがありますか？
- ☐ あなたがすべきことを何度も念押しされますか？

マイケル：適切な受け答えを目指す

　マイケルが二度目に結婚した相手は、彼が横道にそれないようにサポートする方法を見つけました。彼女は例えば「今、心がどこかに行ってたで

しょ？」と言います。彼はいつ自分の気持ちがそれてしまったのか見当もつかないのですが、彼女にそう言われることで、気持ちを取り戻すことができるのです。「彼女の言葉は客観的で、責める言葉じゃないんだ」と彼は言います。彼は彼女の言葉を素直に受け入れることができるのです。

　マイケルは人との関係を持続させることにずっと苦労してきました。彼には会話の中での無言のシグナルというものが察知できず、時々適切でないことを口走ってしまうなど、衝動を抑えることに苦労していました。また、その場の対応はよくても、例えば親戚との良好な関係を維持するなど、関係性を保つための行動を忘れてしまうのです。

オリビア：軌道修正を図る

　最近、ADHDとうつ病を持つと診断された、教師をしているオリビアは、職場での彼女の業績評価が悪く、解雇されるのではないかと心配していました。校長先生に自分が困っていることを相談し、集団の中でうまく機能することが困難になる病気を持っていることも説明しました。そして、どのような支援が彼女にとってありがたいものかを詳しく説明し、自分が自信を持てない部分については校長先生の助言を求めました。校長先生は、計画的に仕事を進めることが得意な他の教師を彼女の助言者にしました。オリビアはその助言者と共に、授業計画と課題を黒板に書いてみました。二人は一学期に2回、成績評価を一緒に行う日を決め、その時に、まだ戻していないレポートも一気に片付けました。また、学生やその親と、授業以外のところでどのようにコミュニケーションを図ればよいか、アドバイスを求めました。オリビアは問題が生じるとすぐに自分を責める傾向がありますが、助言者は同じような状況になっても自分を責めていないことに気づきました。また、助言者は書いて伝える方が話すよりも効率的と思える場合では、学生や親に対して文書を通じてコミュニケーションをとっていました。このように、オリビアは助言者からさまざまなことを学び、また、二つの病気の治療薬の力も借りて、以前より自分をコントロ

ールできるようになり、自分の教育技術も今までより向上したと感じました。彼女は今、教師になって以来初めて、自分の仕事に心からの喜びを感じ始めています。

人にADHDであることを伝える

　ADHDを持つ人が直面するもう一つの大きな問題は、ADHDを持っていることを人にどのように伝えるかということです。もちろん、個人的なことでもあまり気にせず人に話すことができる人もいます。一方で、周りの人と同じように振る舞えない自分をとても恥ずかしく思い、ADHDを持っていることを人に話すことができず、隠して覚られないようにしている人もいます。

　米国では、"障害を持つアメリカ人法"（Americans with Disabilities Act）において、学習能力や就労能力を損なう障害（ADHDを含む）を持つ個人は、その症状が就労や学習能力に影響を与える場合は、一定の保護と支援を受ける権利が確保されています[5]。学校や職場では、この法律のもと、その学生、あるいは被雇用者が十分にその役割を果たせるよう"合理的な対応"をすることが求められています。しかし、これを学校や職場がどのように実践するかにはばらつきがあります。多くの場合、修了規定や職務規定を個人のために変更するところまで及ぶことは稀です。学校や雇用者は、何らかの対応を試みる前に、当人が障害を持つことを証明する書類を求めることがほとんどです。

　学校：多くの大学では、障害を持つ学生にさまざまな支援が用意されています。例えば、試験中のストレスを低減するため試験時間を延長する、問題を解く時間や記述することの困難に対する配慮、ケアレスミスなどを十分にチェックできる余裕を与えるなどの対応を行います。あるいは、注意散漫になりにくいフリーエリアなど特別な場所でのテストを許可する、授業ノートの持ち込み、読書教材にオーディオバージョンを用意すること、個別指導を行うなどの対策が取られる場合もあります。

第9章 人に理解してもらう

　このような特別措置を講じる前に、当人が持つ脳機能の違いを明らかにするため神経心理学テストを行うこともよくあります。しかし、ADHDを持つ人の場合、そのようなテストでは異常が認められないケースも多いので、特別な措置が必要であると学校側に納得してもらうことが現実的に難しい場合もあります。

　職場：職場では、このような特別措置は今までほとんど講じられてこなかったのが現実です。けれども、職場によって状況は異なり、その程度には非常に大きな差があります。法律で定められているところの"合理的な対応"には、例えば、仕事と個人のカレンダーを同期させるソフトウェアの導入や、静かな場所の確保、計画的に仕事を処理する同僚の隣にその人のブースを設置するなど、コストがほとんどかからない方法も含まれます。偏見を持った対応は違法とみなすこともできるかもしれませんが、実際に訴訟で勝つことはとても難しく、お金もかかります。従って、身体的に明らかではない障害を持つことを職場で打ち明けるには、注意深い検討が必要です。FAST MINDSを持つ人は独自の方法で同僚とのコミュニケーションを円滑に図り、仕事の成果を上げるための工夫をして、職場環境に適合するよう努力しています。

職場でいつ話すか

　それが実際にどういう結果を招くか、ある程度明確にイメージできるようになるまでは、あなたがADHDと診断されていることは職場では話さない方が良いと私たちは考えます。

　あなたの上司はとても協力的で、あなたがベストを尽くせるようにさまざまな対応をしてくれる人かもしれません。しかし、現実的にはそうではない可能性もあります。個人的なことは必要以上に打ち明けない方が、状況をコントロールできることもあります。米国におけるプライバシーに関するルールでは、労働者は必ずしも個人の医療情報を雇用者に公開する必要はありません。従って、障害を持つアメリカ人法のもと、雇用者に合理

part 2 FAST MINDS操作マニュアル

的な対応を要求する場合でも、その医学的根拠は"ある病状により"と記入するだけでもかまいません。

　上司や同僚に自分の病気について話す前に、職場の同僚に迷惑をかけないようにするための対応策を、まずは講じることをお勧めします。これは何もADHDと診断された人だけに限りません。社内のコミュニケーションを明快にすると、それにかかわる全員が利益を得ることができます。会議で議題をあらかじめ設定したり、会議の終わりに決定事項をまとめたりすることもとても役に立ちます。仕事に従事する人は皆、カレンダーシステムや書類整理をするスペースなど、適切に仕事をするためのツールや環境を必要としています。ADHDを持っているかいないかに関わらず、ノイズを減らすヘッドフォンや、静かな仕事スペースをリクエストすることはできます。

　また、あなたが誰かに助けを求めるよりも、まず最初にあなたの方から助けの手を差し伸べることによって、あなたが望む環境を実現できる場合もあります。文書に記録する作業によって集中が持続するのであれば、会議の議事録を書くことを自ら名乗り出ることもできます。上司と直接話をする方が効率よく仕事がこなせるなら、上司との面談の機会をできるだけ多く持って、スケジュールを確認しながら、あなたが職場の優先順位に従って仕事を進めているか、一緒に確認することもできます。もしあなたがチームの一員なら、あなたが得意とする仕事を先に申し出ることによって、苦手な仕事があなたのところに回ってくるのを回避することもできるでしょう。これは、チームの一員として働くということを通じて、締切りを守り、同僚と一緒に作業する時間を確保するなど、あなたが責任を果たすことを意味します。

　また、社内に助言者を得ることで、大きく成功を収めた人もいます。助言者は、経験豊富で計画的に仕事ができ、あなたの背中を自然に押してくれるような人が理想的です。あなたが仕事に集中して職責を順調に果たせるよう支援してくれる存在です。

　FAST MINDSによって生じる仕事上の困難に対処するために雇用主に

第9章 人に理解してもらう

支援を求める場合は、まずあなた自身でできることをすべて行ってからにしましょう。人事部は、あなたの上司が十分に認識していないかもしれない雇用者支援に関する会社の方針や指針をより詳しく把握しています。また、もし同僚の中にADHDを持つ人がいたら、あなたの上司以上に具体的な解決策を持っているはずです。くり返しますが、あなたの"医療上必要"な支援を得る時に、病名やその症状を詳しく説明する必要はないのです。けれども、あなたが雇用主に支援してほしいと思っていることについては、その内容を具体的かつ明確にしておくことが重要です。そうすることで、よりピンポイントで問題に対処することができ、医学を専門としない人をADHDや学習障害といった聞きなれない言葉で混乱させなくても済みます。

一方、病気について打ち明けることは、状況によっては建設的な場合もあります。ゾエ・ケスラーは、彼女がうっかりミスをしたことについて上司に呼ばれた時、ADHDを持っていることを打ち明けました。少し落ちついて聞いてほしいことがあると上司に切りだし、自分はADHDという病気を患っていて、そのミスをする前の三日間、治療薬を飲み忘れていたことを落ちついて話しました。その一年後、ゾエは職場の自分に対する評価が改善していると感じました。「私の同僚はとても保守的な人たちで、職業意識が高い。なぜこんなに状況が好転したのかわからないし、正直、信じられない。でも、彼らは私の病気を気にしているようには見えない。おそらく私が正直であったことを認めてくれているのだと思う」

家族や友人にいつ話すか

FAST MINDSについて、家族、友人、同僚、恋人に対して、いつ話すことが適切かを示す正式な基準やガイドラインなどはありません。けれども、どのような人間関係の中でも大切なことは、あなたが直面している問題に素直であるということです。ADHDを持つ多くの有名人、スポーツ選手、ビジネスリーダーたちは、ADHDの診断を受けていることを公開

しています。大切なことは、あなたの周りにいる人の中から、あなたが持つ特徴や問題を受け入れてくれる人を見つけることです。ADHDを持つ若者が、親にその病名を打ち明ける時、親はそのことにもっと早く気づかなかった自分の不注意を悔やむことも多いのです。

また、あなた自身の目標だけでなく、誰かと共通の目標を持つことも良いことだと思います。何か約束をする時や、新しい依頼にイエスと答える前に、心の"一時停止ボタン"を押して、注意深く考えてみましょう。誰かがあなたの不得意なことを依頼してきた時、引き受けて結果を出せないより、その仕事があなたの長所を生かせるものではないということを話す方が、長期的に見るとより良い選択肢と言えます。その代わり、あなたが力を発揮できることは進んで引き受けると良いでしょう。

タズ：友だちを見つける

タズは、まだ赤ちゃんの時に、ある専門職につく夫婦の養子になりました。彼らは後になって、彼を生んだ母親はADHDを持っていて、17歳で彼を出産したことを知りました。

タズは幼稚園で支援が必要でした。何かに集中する必要がある時には、彼は人より多くの時間を先生と過ごしました。遠足の時も常に先生と手をつなぎ、迷子にならないようにしました。運動場でも、砂場などで一人で遊ぶことが多く、誰かにいつも近くで見守ってもらわなければなりませんでした。7歳でADHDと診断された時には、彼の机は廊下に置き、必要な時には体育室に行って気持ちを発散する許可が与えられていました。

3年生から5年生にかけて、タズはADHDやその他の学習障害を持つ男子のための特別な学校に通いました。その学校のクラスは少人数制で、個別の教育計画があり、生徒は交流グループの活動の中で、どのように自己主張すればよいのかなどを学びました。彼はとても努力をして、6年生の時には普通の公立校でもう一度やってみたいと考えるようになりました。彼は背が高かったので、今回はいじめにあいませんでした。けれども、彼

第9章　人に理解してもらう

にはやはり特別な措置が必要でした。彼は筆記障害を持っていたので、宿題はほとんどパソコンで仕上げることを許されました。記述が必要となる課題では、追加の時間をもらうと同時に、その課題を仕上げるために日々の計画表を立てることも教わりました。クラブ活動に参加するよう勧められましたが、タズは一人でできる水泳や音楽、コンピューターゲームなどの活動を選びました。

　タズの集団での生活は、高校に入ってからようやく改善し始めました。高校では、所属するグループにもいくつか選択肢があり、彼のコンピューターやアニメーションにかける情熱を共有できる数人の友人を見つけることができました。現在タズは23歳になり、最近大学を卒業しましたが、仲の良い友だちをたくさん持っています。今でも彼は時々友人に対して攻撃的になることがありますが、タズはその場ですぐに謝って、友人も彼を許します。タズは、良い友だち関係を続けていくためにはどうすればよいかという友人からの助言を、素直に受け止めることができるようになりました。友人と一緒に何かを確認したり、信頼のおける友だちに彼の行動について意見を求めることもあります。自分がしゃべりすぎていないか、会話を独占していないかなど、どのように確認すればいいかも学びました。タズのIQは140前後で、これはほとんど"天才"のレベルです。彼は長い間、こんなにがんばっているのに、なぜ自分はもっと人気者になれないのか、ずっと理解に苦しんでいました。今では大切な友だちを多く持ち、この質問はどうでもよくなりました。

ずっとベストフレンドで

　良い友だちや、協力的なパートナーを得ると、生活が大きく変化し、あなたは本来の役割を果たすことができるようになります。仕事で同僚に恵まれると、例えば、次のプロジェクトにとりかかるタイミングを知らせてもらうこともできますし、プロジェクトが終わるまであなたが集中できるよう協力し、時には励ましてくれることもあるかもしれません。大切な人

間関係を維持するためには、誰もが努力を必要とします。しかしFAST MINDSを持つ人や、社交が苦手な人にとっては、対応策を考えておくことが大切です。

心理セラピストで作家であるステファニー・サルキスは、ADHDを持つ友人と共にwww.everydayhealth.comを運営しており、彼女たちがお互いにどのように助け合っているかを公開しています。彼女たちは、誰かがto do listの項目に印をつけた時や、誰かを励ます必要があると感じた時、メッセージを送ります[6]。「私の予定を知っている誰かがそこにいると思うだけで、とても励みになる。私たちはお互いに生産性を高めあうことができる」とサルキスは書いています。
「思った時に簡単にメッセージを送ることができるのも良いところ。"いいぞ！"とか"やったね"などのメッセージを送りあうの。そんな言葉を聞くだけで、次の作業に楽にとりかかることができる」

しかし、友だちに頼りすぎないように注意することも大切です。もしある友だちが、お金の支払いもなしに、あなたの家を定期的に掃除したり洗濯してくれている状態なら、それは行きすぎです。あなたのパートナーが家事や育児の90%をこなしている状態も行きすぎと考えた方が良いでしょう。あなた自身が普段の生活を続けることや自分の欲求を満たすために誰かに支えてもらうということは良いのですが、支援の手を差し伸べてくれる人の要求や生活も、十分に尊重することが大切です。

あなたは友人にどんなことを期待すべきでしょうか？　ゾエ・ケスラーはインターネット上のコラムで以下のようにアドバイスしています。「私自身、あるいはADD/ADHDを持つ友人はお互いに、忍耐、サポート、そして前向きなユーモアのセンスを求めあっています。誰かが人の悪口を言ったり、不適切な行動をとっている場面に遭遇すると、自分が原因じゃないかと心配になる。そんな時は、もっとも頼りにしている友だちに電話すると、状況を客観的に見つめなおすことができる。彼女は、私が心の中でどのように感じているかをわかってくれる。悪いのはいつも私ってわけじゃないってことをね」[7]

人を傷つけるコメントや、感情的で緊張が高まるような話題、落ちつきのなさといったFAST MINDSの特徴を大目に見てくれて、あなたが自分のガードを下げることができる誰かが周りにいるとすれば、それは本当にホッとできることです。

　ADHDを持つ友だちを探すべきなのか？　それはあなた次第です。自分と同じような（あるいはそれ以上の）症状を持つ友人とうまくやっていくことは難しいと感じる人もいるようですし、逆に、自分と同じような問題に向き合っている人がいることを知ると、解放されたような気分になるという人もいます。ADHDを持つ友だち、持たない友だち、両方持つことがおそらくベストでしょう。あなたがどのような背景を持っているのかわかってくれて、今のままのあなたを受け入れ、たとえ会話の途中であなたの気がそれてしまっても、あるいは、予定していたランチデートを忘れるようなことがあったとしても、怒らず状況を理解してくれる友人を持つことは素晴らしいことです。また、ADHDを持つ友だちが自分の問題に取り組んでいる時にあなたが支援することを通じて、あなたの同僚があなたの特徴についてどう感じているか、少し理解することができるようになるかもしれません。

　友だち、特にあなたのパートナーは、あなたの素晴らしい部分を引き出してくれると同時に、あなたが苦手とするところを補ってくれるような関係であれば最高です。あなたも、友だちにとってそんな存在になることができたら、とても素晴らしいことだと思います。あなたも友人も、税金の還付書類を記入したり、夜に玄関の鍵を閉めたり、夕食を準備したりすることができなければ、生活はより困難になります。そんな時は、あなたが得意とすること、すなわちユーモアのセンスと、時には少しのお金を使って、問題を解決していくことができると思います。

あなたがあなた自身のベストフレンドになる

　人は誰でも、どのように自己主張すべきか学ぶ必要があります。必要な

part 2　FAST MINDS操作マニュアル

ものを手に入れることができるから、人は行動し、ベストを尽くします。ADHDを持っている人が自己主張することは、さらに困難となります。自尊心が低かったり、子ども時代が、自己主張の方法を学ぶというよりは、差し迫った必要を満たすことで一杯だったからかもしれません。今、あなたは大人になりました。あなた自身にいつも目配りできるのは、あなたしかいないということを認識することが大切です。両親が助けの手を差し伸べることはもうできませんし、あなたの上司にもそれは望めません。

　あなたの職場環境の何かを変える必要があると感じたら、まずあなたがその問題と解決策を特定しましょう。例えば、机を動かす、第二の脳を駆使する、違う職を探すなど、問題の解決に自ら主体的に取り組むことができると思います。

　もし、人との関係に満たされない気持ちを感じたら、その具体的な原因を探ってみましょう。パートナーに多くを求めすぎている？　あなたのパートナーに、あなたのベストフレンドとしての役割に加え、掃除係、税金処理係、心の支え、生活の管理、そしてあなたの親の役割など、すべてを頼りきっている？　あなたが人に求めていることを書き出し、その中で他の方法で対処できる適切な方法があるかどうかを考えてみてください。掃除専門業者のサービスを利用する、税理士と契約する、さらなる心の支えとなる友人などです。そして、パートナーがいつも与えてくれている思いやりを認識して、感謝の気持ちを伝えてください。お互いの強みと弱みを確認しあいながら、各項目を一緒に埋めていくと良いでしょう。これは、皿洗いがさほど気にならない人が毎晩皿洗いをするということではなく、二人がお互いに、助けてほしい部分、得意な部分を認識することです。

　家族それぞれの役割や、職場でのあなたの仕事の進め方を明確にすることによって、仕事を適切に分担し、家族それぞれが自分の分担に責任が持てるようになります。

第9章 人に理解してもらう

シャーロット：違いを受け入れる

　シャーロットはADHDを持つ人が集うクラブの一員になろうと思ったことは一度もありませんでした。そのクラブに所属している人たちは、彼女によると「すべてをADHDのせいにしている」と言うのです。宿題がこなせなかった時にADHDを言い訳として使ったり、治療薬について楽しそうに話したり、テストの時に追加時間を与えられたことを自慢しているかのように感じることがありました。
「全然いいクラブだと思わなかった。こんな努力をする必要がない人たちのクラブに入った方がよっぽどまし」と彼女は言います。彼女は自分がADHDと診断を受けていることについて、ほとんど誰にも話しませんでした。大学で知っていたのは、彼女の親友二人だけです。
　けれども、大学に入学してから気づいたことは、苦労する理由を抱えているのは彼女だけではないということでした。それどころか全員が何らかの問題を抱えていました。異文化による問題、家族の問題など、理由はさまざまでした。シャーロットは、ADHDが彼女にとって"問題"であると思うことをやめ、ありのままの自分、それだけを考えるようにしました。大学院での勉強がとても負担に感じた時、彼女は大学の障害者支援オフィスに行きました。アドバイスを求める行動に出て良かったと今では納得しています。

もしあなたの大切な人がFAST MINDSを持っていたら

　ADHDを持つ人との関係は、どんな人との関係でもそうであるように、喜びもあり、フラストレーションもあります。一緒にいるとたくさんの喜びを与えてくれる人が、家族の秘密をうっかり口走ることがあったり、あなたの話にまったく関心がないように見える時もあるでしょう。温かく愛情に満ちた関係が、狭い交友関係の中で少し息苦

part 2　FAST MINDS操作マニュアル

　しく感じるような時もあるかもしれません。とても思慮深く見えるのに、パーティーでは軽い雑談ができない場合もあります。あなたと会話している時、最初の1分間は集中できても、次の瞬間には窓の外に意識が飛んで行ってしまう人がいるかもしれません。あなたが平和な時間を望んでいる時に興奮したり、あなたが静粛を望む時に際限なくおしゃべりになっているというようなこともあると思います。情熱的で素晴らしいと思える人のことを、イライラする存在だと感じる時があるかもしれません。
　ADHDを持つ人は、友人を作ることが難しいと感じていることが多いので、あなたとの友情関係やあなたからの愛情は、彼らにとってかけがえのないものです。あなたが彼らを励ますことや、成功をたたえること、彼らが優先事項を決めようとするプロセスや、達成したい事柄に取り組んでいる時、あなたが彼らをしっかり支援しているからこそ、彼らは最後まで努力を続けることができます。ADHDを持つ人と有意義な関係を継続させるための鍵は、バランスと受容です。バランスとは、お互いの強みや弱みに応じて役割を分担することです。受容とは、たとえ同じ結果を目指していても、彼とあなたでは違う方法をとる場合があるということを受け入れることです。チームワークは、適材適所が達成された時に最大の成果をもたらします。
　あなたが彼らの生活を取り上げてしまう、あるいは、彼らがあなたの生活を完全に無視するような立場をとるべきではありません。彼らは確かに病気を抱えていますが、だからといって、彼らが責任逃れできるわけではありません。彼らにはお金をもらってやっている仕事があり、また、育児や家事の中にも彼らが担当する部分はあります。それは例えば、あなたと彼が、何かの支払いを一ヵ月交替で担当するというような分担の仕方ではありません。あなたのパートナーが、家計管理が不得意なのであれば、その仕事はあなたが担当するか、他の誰かに委ねてください。けれども、二人のうちいずれかが、お互いの生活に関わる家事や請求書の支払い、子育ての90％をこなすという状

態がずっと続くことは、健康的ではありませんし、長続きしません。

　彼らの要求に応えるリミットを設定すべき場合もあるかもしれません。また、あなたの要求に応えるということは具体的にどういうことかを彼らに明確に示す必要もあると思います。例えば、あなたが愛情込めて準備した夕食がさめないうちに席につくことや、会話に意識を傾けてほしい時などです。

　彼らの行動が何を意図しているかに注目してみてください。彼らが実際に何をしているかではなく、彼らが何をしたいのか、ということです。これまでこの本を読み進めてきたあなたは既に、この二つは違うものだということが理解できていると思います。彼らはすぐ何かに飽きてしまったり、あなたが言ったことを半分しか聞いていなかったり、知らぬ間に本来の作業から脱線してしまうかもしれません。しかしそれは、あなたが彼らを思っているのと同じくらい、彼らがあなたのことを思っていない、というわけではないのです。

　以下に、FAST MINDSを持つ人が、自らの意図と行動をより同調させることを助ける方法をいくつか提案します。

- 二人の関係において、改善する必要がある決定的瞬間を一緒に探る。
- あなたが彼らにどのように扱われたいかを明確にするために境界線を設定する。FAST MINDSを持っていることは、彼らがあなたを傷つけるような行動に出てしまうことに対する言い訳にはなりません。
- 大きな会議やその他の決定的瞬間に、彼らが発信したいメッセージが確実に伝わるよう、あらかじめ計画し、実践する過程をあなたがサポートする。
- 会話が感情的になってきたら、そのまま話を続ける前に、落ちついて、会話の本来の目的や目指すところに立ち返るために時間を止めて、"タイムアウト"を宣言する。どちらが"宣言"するか、会話を始める前に決めておきましょう。

> あなたと子どもが共にFAST MINDSを持っているのなら、家族のストレスはより大きなものになるかもしれません。けれども、だからこそあなたは自らの行動に責任感を持てるようになりますし、子どもにとっても素晴らしいロールモデル（お手本）になる機会が与えられているということでもあるのです。

あなたにできること

　自分自身をケアする時に考慮すべき大切なことの一つは、人から支援を受けることです。仕事でよく気が散るのであれば、必要なものはおそらく、ドアを閉めることができる、あるいはガラス張りではない壁に囲まれた個室でしょう。人間関係では、例えば、あなた自身が家事をするのではなく、お金を払ってでも食事や掃除の代行業者を利用することに理解を示してくれるパートナーの存在です。しかし、そのような支援を得るためには、あなたが具体的にどのようなことを欲しているのか伝えることができなければ困難になります。どんな時に、どのような支援を求めることが合理的でしょうか？

　計画的でない、集中できない、あるいはADHDがあるといった理由で、あなたが支援を求めていることを誰かに話したとしても、残念なことにたいていの人は、どうしたら助けになるのかわかりません。あなたにとって具体的にどのようなことが役に立つのか、あなた自身が明確に伝えることができると、人があなたを助けやすくなるのです。

効果的なコミュニケーションとは？

　次のミーティングや会話で、より効果的なコミュニケーションを持つために、以下に示す方法をいくつか試してみてください。

第9章　人に理解してもらう

- あなたはCNNニュースのインタビューを受けていると想像してください。話は手短にはっきりと話す必要があります。2〜3フレーズ話したら、そこでストップ。
- しゃべるより聞きましょう。話し相手に時々質問を挟むことによって集中できるのであれば、それも試してみましょう。
- あなたが相手に対して実際に話しかける前に、あなたが今言おうとしていることは、相手が言ったことに対する反応なのか、それともまったく関係ないことなのかをチェックしましょう。
- あなたが伝えたいことをより明確に具体的にするため、その内容を書き出してみましょう。
- 会話の中で、感情や話の内容のレベルを相手に合わせましょう。
- あらかじめ話題を設定してから、話し始めましょう。

感情的なコミュニケーションをコントロールする

　前章では、あなたが感情的になるタイミングを認識する重要性と、感情面での衝動性がいかに良好な人間関係を阻害するかについて考察しました。感情的になると、多くの場合、会話は困難になります。疎遠になった母親や、もうすぐ別れることになるパートナーとの会話、仕事での年次評価の時、期末レポートの期限延長を依頼する時などは難しいものです。私たちは、そういった比較的負荷が大きい会話をいかにコントロールするかという方法を、これまでに紹介してきました。ここでは、そのような方法を具体的にどう適用するかについて、簡単にまとめます。

　あなたが反応する"沸騰点"を認識しましょう。あなたが過剰に反応しやすくなる場面を予測してみてください。そして、そのような場面をレーダースクリーンに映し出すように、客観的に眺めてみてください。

　決定的瞬間を見逃さないようにしましょう。会話が始まってから比較的早いうちに決定的瞬間を見つけ、緊張が積み重なってしまう前に

それを解きほぐしてください。例えば、昼食を食べる時間がなかった時に、いつも上司と衝突してしまうのであれば、次回、午後にミーティングがある時は、会議に行く前に何か軽くお腹に入れておくようにしましょう。

一時停止ボタンを押しましょう。あなた自身、あるいは会話の相手に対して、怒りやフラストレーションに満ちた反応をしてしまいそうになったら、心の中で"一時停止ボタン"を押しましょう。そして、そのように感じることはあるのだと心の中で再確認してから、建設的に、例えばジョークを飛ばすなどして、緊張を解きほぐしていきましょう。

第二の脳を使いましょう。難しい会話は、誰かに任せることによって回避できるでしょうか？ 例えば、ある顧客があなたの"沸騰点"を押してくるようなら、その顧客の応対は同僚に任せることができますか？ 母親が感情的になっている時、あなたより妹の方がその状況をうまく収めることができるなら、母親のことは妹に任せて、その代わりにあなたは他のことを妹から引き受けるといった形で合意できますか？

効果的な人間関係を築く

FAST MINDSを持つ人が直面することが多い特有の問題について、いくつかの考えを提案します。

あなたは友だちを作ることが難しいですか？ あなたが人との関わりの中でどのような行動をしているかを分析し、人を遠ざけてしまいかねない態度をとっていないか、考えてみてください。あなたに近い人にもぜひ意見を聞いてみてください。

誰かがしゃべっている時、その話の意図を勝手に予測して集中できなくなったり、あなたが興味のある方向に話をそらせてしまうようなことがありますか？ そのようなことをすると、なぜ、人は気分を害するのでしょうか？ このような衝動が起こりそうになった時、あな

たが実際にそうなる前に気づくことができれば、なんとか対処できるようになります。上司があなたの席にやってきて長々と話している間にあなたの意識がそれそうに感じたら、集中するためにあえてメモをとって、自分が会話に集中している感覚を積極的に持つようにしましょう。上司があなたに何かを依頼してきた場合は、求められている内容を正確に理解するために、上司には明確に、簡潔に、その依頼内容を説明してもらうよう、あなたからもお願いしましょう。

誰かとのコミュニケーション中にあなたが集中できなくなるお決まりのパターンはありますか？ 長い会議の後で上司と会話する時、あなたに落ちつきがなく、注意散漫な状態になると最悪の結果を招きかねません。重要な会話は、あなたの調子がもっとも良い朝や、十分に休憩を取った後、軽く体を動かした後などにスケジュールするようにしましょう。

会話を独占していませんか？ ADHDを持つ人は、時として自分の興味に入り込んでしまい、周囲の人があなたほどは情熱を持っていないかもしれないことに気づかない場合があります。もしこのような経験があったら、会話の中で定期的に一呼吸置けるよう何らかのリマインダーを設定して、あなたから相手に意見を求めたり、彼らにとって何が重要なのかを聞いてみるようにしましょう。親しい友だちであれば、あなたが会話を独占しそうになった時に知らせてもらうこともできると思います。人が退屈している時に発するシグナル、例えば、表情に変化がない、冷めた表情をしている、そわそわしている、時計をちらちら見るといった状態になっていないか、確認することもできます。これらのシグナルに気づいたら、相手の意見を求めたり、会話の方向を変える機会を相手に与えましょう。

あなたは、重要な会議や人との約束をよく忘れますか？ ここでも、いかにスケジュールカレンダーが重要であるかということを強調しておかなければなりません。あなたがあまりにもメモばかり取るので人に馬鹿にされるのではないかと心配しているのなら、会議をすっ

> ぽかす方が大切な信頼関係を損ねてしまうということを思い出してください。
>
> **あなたのスケジュールでは他の人のことも考慮に入れていますか？** 友情関係は双方向のコミュニケーションです。あなたが友だちに尊重されたいなら、あなたも友だちを尊重しなければなりません。あなたのスケジュールに、友だちのことを思いやる時間を確保するようにしてください。

　この世の中は、あなた一人ではありません。また、他人があなたの心を読んで、あなたの要求を予測することはできません。あなたが人に何かを依頼したい場合は、その適切な方法を学ばなければなりませんし、誰かから好意や支援を受けたら、次はあなたが彼らの役に立つべきです。人間関係の質を高めていく努力をするということは、あなたがFAST MINDSの問題に直面している時、その状況を乗り越えていくための最高の資源、すなわち人との関係を構築していることになるのです。

キーポイント

　日々の人との会話をより適切に有意義なものにするための助言をいくつか示す。もしこれらの助言があなたにとって困難なものに感じたら、ここに記載していることをすべて一度に試してみるのではなく、一つずつ試してみて、前章で説明したリマインダーや報酬を設定するなどの戦略を用いて、徐々に自然な習慣となるよう練習しよう。

- 会話する相手の目的をいつも心に留めておく。会話は双方向のコミュニケーション。相手もあなたと同じくらい会話に参加したいと思っている。あなたが話す量を相手の半分にしたらどうなるか、観察してみよう。
- アイコンタクトをとったり、相手に質問を投げかけてみることで、あな

たが会話に興味を持っていることを示そう。
- 会話している間は、他の作業を"同時並行"しないこと。携帯電話は手の届かないところに置いておこう。
- 自信と前向きな姿勢を表現しよう。ユーモアや笑顔を使って。
- 相手側の意図について、あなたは正しく理解していると思い込まず、あなたが彼らを正しく理解していると思う根拠を集めるようにしよう。
- 話すというよりは質問する。
- その会話に適した場所、タイミング、スタイルを選ぼう。複雑な話は、カジュアルな場所やツイッター上では適切でないことを覚えておこう。
- 気持ちが焦ってきたり、衝動性を感じたり、感情的になってきた場合は、言葉を発する前に心の中で"一時停止ボタン"を押す。自分をコントロールできる冷静な状況に戻って、"考え事日記"を用いてあなたの考えをもう一度整理してから会話が再開できるよう、その会話は一旦中断して、続きは後でもう一度再開できるように頼む。
- フォローアップアイテムを明確にする。会話の結論として誰かが何か行動を起こすことが合意された時は、会話が終わる前にその内容を全員で再確認し、キーポイントをまとめ、今後その進捗をチェックできるよう計画しよう。あなたの行動予定はすぐカレンダーに書き込んで、その予定を実行し、やり終えることができる時間を確保しよう。

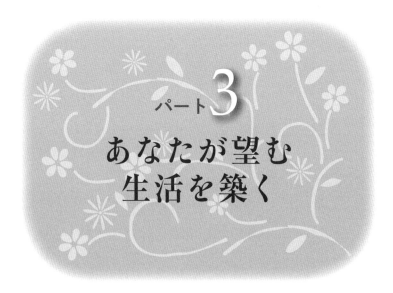

パート3
あなたが望む
生活を築く

本書で紹介する薬物治療については、2013年時点のアメリカでの情報です。
日本国内における医療事情と異なる場合がありますので、ご注意ください。

part 3　あなたが望む生活を築く

第 10 章　薬物療法から最大の効果を得る

　マーシャルがADHDの治療薬を飲み始めて4日目、彼は徐々に自分の状態が良くなってきていると感じました。大切な会議や仕事のことを忘れてしまうのではないかという心配が徐々に少なくなってきたのです。自分が次にすべきことは何かということも、以前よりはっきりわかるようになりました。この感覚は、子どもの頃、自転車の補助輪をはずして一人で乗れるようになった時の感覚に似ていると彼は言います。スピードとハンドルを自分で自由に操ることができるようになった、あの時の感覚です。

　翌日、マーシャルは3時間の会議に出席しましたが、今回は人の発言に集中することができました。机の上に積みあがっている物は、彼が手をつけずに保留している仕事ではなく、彼が仕事を処理する能力が改善したことによるものだと理解できました。その翌日、ある同僚に対していつものイライラを感じた時、彼はその苛立った感情を頭の中からメモに移してみました。その後は、その同僚に気を取られて頭が一杯になることなく、会議で話し合われていることに集中することができました。

　その後の数ヵ月間、マーシャルは、薬を飲み始める前の症状と比べて体がどのように変化しているかを主治医と共に注意深くチェックしながら、薬の量を徐々に増やしました。増量した直後の数日間は、フラフラ感などいくつかの副作用も経験しましたが、不快なものはありませんでした。40年間、診断されずにいたADHDの負担はまだ完全には解決できていないものの、マーシャルは徐々に自分自身で生活をコントロールできるようになってきていると感じました。

第10章　薬物療法から最大の効果を得る

※　※　※

　今までのところ、この本ではFAST MINDSの特徴がさまざまな形で人々の生活に影響を及ぼす、その内容についてみてきました。そして、これらの特徴に取り組む際の考え方や、身につけると役立つ習慣について考察しました。この章では、臨床的に診断されたADHDに対する薬を使った治療について紹介します。どのような人が薬物療法から利益を得ることができるか、薬はどのような症状を改善する可能性があるのか、あるいは逆に、どのような症状にはあまり効果が期待できないのか、どのような危険性を考慮すべきか、ADHDに詳しい医師、あるいはそうでない医師と話し合う際に考えておくべき点などについて紹介します。

　薬が適切に処方され、それを正しく服用すると、より集中しやすくなります。例えば、薬を飲むと、人の話を聞くことや本を読むことに集中しやすくなったり、作業時間を適切に見積もることができるようになり、意識を集中させて最後までやり遂げることができるようになったと言う人も多くいます。薬は、以下に示すような数々のFAST MINDSの問題に対して、良い影響を与える可能性があります。

- より集中できるようになり、忘れることが少なくなる。
- 時間を無駄にすることがなくなると、容易に達成感を得ることができる。
- 集中して進むべき新たな道を見つけたら、今までのように行き詰まることがなくなる。ものごとの進行に自分を合わせることができれば、焦らなくて済む。また、生産性の高い仕事ができれば、動機が揺らぐこともなくなる。
- 一時停止して、行動の結果をイメージできるようになれば、衝動的にならずに済む。
- 着手したことに集中できるようになれば、他に目新しさを追求しなくなる。

part 3　あなたが望む生活を築く

●気が散ることや、散らかった状態から脱却して、注意力を維持し、物をあるべき場所に片付けることができる。

　私たちがこの本で紹介した人たちのほとんどが、薬の効果を感じています。彼らは、自分の健康管理を行う上で、薬は欠かすことができない物であると考えています。けれども、彼らが持つすべての問題を薬だけで解決できるわけではありません。特に、薬を飲んでいるにも拘わらず、計画的に行動することにはいまだに苦労しているという人は大勢います。薬を飲み始めることで作業に集中できるようになっても、正しいことを正しいタイミングで行うことはまだうまくできないという人も多くいます。
　まさにこの部分が、本書で紹介しているさまざまな技術を、人それぞれの特徴に合わせて見つけ出し、対処していくべき部分なのです。「薬は技術を教えてくれない」のです。本書に登場する、困難を実際に乗り越えてきた人たちも、薬以外にもさまざまなアプローチを用いて、自ら積極的に取り組んでいます。このことについては次章でも考察します。
　この本で紹介した人たちの多くは、彼らが家庭、仕事、学校、あるいは個人の生活の中で、大きな支障をきたす問題に直面して、ADHDと診断されています。その他にも、例えば、FAST MINDSの症状が軽微な人、発現している症状の種類が少ない人、支援が得られる環境にいる人、日常さほど大きな苦労を感じていない人などは大勢います。これら大多数の人は、薬を用いなくても十分に対処できる場合が多いので、薬物療法が適応にならないケースがほとんどです。
　ADHDの特徴が人それぞれ違うように、薬に対する反応も個々に違います。高用量でなければ十分な効果が得られない人もいれば、低用量で効く人もいます。どの人に、どの薬を、どれだけの量投与するのが最適かを予測することはできません。薬の反応を注意深く観察しながら、最適な方法を見出していきます。しかし、ADHDを専門としない医師では、このようなアプローチをとることなく、最初に投与した量で効かなければ、その患者には薬は効かないと判断したり、そもそもADHDを患っていない

と診断するケースも稀にあるようです。もしそれが抗コレステロール薬なら、最初の投与量ですぐ効果が得られなくても、薬の治療そのものをあきらめたり、薬が効かないことを理由にその患者が完全に健康であると判断することはないでしょう。

　刺激薬（精神刺激薬）という分類に属する治療薬は、ADHDを持たない人でも注意力や集中力を高めます。このことがおそらく、学生やスポーツ選手の間で刺激薬の誤用が広まっていることに関係しています。身体的な能力を増強することを目的として、これらの薬を使用することに私たちは強く反対します。なぜなら、これらの薬を治療目的以外で使用した場合の危険性は調査されていないからです。また、薬によって身体能力を増強しようとすることは、非健康的、非倫理的であると考えます。薬とは、十分に研究を重ねた上で、ある特定の病態に有効であることが確かめられた状態で使用するものです。

　適切な用量で治療すると、その効果を実感でき、大きな効果をもたらします。一部の人は、別の薬があることに気づかずに、不快な副作用には耐えなくてはならないと思っていたり、違った作用を持つ薬の方がもっと効くのに、自分には今の薬しかないと思っていたりしています。

十分に説明を受けた上で選択する

「薬で治療する」という考え方自体が気に入らないので、薬は飲まないという人もいます。一方、ADHDの治療薬に適さない人もいます。次の章では、ADHDの一部の特徴に対して有効性が示唆されている、薬以外の治療法などについても紹介します。しかし、私たちの経験では、薬を適切に、安全に服用できる場合は、ADHDに対する対処法の中で、薬がもっとも早く効果を発揮すると考えます。

　中には、ADHDの治療薬を服用することは自分が弱ったサインであると考え、自分自身の努力がまだ不十分であると考える人がいます。しかし、これが喘息であれば、喘息用吸入薬を使用せず、ただ"もっと真剣

part 3 あなたが望む生活を築く

に"呼吸すべきだと考える人はいないでしょう。病気によって健康が損なわれている状況で、安全で適切な治療法が存在する場合には、その治療法を受ける方が合理的です。

　私たちは、ADHDに対処する方法として、まず環境を変えてみて、それだけでは不十分と判断した後で、薬物療法を考えるよう推奨しています。成人に至るまでには、多くの場合、生活の中で既にさまざまな試行錯誤をしてきていることと思います。子どもの場合は、主に親が薬の使用について判断することになりますが、大人の場合は、自分の問題にどう対処するかは自分自身で決めることです。何も特別なことはせず自力で対処する、ライフスタイルを変えてみる、ライフスタイルの変化に加えて治療薬を服用する、という選択肢があると思います。新たに試みる治療法を一つの実験と捉えて、その観察期間と目標を明確に定めた上で試してみると良いと思います。治療の目的を定めるということは、医師にとっても、薬の服用によって特定の症状が改善しているかどうかを適切に判断する上で非常に重要なことです。

　薬物療法が適切に行われると、集中したり注意力を制御したりする脳の働きを改善することができます。また、生活の中でのさまざまな習慣も、治療薬を飲むとよりうまく身につけることができると感じる場合もあるでしょう。毎週落ちついて計画を立てたり、玄関のフックに家の鍵をかけるといった習慣がどうしても身につけられず、挫折した経験があれば、薬の治療を開始した後でもう一度トライしてみてください。計画を立てること、その計画を実行すること、決定的瞬間の管理、改めるべきいつもの習慣を断ち切る練習を継続することなどが、以前より簡単になったと感じるかもしれません。

　また、薬の治療を始めたら、読書も楽しい経験となる場合があります。FAST MINDSを持つ多くの人は、本を読んでいる最中に心があまりにもあちこちに飛んでしまうため、一つの本を読み続けることに難しさを感じます。しかし、薬物療法を始めると、物語にすんなり入り込み、集中して読書ができるようになったり、役に立つ情報を見つけられるようになっ

て、このような経験は初めてだと表現する人もいます。

　一部の人は、重要なことに取り組む必要がある時や、顧客との面談の時など、ADHDの治療薬は"必要に応じて"服用したいと希望する人もいます。あるアーティストは、顧客と会う時や売上げ管理をする日は薬を服用しますが、スタジオで制作に取り組む日など、彼が自分自身を律する必要がない時は薬を服用しません。専門的に言うと、ADHDの診断には、生活の中での役割、すなわち、学校、職場、家庭のうちの二つで著しい障害が起きていることが要件となっています。従って、生活のほとんどの場面で問題なく対処できている場合は、ADHDの診断基準に合致しているか、薬物療法が本当に必要か、あるいは生活を部分的に変えることで個別に対処できるか、十分検討しなければなりません。

ADHD治療薬が有効性を示すメカニズム

　多くのADHD治療薬は、脳内のドパミンとノルアドレナリンという神経伝達物質に影響を及ぼします。正常な脳では、これらの神経伝達物質が、あるニューロン（神経細胞）から隣接するニューロンとの隙間に放出された後、しばらくするとニューロンは再度これらの神経伝達物質を取り込みます。ADHDに用いられる薬は、この再取り込みの部分を阻害し、ニューロンから放出された神経伝達物質が、隙間、すなわち、隣接するニューロンと"会話する"場所であるシナプスという場所に多く残る状態を作り出すことによって、ニューロン間のコミュニケーションパターンに変化をもたらします。

　うつ病などに対する治療薬と異なり、ADHDの治療薬の効果は、通常、適切な量が投与されたならば、数日のうちにその効果を実感できます。ある医学部の学生は落第しそうになって、ガールフレンドも彼から離れていこうとしていました。しかし、彼が治療薬を飲み始めて数日後には彼女との関係を回復し、10日が経った頃には、必要な学科試験にパスして、再びチャンスが与えられることになりました。

薬の安全性

　ADHDの治療薬は、ADHDやその他の症状に対して、今まで60年以上にもわたり使用されてきたもので、適切に処方された場合は、安全に使用できると考えられています[1]。しかし、今までの研究にはある落とし穴がありました。ADHDの治療薬は、その長い臨床経験から概ね有効であることがわかっていたので、一般的な研究方法である、ある人には実薬を、他の人には効果がないプラセボを長期間与えて、その差を客観的に比較検討するという研究を実施することは非倫理的であると考えられてきました。プラセボと比較した試験の多くでは、その観察期間は6週間程度で、1～2年以上にわたった試験はほんの少ししかありませんでした。他の多くの薬がそうであるように、ADHDの治療薬も、数年から数十年にわたって服用した場合の健康リスクや、長期間服用した場合の有効性が経時的にどのように変化していくかについて、体系的に検討した研究は今まで実施されていないのです。

　安全性試験では、ADHD治療薬が心拍数や血圧を上昇させる可能性があることが示されました。しかし、健康な人においては、重度の心血管系リスクは引き起こしませんでした。最近行われたある試験は、ADHDの治療薬を服用した小児及び若年成人100万人以上を対象として実施されましたが、一般集団と比較して、重篤な心血管系リスクの上昇は認められませんでした[2]。同様に、刺激薬を服用した15万人を超える成人を対象とした別の試験では、刺激薬の投与期間は平均1.3年でしたが、服用しなかった成人と比較して、服用した症例で心血管疾患の発生率の増加は認められませんでした[3]。

　今までに心拍数の異常や心臓の器質的問題、失神あるいは意識喪失、胸痛、体力低下の既往または家族歴がある場合、また突然死で死亡した（特に若年で）家族を持つ人は、薬を服用する前に、まず循環器専門医の診察を受けることになります。

気分障害、不安障害、または薬物乱用の既往など、他の精神疾患を持つ人に対する治療は、より複雑になるかもしれません。ADHD治療薬の服用を検討する前に、まずADHD以外のこれらの疾患の治療を優先する必要がある場合もあります。

ADHD治療薬の臨床試験では、当然、ADHDの治療に焦点を当てて行います。それらの試験では、ADHDに対する効果を明らかにするため、双極性障害やうつ病など、他の精神疾患を併発している人は通常、意図的に除外します。しかし、これらの精神疾患は、サーマン博士が示したように、ADHDを持つ人の半数以上で併発しているという現状があります[4]。これらの疾患を併発している人では、ADHDのみを持つ人と同程度にADHD治療薬の効果を得ることができるとは、必ずしも言い切ることができません。薬に対する反応は、遺伝子型や、薬に対する感受性、環境因子などにより、人それぞれ異なります。

ADHD治療薬について、今までに実施された中で最大・最長の試験は、133の開業医で治療薬を服用している患者を追跡したものでした。被験者の半数は2年以上治療薬を継続服用し、そのほとんどでADHDに関連する症状の改善が見られました[5]。この試験では、被験者の約45％は、同時に不安障害やうつ病の治療も受けていました。重篤な副作用は大部分の被験者で認められなかったものの、1例で幻覚、他の1例で攻撃性、他の1例で被害妄想が認められました。他の精神疾患も併発していたことが、これらの副作用に関連している可能性もありますが、薬物療法ではこのように重篤な副作用も起こり得るということを認識し、薬の服用中の経過を適切に管理することが重要です。過去に興奮性、躁病、幻覚を経験した人には、ADHD治療薬はほとんど使用されません。

薬による治療は絶対に必要だ、"完璧な"治療法が存在する、治療の安全性は当然確保されている、などと思いこまないことが重要です。患者も医師も、治療薬なしの状態では生活がどのようなものか、薬を低用量で投与した場合はどのような効果が現れるか、あるいは、うつ病や不安障害などの状態に応じて、その治療を踏まえてどのように治療の内容を変えてい

くかなど、時間を追って綿密に、治療上のニーズを評価する必要があるのです。治療薬を長期投与した場合の安全性は、十分なデータが得られておらず明確ではないものの、リスクは確実に存在します。従って、薬による治療を考慮する際には、その有効性と安全性を十分に検討する必要があります。

研究スポットライト

2008年、サーマン博士は、ジョージ・ブッシュ博士（アメリカ大統領ではありません！）により行われた試験に参画し、脳内のどの部位がADHD治療薬の影響を受けるか検討しました[6]。この研究には、ADHDを持つ成人21例が参加し、刺激薬であるメチルフェニデート、あるいはそのプラセボを投与し、特別なMRI装置を用いて脳内の画像をモニターしている間、簡単なゲームをしてもらいます。変化する状況に注意を払いながら、そして衝動を抑えながら、スクリーンに映されたその場所ではなく、彼らが見た数字をタイプするというものでした。治療薬を服用した被験者の脳では、プラセボ群と比較して、帯状回と前頭前皮質の側背部、および頭頂葉皮質の活性が増加していました。この本でも説明したように、これらの部位はすべて、集中することに関係する重要な部位です。この領域の活性が上昇したということは、ADHDの治療薬が、症状の基となっている脳内部位の低活性を是正しているか、あるいは、集中力を発揮する脳内ネットワークを活性化することによって、その低活性部分を補っている可能性を示唆しています。

治療薬の種類

ADHDの治療薬には主に、刺激薬と非刺激薬という二つのタイプがあ

ります。刺激薬には、メチルフェニデートとアンフェタミンという二つの基本となる薬があります。これらは共に、ADHDやその他の症状に対して、60年以上にわたり使用されてきました（訳注：日本ではアンフェタミンは使われていません）。刺激薬という呼び名から誤解を与えるかもしれませんが、これらの薬剤は、活動レベルを上昇させるというよりは、ADHDを持つ人の過活動を抑制する効果があります。刺激薬は、人々の行動を司る脳内部位におけるドパミンとノルアドレナリンの濃度を上昇させることによって、その効果を発揮すると考えられています。

　もう一つのタイプは非刺激薬です。成人のADHDに対してもっとも多く処方されるのが、この非刺激薬の一つであるアトモキセチンで、この薬剤も、脳内のノルアドレナリン濃度を上昇させます。非刺激薬は投与開始後、効果が発現するまでに、数日というよりは数週間という比較的長期を必要とします。非刺激薬の副作用は刺激薬と類似しており、軽度の身体的違和感などが生じる場合があります。非刺激薬は1回の投与による効果の持続は刺激薬より長く、また、刺激薬のように人を覚醒させる効果はありません。非刺激薬は、乱用されることも比較的少ないため、薬物乱用のリスクを持つ患者や、その早期回復期にある患者に適していると考えられます。

　ADHDの症状を抑えるという点では、非刺激薬より刺激薬が優れていると考えられます。過去に実施された、13種類の治療薬に関する19の試験をレビューした総説において、刺激薬は非刺激薬よりADHDの症状に対してより効果があると考察されています[7]。しかし、ADHDのある型に対しては、刺激薬より非刺激薬の方がより有効である場合もあります。治療薬に対する反応は人によって異なるため、医師と協力してあなたにとってもっとも適した薬を探すことがとても重要です。

　過去10年間の技術進歩により、より長時間作用する薬が開発され、一日1回の服用が可能となりました。そのような薬が入手可能である場合は、短時間作用型より長時間作用型の薬を選択することによって、服用がより簡便で、一日を通じて安定した効果が期待できます。サーマン博士ら

のグループを含め、いくつかの研究グループによって現在行われている研究では、新しい薬剤やある種の栄養剤が、これらの薬と同程度、あるいはそれ以上に、ADHDや計画性に欠けるといった問題を改善することができるかどうかを検討しています。

マーシャル：最適な治療薬を最適の用量で

　マーシャルは主治医と相談しながら、ある治療薬を少量から開始しましたが、症状を改善する余地はまだあると判断し、診察の度に、治療薬の量を数回に分けて増量していきました（これを用量漸増（ぜんぞう）と言います）。マーシャルは、薬の服用を開始してから、以前よりも心が落ちつき、会話に割り込んだり、適切でないジョークを言いたくなる衝動が抑えられていると感じました。しかし、時々ぼんやりすることや仕事を先延ばしにする行動、重要な仕事を粘り強く行うことができないという問題は、薬を飲み始めた後も続きました。また、口渇や、自分自身の体ではないように感じるといった、刺激薬が過剰に作用することによって起こる状態にも悩まされました。マーシャルは、毎回の受診の際に、薬がどのように効いているか、あるいは副作用が発生した時の対処法などについて、主治医が彼と十分に話し合いを持つことなく薬の用量を上げているように感じました。けれども全般的には、薬の効果に満足していました。大きく膨れ上がっていたto do listは、未対応の項目が徐々に少なくなっていきました。「一つ、また一つと項目に斜線を入れていくと、少しずつ安心して、少しずつ自信を得ることができた」と、彼はブログで語っています。「おそらくこれが、自尊心を回復しているという状態だろうね」

　治療薬を開始して約10ヵ月がたった時、彼は副作用にこれ以上耐えることができないと判断し、自分自身の判断でセカンドオピニオンを求めることにしました。その医師は、違う刺激薬に処方を変更しました。数回に分けて用量を漸増した後、マーシャルは自分にとってもっとも適した量に到達したと思うと医師に伝えました。「その薬ではまったく副作用は現れ

なかった」と彼は言います。「今の僕は、仕事の意味が理解でき、自分の能力もよく理解できる。過去に経験したことがないほど、自分の能力に自信が持てている」

マーシャルの身体面での健康状態も治療薬を開始してから劇的に変化しました。50ポンド（約23kg）近くの減量に成功したのです。それは主に、彼が"自己治療"と呼んでいたコカコーラ（彼は毎日、最低でも8缶飲んでいました）と飲酒をやめたことによるものでした。薬を飲み始めた時、彼はカフェインやアルコールによる影響なしに、薬だけでどれくらいの効果があるかを確かめたいと思いました。そして最終的に、カフェインもアルコールもやめることにしたのです。

「今まで僕は、まるで失敗を運ぶノンストップのベルトコンベヤーが上がって来るのを見るかのような痛みを避けるため、そして、過去のことや、今までに達成できなかったことを忘れ去るために、コーラやアルコールを飲んでいた」彼はもう、それらの飲み物で悲しみを紛らわす必要はないと言っています。

錠剤、カプセル、パッチ

　現在、ADHDの治療薬には、錠剤の他、薬の放出メカニズムが異なるカプセル、もしくはパッチ剤（貼付剤）があります。
　医師は一般に、自分のお気に入りの剤型を好んで用いることがありますが、薬の有効成分を違ったパターンで放出するさまざまな剤型の薬があると有用です。人によって、適した剤型も違います。例えば、服用後2～3時間で頭痛を感じる場合や、薬の有効成分の濃度が低下してくるに従って疲れを感じるような場合は、同じ有効成分でも、薬の放出パターンが違う剤型に変更することによって、それらの症状を回避できる場合があります。薬を切り替えることによって、体内における薬の濃度変化が違ってくるわけです。

＊訳注：日本では2015年1月現在で貼付剤は発売されていません。

副作用を管理する

　他のいかなる薬でもそうであるように、すべてのADHD治療薬には副作用があります。それらの多くは軽微なものですが、中には不快なものや、気持ちを動揺させるような症状が現れる場合もあります。もしADHDの治療薬を飲んで"何かがおかしい"と感じた場合は、早めに主治医に申し出て、別のより適切な薬があるかどうか、検討することが大切です。有効成分の違いや、薬を放出するシステムの違いによって反応の現れ方が違うので、違う薬に変更することによって副作用が抑えられたり、効果が改善する場合もあります。

　刺激薬にもっとも多く見られる副作用は、食欲減退、口渇、神経過敏、心拍数や血圧の軽度上昇などです。非刺激薬にも同様の副作用が認められていますが、薬によってばらつきがあります。例えばアトモキセチンでは、悪心や倦怠感が現れる場合があり、稀に肝機能障害が発現することもあります。しかし、注意深く慎重に投与されていれば、重篤な副作用が発現することは稀です。例えば、マーシャルが刺激薬を初めて飲んだ日、排尿の問題が生じました。それはすぐに消失しましたが、もししばらく継続していたら、もっと早く薬を変えたいと思っていたかもしれません。また、たとえ頻度は低くても、重篤な副作用が発生する危険性を完全に除外することはできません。ですから、何かいつもと違うなと感じた場合は、早めに主治医に報告することが大切です。もしその副作用が自然に消えていくタイプのものであれば、通常は数日のうちに消失します。一週間以上長引く症状は、それ以降も継続する可能性が高いと考えられます。

　薬を服用する人は、心拍数と血圧が上昇していないか、定期的にチェックすることが大切です。刺激薬、非刺激薬に関わらず、ADHDの治療に使用される薬すべてが、心拍数や血圧に影響を与える可能性があると認識しておくことが重要です。薬によってその現れ方も異なる場合があるので、主治医とよく相談しながら自分に合った治療法を選択しましょう。

どのような薬でも、用量を上げたり下げたりする時は徐々に行うことが大切です。一部の人で、刺激薬を急にやめた時に倦怠感や体力低下が見られたとの報告があります。用量を徐々に調節することによって、不快感の程度を緩和できる場合があります。

カフェインとADHD

　世界でもっとも消費されている中枢神経系の刺激物であるカフェインを摂取することによって、生産性が高くなると感じるケースも、ADHDを持つ人にはあるようです。彼らは、カフェインを多く摂取することによって"自己治療"する傾向にあるのです。1日8缶のコカコーラを飲んでいたマーシャルがこれに該当します。

　カフェインは弱い刺激物で、集中力を大きく改善するような効果はほとんど認められません。ニコチンはそれよりも強い刺激物です。

　カフェインと刺激薬の併用は、一部の人には強すぎることがあり、睡眠障害や神経過敏、筋肉の緊張や頭痛が生じる場合があります。ADHDの治療薬を飲み始めたら、カフェインの量が少なくても済むことに気づく人も多くいます。

　くり返しますが、カフェインは、脳に影響を及ぼす物質に対する反応に個体差があることを示す良い例です。一部の人はカフェインに感受性が高く、その作用が長く持続すると感じる場合もあれば、他の人では効果がほとんど感じられない場合もあります。

他のよくある副作用

　睡眠障害：ADHD治療薬のうち刺激薬は睡眠に影響を及ぼすことがあります。しかし、逆に改善するケースもあります。刺激薬を服用した人とプラセボを服用した人を比較した、サーマン博士らによる二つの大規模な試験によると、睡眠に与える影響に大きな差は認められないことが確認さ

れました[8]。治療薬を服用すると、就寝前の習慣など、計画的な行動をより継続しやすくなるとも考えられます。主治医とよく相談して、一日を通じて長時間効果が持続する薬を服用することが適切かどうか検討すると良いでしょう。刺激薬がどのくらい効果が持続するかを確認し、就寝の1〜2時間前に効果が下がっていくようにすることが大切です。

食欲不振：刺激薬そのものの効果によって体重が減少することはまずありませんが、食欲が低下することは起こり得ます。極端な場合、栄養不良になったり、体重が減りすぎる可能性も完全にないとは言えません。一方、一部の人では、薬の濃度が低下していくに従って空腹感を感じ、体重のリバウンド現象を経験する人もいます。もし食欲や食事のパターンに薬が大きく影響していると感じたら、主治医と相談して、薬を変える必要があるかを検討しましょう。脳への栄養を適量摂取することも忘れないようにしましょう。

悪心：薬と食事を一緒に摂取すると、悪心の程度が改善する場合があります。

神経過敏、興奮、エネルギー過剰：刺激薬はやる気を引き起こす薬ですが、一部の人では衝動性や神経過敏な状況を引き起こします。用量や薬の放出パターンを変えること、あるいは薬の種類を変えることによって改善する場合があります。

イライラ感、気分障害、パーソナリティの変化：一部の人は、刺激薬の服用によって、気持ちの引きこもりや、ふさぎ込んだような感覚、あるいは、神経の高ぶりや強迫観念を感じることがあります。これらの症状には徐々に消失していく傾向はないので、放出パターンが異なる薬剤、あるいは他の薬に変更することが必要となります。

頭痛：薬を食事と一緒に摂取する、水をたくさん飲む、服用スケジュールを変える、リラクゼーションやマッサージで頭や肩の緊張をほぐす、放出パターンが異なる薬や違う種類の薬剤に変更することによって、薬剤性の頭痛を軽減することができる場合があります。

口渇：水をたくさん摂取する、あるいはチューインガムやキャンディー

を食べることによって口渇を低減させることができます。

マーシャル

　マーシャルは決して怠け者というわけではありませんが、ADHDを持つ他の多くの人と同様に、一つの作業から他のことにすぐ移行してしまう傾向があります。薬を飲み始めてから数ヵ月後のある日、彼は自分自身の行動に興味深いパターンがあることに気づきました。「昨日僕は、煙突のレンガの隙間を埋めるために屋根の上に登った。そして雨樋が枯葉で一杯になっていることに気づいたのでそれを掃除した。次に、ガレージを掃除した。その次に、新しい送風機を使って（それは僕の誕生日プレゼントだった！）ガレージに風を通し、枯れた芝生も吹き飛ばし、玄関までの車道も掃除した。大きなダンボール箱をつぶしてリサイクル箱に捨てた。ガレージの道具箱を片付けた。座って芝生を眺めた。車道に除草剤を撒いた。ガレージを少し掃除した。車の中をきれいにした。それから家の中に戻って、最初の仕事であったレンガの隙間埋めを完成させた。こんな一日が偶然週末で、すぐにやらなければいけないことが他に何もなかったから良かったけど。その日の僕は少なくとも、とても生産性が高かった。でも問題は、わかってるとは思うけど……優先順位が高いことからやるべきだったということだ」

　確かにマーシャルは、いくつもの仕事に集中し、それぞれを片付けることができました。しかし彼は、生産的ではあっても優先順位をつけてはいなかったと言います。物事を片付けはしたけれど、それは彼がその日本当にしなければならないことではなかったのです。「僕はもっと優先順位をつけてやるということを忘れないようにしないと」このように、薬を服用して、より活動できるようになっても、それが必ずしも正しい方向に向かうとは限らないのです。決定的瞬間で正しくアプローチすることが望まれるのです。

　現在彼は、薬によってADHDの症状により対処しやすくなり、優先順

位の決定方法も学びました。薬の服用を始めてから一年後、マーシャルは以前よりも建設的に、より生産性の高い生活ができるようになりました。以前よりも集中することができ、いくつものチャンネルを頭の中で同時に映し出すことはなくなりました（彼はテレビチャンネルを例にしてよく話します）。マーシャルは、一度に一つの考えだけに集中できるようになってから、どの作業も半ばであきらめていないと感じるようになったと言います。「僕の意志で作業を継続することが可能になった。衝動に流されることはもうない」

もしあなたの大切な人がFAST MINDSを持っていたら

あなたが薬を飲むわけでないことを覚えておいてください。薬を飲むかどうかはADHDを持つ人自身が決めることです。あなたが個人的に、ADHD治療薬の使用には賛成できないと思う場合でも、当人の苦労が長期にわたり続く時に、薬を服用する時としない時ではどれくらいの違いがあるかを考えてみてください。治療薬を服用することによって、自分の望む生活を高い生産性を持って送れるようになり、不安障害やうつ病、薬物乱用、アルコール依存などの心の問題も抑えることができるようになる人もいます。私たちは、医師の指導による薬物療法は、深刻な問題への健康的な対応であると考えています。

ADHD治療薬の服用を始めた人には、その効果や副作用について、あなたが気づいたことを伝えてあげてください。彼らが薬を試す時に、あなたが客観的にその効果や安全性についてフィードバックするならば、それは彼らにとって何物にも代えがたい貴重な情報となります。

あなたにできること

科学者になった気持ちで

　ADHD治療薬を飲み始めた時、あるいは違う薬に変えた時、その効果や副作用、その他の経過を追跡して観察することが大切です。科学者になった気持ちで、あなた自身の研究プロジェクトを追ってみましょう。

　新しい薬の服用を始めた時や、その用量を変更した時は、効果や副作用について経時的に記録することが大切です。スタート時点と、その後の変化を記録しなくてはいけません。だからといって必ずしも完璧なシステムである必要はありません。服用開始前と開始後の変化を、どこか決まった場所に記録して、客観的にデータを比較し、再確認できるようなものを作りましょう。エクセルのスプレッドシートを用いて、FAST MINDSの症状と、もし副作用があればその経過を一方の軸に記録し、服用スケジュールをもう一方の軸に記録して、グラフを作成すると効果的です。あるいは、ここに示す方法（付録Cにもあります）を用いて記録してみましょう。

　新しい薬を飲み始めたら、付録Cをコピーして、そこに毎週、あるいは2週ごとにデータを記入していきましょう。

　薬物療法を始める前に、FAST MINDSの特徴の中でどの問題に特にあなたが苦労しているかを考えてください。そして、その程度を点数化しましょう。忘れっぽさがあなたの生活を台無しにしていると感じる場合は10と点数をつけましょう。あるいは、時間に追われるという問題がないのなら、それには1、もしくは空白にしておきましょう。このチャートを、あなたのことをよく知ってくれている人に見せて、あなたの特徴がすべて記録されているか、その変化が適切に反映

FAST MINDS追跡チャート

FAST MINDS の特徴	薬を始める前（程度を1〜10で評価）	治療中の評価：用量、週、薬を始めてからの程度 (1 〜 10)		
F 忘れっぽい		用量___ 週 ___	用量___ 週 ___	用量___ 週 ___
A 力を発揮できない		用量___ 週 ___	用量___ 週 ___	用量___ 週 ___
S 行き詰まりがち		用量___ 週 ___	用量___ 週 ___	用量___ 週 ___
T 時間に追われる		用量___ 週 ___	用量___ 週 ___	用量___ 週 ___
M 意欲がない		用量___ 週 ___	用量___ 週 ___	用量___ 週 ___
I 衝動的		用量___ 週 ___	用量___ 週 ___	用量___ 週 ___
N 新し物好き		用量___ 週 ___	用量___ 週 ___	用量___ 週 ___
D 注意散漫		用量___ 週 ___	用量___ 週 ___	用量___ 週 ___
S 散らかしがち		用量___ 週 ___	用量___ 週 ___	用量___ 週 ___
その他の問題 （我慢強さ、気分の安定度など）				
薬による他の良い影響とその効果継続期間				
副作用				
（身体的な不快感、気分、性格の変化、睡眠パターンの変化）				
一日の中で、いつ副作用が起こったか？				
薬による、他のマイナスの影響				

されているか、確認してもらいましょう。あなたが薬にどのように反応しているか経過を追うことによって、効果を客観的に知ることができ、正しい治療法を見出すことができます。この追跡チャートは受診時に持参し、医師と治療の経過について話し合う際の資料として使ってください。このようなデータがあると、あなたの主治医もより適切な治療を選択できるようになります。

医師が薬の投与を始める場合は、低用量から始め、FAST MINDSの症状改善の程度を見ながら徐々に用量を上げていき、不快な副作用が極力出ないように努力します。医学の格言に"低用量から始め、ゆっくりと"というものがあります。徐々に用量を上げていきながら、あなたがその薬の有効性をどう感じているかを確認します。新しい用量があなたの体に合っていれば、おそらく数日で体は適応することができます。ですから、例えば口渇などの軽度の副作用が生じた場合でも、数日は様子を見てもよいと思います。しかし、例えば"3ヵ月に一度しか会わない母親に対する態度を変える"ことを目標とする場合などは、薬の効果が十分に得られているかどうかを確認するには長期の経過を観察する必要があります。また、もし副作用があまりにも気になるようなら、今飲んでいる用量よりも一段階低い用量に戻すべきか、主治医とよく相談しましょう。

高校の科学の授業で学んだように、実験する時には、一度に変更する変数は一つだけにしておくべきです。ADHDの治療薬を開始した週は、急激な減量をしたり、禁煙してみたり、遠くに出かけることなどは適しているとは言えません。生活の中で複数のことを一度に大きく変えてしまうと、副作用や効果が果たして薬によるものなのか、その他の要因によるものなのか、明確に判断しにくくなります。

薬の服用を始める際には、十分に休息をとって、アルコールの過剰摂取や薬物使用、他の習慣性物質の使用など、あなたの生産性や、薬の効果を著しく低下させる可能性があるものは極力控えるべきです。もしそれが困難なら、ADHD治療薬の服用を開始する前に、まずは

依存症の問題に対処すべきであるか、主治医に相談してください。私たちの経験では、飲酒を程々にして、マリファナや他の不法薬物を使用していない人は、それらをやめない人よりもずっと良い結果が得られています。

科学実験のように、あなたの服薬状況を追跡することで、良い状態を保つことを助け、薬の効果が最大限得られていることを確認することができます。

☑ 影響を知る―人はあなたのことをどう言っているか

あなたが薬の治療を開始した時、その薬を継続して服用すべきか、あるいは十分に効いているかどうか、どのように判断しますか？ 目標は、あなたの体の機能に薬がどのように影響しているか、その真の効果を測定することです。変化に着目することが重要です。薬を忘れず続けることはできても、重要な会議を忘れてしまうようなことがまだ続いているなら、薬の種類や用量を変更することで改善が見られる可能性があります。あなた自身、またはあなたが信頼を置く人に、薬を飲み始めてから数週間あるいは数ヵ月後に、その効果が確実に現れているか確認してみましょう。薬を服用し始めてから、日常生活をより快適に送れるようになりましたか？改善したいと思っている症状に好影響を与えていますか？

全体の変化というよりは、ある特徴が比較的早期に改善する場合があります。例えば、服用開始後すぐに、以前より楽に読書できるようになったと感じることがあるかもしれません。けれども、そのことによって学校での成績が向上するまでには、しばらく時間がかかります。薬を飲み始めてから1〜2ヵ月後が、薬の効果を測定するのに良いタイミングです。この本の冒頭であなたが定めた、生活の中で改善したいと思う三つの優先的課題を思い出してください。あなたが薬を飲み始めてから、他の人はあなたのどの部分が改善したと感じているでしょうか？

お薬にもお休みを

　ADHDの神経学的な症状は変化するものであり、いつも一定しているわけではありません。脳の前頭部は、30代前半頃までに大きく発達するため、人によっては、成長の過程でADHDを克服することもあります。長期間にわたり薬を服用する中で、徐々に薬の必要性が少なくなってきたと感じて、最終的に服用をやめる人もいます。また、生活上の変化（仕事の種類の変化、他者から得られる支援の変化など）によって、薬の必要性が低くなる場合もあります。あるいは、薬を飲んでいる間に身につけることができた新しい習慣が、薬の服用量を減らしても持続したという人もいます。一年に少なくとも１回、主治医とよく相談した上で、薬の服用を控える期間を作る、あるいは低用量に変更するなどして、現在飲んでいる薬がまだ必要かどうかを検討すると良いと思います。

　薬の服用をやめた時、その反動でマイナスの症状が出る人もいますので、薬の服用をやめる時は数日かけて徐々に用量を減らしていくことが大切です。薬をやめてからの数日間、体にどのような変化が現れるかを観察することによって、その薬がまだ必要かどうか、有効かどうかを判断するための情報を得ることができます。主治医の指示のもとで、仕事がそんなに忙しくない時期や何かに成功した後など、リスクを最小限に抑えられる時期を選んで、休薬期間をとるかどうか検討してみてください。

　薬の用量を減らした時、あるいは休薬した時は"FAST MINDS追跡チャート"を用いて、その前と、その数日後の両方を評価してみましょう。

知っておくべき大切なこと：処方医と共に取り組む

- 刺激薬と非刺激薬は、その効果や副作用の多くが共通しています。主な違いは、刺激薬がADHDにより大きな影響を及ぼす一方で、薬物乱用の問題を持っている人には適さない場合があるということです。
- 同じ有効成分の薬でも、その放出パターンが違えば効果も違ったパターンを示します。
- 身体面の副作用は、体が徐々に慣れるタイプのものであれば、通常数日のうちに減少していきます。用量を増やす場合も、徐々に増やしていくと副作用の発現を抑えられる場合があります。
- 長時間効果が持続するタイプの薬は、一日に飲む回数が少ないので服用がより簡便です。
- 薬効を評価する時は、不安障害や気分障害など、ADHDに併発する可能性がある他の症状についても必ずチェックしましょう。その状況によっては、他の治療法を考慮する場合もあります。

初回の受診時に持っていくもの

- 第2章で確認した、あなたのFAST MINDSの特徴と、それらがもっとも影響を与える状況や仕事の様子についてのまとめ。
- 子どもの頃のFAST MINDSについての情報。担任の先生や、家族からの情報も役に立ちます。
- それらの特徴がいつ頃から始まったか、あるいはいつ頃治まったか、時間に沿った記録。
- 今までに飲んだことがあるすべての薬のリストとその用量（これらの情報は通常、かかりつけ薬局に保管されています）、どの薬が有効で、どの薬でどんな副作用が出たか。
- あなたの生活上の役割（例：学生、就労者、主婦、配偶者）を果た

す中で、うまくこなせないことや、問題に対処するためにどんな試みをしているか、その具体例。
- あなたの日々の役割（親、従業員、同僚、ボランティアなど）において、薬の効果が期待できると思う例。
- 受診する時は、あなたのことをよく知っている人に同伴してもらいましょう。それが不可能な場合は、あなたのことをよく知る人に、この章（付録C）にあるFAST MINDS追跡チャートを用いて、あなたの状態についてあらかじめ記入しておいてもらいましょう。あなたが直面している問題について、あなた以外の人の客観的な視点が得られると、医師はあなたの状況をより正確にイメージできるようになります。

再診時には

診断、治療をする医師との初回診察を想像してみましょう。もし医師があまりにも早急に診断を下したり、さっと問診するだけだったり、すべての人に同じことを言っているかのような対応（「わかりました、薬を出しておきますね」など）をする場合は、セカンドオピニオンを求めると良いと思います。けれども、自分の症状について、あなたが医師ともっと議論したいと思っても、それを迫りすぎることは適切とは言えません。一方、薬の副作用が出た場合や薬の効果が得られなかった時に医師の対応が十分でないと感じたら、セカンドオピニオンを求めることが適切であると思います。

もしあなたがADHDの診断基準に合致するならば、次のステップは、治療のターゲットを特定することです。ターゲットとするものは、FAST MINDSの症状の中でもあなたにとってもっとも大きな負担となっているものです。

また、薬物療法が目指すもう一つの目標は、この本を通じてあなたが見つけた、あなたに合った生活改善法を試したり、習慣として定着できるようにすることです。治療法の選択は、あなたが本書やその他

の情報源から学んだことを主治医と共有し、また、医師の考えにも十分耳を傾けて、チームとして取り組みましょう。あなたと医師が共同して取り組むことで、医学的な側面、あるいはそれ以外の側面においても、リスクとベネフィットを踏まえて、どのような選択肢がもっとも適しているのか、探索することが可能になります。もしあなたの主治医がADHDの専門家でないならば、あなたが本章や次の章で書かれている選択肢に目を通して、主治医にそれらの存在を教えてあげることが、とくに大切になります。

ADHD治療薬についてのより詳しい情報は、米国国立精神保健研究所（National Institute of Mental Health）（「ADHD」で検索）やNational Resource Center on ADHD、Centre for ADHD Awareness Canada（CADDAC）にも掲載されています。インターネット上で情報を入手する際には、その情報の質に注意しましょう。極端な経験をした人ほど、その経験をインターネットに掲載しがちですし、ある情報源が他の情報源と比べてより信頼性が高いということもあります。治療プロセスの一環として、毎回の受診の前に、FAST MINDS追跡チャートを使って、薬で改善したと感じる症状、十分な改善が得られなかった症状をあらかじめ評価しておくと有用です。

次のような場合は、直ちに処方医に連絡します
- 薬を飲むと人格が変わる。
- 薬を飲むと、いつもと違う感じがして問題行動が起こる。「ハイになる」「ウロウロする」「あまりにも気分がよすぎる」「みだらになる」、興奮する、疑い深くなる、あるいは「神経が高ぶる」など。
- 心臓がドキドキする（特に安静時の一分間の心拍数が100を超える）、または安静時の心拍数が一分間に10回以上増える。
- 血圧が135/85を上回る。
- 眠れない。
- 身体的な不快感がある。

第10章 薬物療法から最大の効果を得る

> これらの副作用は、その治療薬があなたに合っていない、または用量がまちがっていることを示しています。

次章では、FAST MINDS を持つ多くの人々に役立つ、薬を用いないアプローチを紹介します。

キーポイント

- ADHD を治療する上で、薬は基本となる重要な治療法である。
- 診察を受ける時は、医師がどのような情報を求めているか予測し、また、自分にはどのような治療選択肢があるかを予習しておこう。医師はそれらを知らないかもしれないので。
- FAST MINDS のうち、どの症状を治療のターゲットとするかを決め、それらの症状について、薬の服用を開始する前と後の経過を追跡しよう。
- 副作用の中には数日以内に消失するものもある。続く場合は、医師とよく相談すること。
- 薬物療法には複数の選択肢がある。一つの薬が効かなくても、他の薬が効く場合もある。

part3 あなたが望む生活を築く

第11章　他の治療法

　キャサリンは気づきました。ADHDに対処するには、ある一つのことが大きな違いを生むわけではなく、健康的なライフスタイルや、彼女の持つ問題について理解してくれるボーイフレンドなどの支援が大切だということを。キャサリンが離婚の末にADHDと診断された時、彼女の自尊心はズタズタでした。彼女は、自分自身をよく見つめるために、助けを必要としていました。ここ数年にわたって心理療法士のカウンセリングを受けたことは、彼女が自分は悪い人間ではないのだと認識する上で、「信じられないぐらい役立った」のです。また、認知行動療法によって、自分のネガティブな感情を、より合理的で生産性を高める思考に転換できるようにもなりました。

　ポジティブ心理学のオンラインクラスを受講したことも予想以上に効果がありました。ポジティブ心理学とは、どうすることで人々がうまくやっていけるかを学ぶ学問です。そのクラスでは、彼女の結婚生活の終わりの時期と、ADHDに取り組む過程で、自らが持つ回復力や強みを再認識することができました。そのクラスを受講したことによって、職場で特別なプロジェクトを担当するなど、彼女が得意とすることに集中できるようになりました。また、クラスでは彼女が失敗しても受け止めてくれて、失敗から多くを学ぶことができました。「今では、失敗しても悲惨なできごとだとは思わないし、恐怖も感じない」と彼女は言います。「今日は遅刻してしまった……何が問題だったのか？　他にどうすればよかったのか？」と彼女は自問します。「私って一体全体どうなってるの？」ではなく。このように、ネガティブな自問自答はダメージを与えますが、自分を支える

ように自問自答するのは建設的なことなのです。成功が次の成功を呼ぶと、彼女はよく自分に言い聞かせます。

　彼女は自分が実行したいと思う行動戦略を注意深く選びました。セラピストと一緒に計画を立てて進捗をチェックすることはとても役立ちました。誰かと何かの約束をしたら、すぐカレンダーに書き込む習慣や、何事にも期限を設定することなど、基本的な技術も身につけました。今ではそれらのことは習慣となっていて、いつでも楽にできるようになった、と彼女は言います。書類整理をしなければならない時に、気分的に圧倒されてパニックになる代わりに、自分はその作業をやり終えることができるとわかっているので、作業により集中しやすくなります。単調で退屈な仕事は、几帳面な男性の部下にできるだけ委譲します。彼女は、頭の中にあることを携帯電話に記録して、リマインダーをセットしておきます。そうすれば、それらが彼女を悩ませることはありません。10〜12分ごとにタイマーを設定し、アラームが鳴る前にどれだけの仕事をやり終えることができるか試してみることもあります。そして3回目のアラームを再設定している自分に気づき、集中する対象を変えるべきだと知るのです。

　彼女は、自分の生計を管理するために、近くの夜間学校でファイナンスの授業も取りました。税金についての中間試験に向けて勉強し、自分自身の損益計算書を作成することを通じて、いつもお金にまつわりついていた恐れや謎を感じることはなくなりました。彼女にとって税金や請求書は、今や克服できないハードルではなく、取り組むべきチャレンジであると考えることができます。

　ボーイフレンドの存在も、大きな支えになっています。彼もADHDを持っているので、彼女の苦労を理解し、支援してくれます。彼は子どもの頃にADHDと診断されたため、自分自身を客観的に見つめたり、ADHDについて学んだ経験が長く、キャサリンに対して客観的な意見や建設的なフィードバックを与えることができます。彼は定期的に運動するので、彼女も一緒にベッドから起きて、エリプティカルトレーナー（擬似ジョギングマシーンの一種）で体を鍛えたり、大好きなダンススタジオに通いま

す。時々、マインドフルネス・エクササイズをすることも忘れません。

また、キャサリンは、トラブルを巻き起こしそうになっている時、自分自身のどのような徴候に注意すればよいかということも察知できるようになりました。彼女は最近、携帯電話のソリティアゲームに夢中になりました。彼女は、薬が切れてきた時にゲームがやめられなくなる傾向があることを見出しました。そして最終的に、そのゲームをすることを、何か大変な仕事をやり終えた時のご褒美とすることにしました。

定期的にチェックすることが大切よ、とキャサリンは言います。彼女の苦労はまだ続いています。しかし、今では彼女が彼女自身を信じ、受け入れて、日々直面する問題は彼女の欠点ではなく、強くなるためのチャレンジであると認識できるようになりました。「私は、自分は何も"悪く"ないことを知っている」と彼女は言います。

❈ ❈ ❈

ADHDと臨床的に診断されているか、あるいはFAST MINDSの問題を少し持っているにすぎないのかに関わらず、必要に応じて、薬物療法やその他の支援も得ながら、人はADHDと共に成長することができます。私たちがこの本を通じて強調している三つの支援策、すなわち、認知行動療法、マインドフルネス・エクササイズ、計画的に行動する習慣はすべて、さまざまな団体や専門家によっても採用され、その重要性が認識されています。この章では、人それぞれの能力やニーズにもっとも適した、専門家や地域社会から得られる支援について紹介します。

また、ADHDの治療薬を使わない治療法で、現在研究が進められている分野についても紹介します。食事、栄養サプリメント、身体的または精神的な訓練などがADHDに与える影響については、今のところ一貫しないさまざまな見解があります。最近の研究結果に照らし合わせて、どんなことは試してみる価値があるか、どんなことは試す前にもっと証拠が必要と考えられるかについても考察します。

第11章　他の治療法

認知行動療法（CBT）

　CBTの専門的な訓練を受けたセラピストによる治療は、感情、思考、行動に関する個人の問題に取り組む際にとても有効です。第3章、第5章で紹介したように、"考え事日記"を利用して、どこで考え違いを起こしているかを特定できるようになると、ネガティブな思考パターンを断ち切ることができ、精神的なエネルギーを優先事項や目標の設定、そしてそれを成し遂げることに向けることができるようになります。自分の考えを書き出して明確にすることや、作業空間から気が散る物を積極的に取り除くことによっても、内的及び外的な注意散漫を鎮めることができます。

　サーマン博士も参画した、ステファン・サフレン博士が主導する研究グループによると、CBTを薬物療法と組み合わせて行った場合の方が、薬物療法だけの場合よりも、ADHDの症状をより顕著に改善することが示されています[1]。また、他の研究者は、1対1のトレーニングよりも、CBTのスタディグループでのセッションの方が、より有用であることを指摘しています[2]。可能な限り、CBTの専門的訓練を受けたセラピストと一緒に取り組むことを強くお勧めします。しかし、心理学やリハビリテーションに興味を持つ専門家であれば誰でも、この本やその他の資料を用いてその人に応じた方法を設定し、その結果を適切に追跡することができると思います。また、精神疾患、特にうつ病や不安障害の治療の一環として、CBTに基づく健康管理法を紹介する本も多く出版されています。

計画的に行動するためのコーチング

　運動選手が記録更新に向けて特定の技術を身につける際には、専門のコーチからトレーニングを受けるように、ADHDを専門とするコーチや、計画的に行動する習慣のトレーニングを専門に行うコーチは、FAST MINDSを持つ人が日常的な困難に取り組む時、適切にサポートすること

ができます。優秀なコーチは、人それぞれに異なる問題に対応して環境を見直しながら、その人にとって意味あるしくみや習慣を見つける手助けをします。また、定期的に会って、計画的に行動するための具体的な戦略や、より有効なしくみを構築するためのアドバイスを与え、やる気を後押しし、目標に向かって進んでいるかを確認しながら、その人の責任感を育成していきます。毎日実行し継続することが難しい技術も、コーチの支援を得ると、より身につけやすくなる場合もあります。例えば、あるプロジェクトを行う際に、いくつかのステップに分けるヒントを与えてくれたり、大学入試の手続きをする時は、計画表を作ることの重要性を思い出させてくれるでしょう。また、日々のスケジュールの中に食事、掃除、運動の時間をきちんと取り入れることの大切さも教えてくれます。

　コーチがあなたの自宅や職場に来て、環境を整えるためのアドバイスをしてくれることもあります。例えば、家の中で鍵を置く最適な場所を探したり、郵便物の処理の仕方を教えてくれる場合もあります。あるいは、プランナーを使うなどの新しい習慣を身につける練習を継続しているか、毎週電話で確認してくれるコーチもいるでしょう。これらの支援を受ける人の中には、最初の一歩を踏み出す時だけ、正しい方向に向かって進めるようコーチから助言を受ければ、その後はコーチなしでも自分でやっていけるという人もいます。一方、しばらくの間は定期的にコーチと一緒に取り組むことによって、せっかく整ってきた環境が再び散らかってしまったり、生活のペースが再度崩れそうになるのを避けることができると感じる人もいます。人それぞれ求めるものは違いますが、専門家であるコーチは、その人に最適な方法を見つけ出すよう訓練されています。

　Institute for the Advancement of ADHD Coachingなどの団体では、コーチの倫理やCBT治療の基準を設定しています。コーチを探す際には、そのようなグループから認定を受けている人を探すと良いでしょう。コーチを育成する正式なトレーニングプログラムは存在しますが、個々のコーチが受けたトレーニングの内容はさまざまです。一部の研究者はコーチングについて研究を行いましたが、その効果についてはまだ十分な情報

は得られていません[3]。

マインドフルネスを身につける

　この本を読み進めてきたあなたは既に理解されていると思いますが、自分自身の心の状態を知ることは、FAST MINDSの特徴に向き合っていく上でとても重要なことです。第4章で、自分の呼吸に意識を集中させて、頭の中に浮かんでくる考えをやりすごし、内的な注意散漫を鎮めるというマインドフルネス・エクササイズについて紹介しました。このようなエクササイズは、定期的に練習すれば、精神疾患のいくつかの領域においてとても効果的です。

　しかし、マインドフルネスのトレーニングが、注意散漫から抜け出す能力、集中力をコントロールする能力を改善する効果があるかどうかについては、まだ明らかになっていません[4]。うつ病におけるマインドフルネス・エクササイズの有効性についても、今のところ統一した見解は得られていません[5]。マインドフルネス・エクササイズを、一つの治療法としてみなすことができるかを判断するためには、さらなる研究が必要です。けれども、自分自身の心の状態を理解するための一つの方法として、とても価値があったという個人レベルの報告は得られています。また、ストレスや痛みを軽減する方法としては、既に確立されています。

　ADHDを持つ青年や成人が定期的にマインドフルネス・エクササイズを行うと、集中力をよりコントロールできるようになり、衝動性やストレス、不安を低減する可能性があることを指摘する研究結果も得られています[6]。このように、マインドフルネス・エクササイズによって、集中力は"鍛える"ことができると思えれば心強いですが、実際のところ、まだ明らかな結論は得られていません。しかし中には、マインドフルネスやその他の瞑想法を通じて、集中力が低下しそうになるタイミングを即座に察知できるようになり、その時点ですぐに心の"一時停止ボタン"を押して、本来の作業に集中できるようになったと感じている人もいます。

ゾエ：瞑想に熱中しすぎ？

5分間じっと座っているくらいなら崖から飛び降りる方がマシと言っていたゾエ・ケスラーですが、今や彼女は大乗仏教に基づく瞑想の愛好者になりました。お経を唱え、数珠を摺り合わせ、お香をたき、意識的に一点を見つめる。瞑想によって、感覚を一気に集中することができると彼女は言います。「すべてがうまくいき出したわ」彼女は瞑想を習慣にして、心の平穏を得ています。「私が30代前半の頃、父は私に言ったの、"おまえは聖歌を歌っている時は調子がいいんだけどね。"聖歌を歌うと確かにイライラが治まり、確実に落ちつくことができたの」

ゾエはヨガも好きです。ヨガをすると平和な心境に達することができます。彼女はほぼ毎朝、20分間ヨガをします。そうすると心が落ちつき、一日を新鮮な気持ちで始めることができます。心を落ちつけ、平穏な状態にする方法はたくさんあります。より積極的に体を動かすヨガや、歩きながらの瞑想を好む人もいます。あるいは、運動に没頭することを瞑想のように感じる人もいます。

専門家や患者団体から支援を得る

自分の強みだけでは克服しきれない問題があって、お金を払ってでも専門家のアドバイスを受けてみたいと思う人もいるかもしれません。確かに、専門家のアドバイスを受けることによって、一定の効果は得られると考えられます。FAST MINDSと向き合う方法を助言することができるさまざまな専門家が存在します。以下にその例を紹介します。

- 心理学的な訓練を受けたセラピストは、自尊心の問題を解決したい時や、悲しみの感情と向き合う時などに感情面でのサポートをしてくれます。カップルや家族内の問題を解決したい場合は、関係する人が一

緒にセラピーを受けることを考えてみましょう。弁証法的行動療法（Dialectical behavior therapy：DBT）も、感情的になったり、イライラしやすかったり、人との関係に困難を抱えている場合には有効です。ある中規模の研究によると、CBTとマインドフルネス・エクササイズを組み合わせたDBTによって、ADHDの症状が低減したと報告されています[7]。

- キャリアカウンセラーは適性診断テストを行い、人それぞれが持つ技術や課題を踏まえながら、もっとも適した進路を見つける助言をしてくれます。
- 神経心理学者は学習状況を評価して、人それぞれに適した学習スタイルや学習環境を見つけ出すサポートを行います。
- 優秀なファイナンシャルプランナーは、期日までに税金を支払うことや、大学入学や退職にあたってのプランを考える時にアドバイスをしてくれます。また、このことを通じて計画的な行動を身につけ、決められたことを実行する能力を身につける力になってくれます。
- 職業訓練士・カウンセラーは、自分の仕事が合っていないと感じている人の助けとなって、より適した仕事を見つける支援をしてくれます。
- ペアレント・トレーニングの専門家は、家庭内での衝突や、しつけの技術を身につけようとする時に、とても役に立つ助言を与えてくれます。
- 整理整頓術のコンサルタントは、職場、家の中、車の中、ガレージに積み上がった物や書類の山に対処する方法を伝授してくれます。しかし、物を片付ける前に考えるべき重要なことは、これらのスペースに物を持ち込む時のルールを考えることだということを忘れないでください。決定的瞬間で、物が再び積み上がってしまうのを防ぐための新たな習慣や責任感を意識しましょう。

全米に支部があるChildren and Adults with Attention Deficit Hyperactivity Disorder（CHADD、www.chadd.org）などの患者支援グループに参加している人もいます。同じような境遇にいる人を仲間に持つ

と、"そうか"と納得できる機会が得られ、さらに、孤独を感じていた人にとっては安心を得ることができるでしょう。このほか、The Attention Deficit Disorder Association（www.add.org）にも患者支援グループがあり、また、ADHDに関する客観的な情報も提供しています。

アルコール依存（Alcoholics Anonymous、www.aa.org）、薬物依存（Narcotics Anonymous、www.na.org）、買いだめ（Clutterers Anonymous、http://sites.google.com/site/clutterersanonymousl）などの依存症に関しては、12ステッププログラムという対処法があります。これらに関する情報はインターネットで簡単に検索できます。その他にもさまざまなウェブサイトで有益な情報が提供されています。

さまざまな学習機会

生涯にわたり学び続ける意識がある人は、自分にとって意味のある人生を築き上げていくことがより容易になります。FAST MINDSの症状をある程度コントロールできるようになると、次は、新しい仕事、勉強面でのサポート（学習センターや学校での補習など）、コミュニケーション技術（トーストマスターズなどのスピーチ練習グループ）、職場でのトレーニング（外部コンサルタントやコーチ）などを求めるようになります。常に新しい種類の支援を求めていくことは、計画的な生活を続けていくための優れた方法と言えます。

キャサリンは、新しい知識を学ぶたびにやる気が湧いてくると言います。彼女は何かに行き詰まったら、その問題に関連するクラスを受講して、毎回大きな進歩を遂げています。心理学のコースは、自分に関する新しい洞察や、問題点に関する新しい考え方をもたらしてくれるかもしれません。ファイナンスのコースでは、小切手帳や税金還付金の謎を（そして恐怖も）取り払ってくれるでしょう。ポップカルチャーのコースは、たとえあなたが興味のないことでも、人がよく話題にしているテレビ番組の内容などを知ることができ、友だちや同僚とのコミュニケーションに役立つ

第11章 他の治療法

かもしれません。地域のコミュニティーカレッジや生涯教育プログラムは、日々動いている社会の中で、あなたが生活していく上で役立つさまざまな選択肢を提供してくれることでしょう。

計画的な行動に関する本やセミナー

　計画的に物事を進めるための習慣や手法を紹介する本やセミナーはたくさんあります。けれども、自分にもっとも適した方法は人それぞれに異なります。もとから計画的に行動できるような人に適した方法が、あなたにも最適であるとは限りません。FAST MINDSによって生じている問題には、一般的な方法は適さない場合があるかもしれません。しかし少なくとも、私たちが本書の中で強調してきた原則を用いることで、それらの方法を応用することはできると思います。もっとも大切なことの一つは、試行錯誤をくり返しながらも、最小の努力で最大の利益を得るような戦略を選ぶということです。そしてどの方法を選んだとしても、それをしっかりと身につけて継続していくために、しくみや責任感などのシステムを生活に取り込んでいく方法を本書では紹介してきました。

治療法の効果をどう評価するか

　現在、ADHDに対するさまざまな新しい治療法が研究されています。新しい治療法の効果をどのように評価するかを理解しておくことは、あなたがその治療法を受けるかどうかを判断する際に役立ちます。科学的根拠となるデータを得るためのもっとも信頼性が高い手法は、ある治療法が、そのプラセボ、あるいは効果を持たない介入と比べて、統計学的に有意に優れていることを証明するという手法です。この方法では、ある被験者は実薬を服用し、他の被験者はプラセボを服用することになります。しかし、被験者およびその薬を投与する医師のいずれも、誰が実薬を服用し、誰がプラセボを服用しているの

part3 あなたが望む生活を築く

か、試験が終わるまでわからない状態で行われます。また、ある治療法が2回、3回とくり返し研究を重ねても同等の結果が得られる時や、その治療法によって症状が著しく改善する時、あるいはその治療法の効果が、実際の医療環境とほぼ同じ条件下で検討され確認された時は、その治療法は価値があると考えられます。

集団を対象として行われた研究で、ある治療法の平均的な効果が確認されていたとしても、現実の問題は、ある個人に対してその治療法がどのように作用するかということです。被験者における結果のばらつきとは、ある個人がその平均的な結果をどの程度の確率で経験するかを示しています。例えば100人の試験において症状が平均20％改善した時、それは、大多数の被験者が20％の改善を示したのかもしれませんし、数人が80％の改善を示した一方で他の人はまったく改善が見られなかったのかもしれません。ある治療法がとても有望であるという情報を得た場合、その有望であるとの記述がどのような研究のどのデータに基づいているのか、その根拠を確認してみましょう。

情報通の消費者になるためには、簡単なグーグル検索から始めることもできますが、情報源についてはよく検討しましょう。ある治療法の根拠となっている研究は、プラセボを比較対照とすることなく、その治療法の効果のみを検討した小規模な試験ですか？　ADHD治療薬の臨床試験では、理論的には効果がないはずのプラセボを服用した人でも、その約3分の1が効果を感じると言われています。あるいは、その治療法の根拠となっている研究は、プラセボを対照とした複数の試験で、いずれも大きな効果が確認されていますか？　重要な研究の概要は、米国国立医学図書館（www.pubmed.org）などのウェブサイトで入手することができます。あなたが得た新しい研究についての情報が、あなたの病気とどう関係するかを理解するためには、まず主治医とよく相談しましょう。医学や研究の専門知識を持つ友だちと一緒に検討することも役立ちます。

薬以外の治療法については、信頼性の高い研究でその有効性を検討

することが困難です。なぜなら、そのような治療法は、比較対照のための偽の治療法を設定することが難しく、また、大規模な試験を実施することが難しい（そしてあまりにもお金がかかる）からです。ある治療法を選択する際には、その費用、リスクが生じる確率、他に確立した治療選択肢があるかどうかなども考慮に入れて決断すべきです。

何を食べるか

　人の体は、欲していない食べ物を与えられると、うまく機能しません。ADHDに関する初期の研究では、砂糖がその原因であるかどうかが検討されました。その仮説が正しいことを示す明らかな証拠は得られていないものの、ADHDが食事の選択や肥満にどのように影響するかということについては、最近興味が持たれているところです[8]。最近得られた知見によると、小児において、着色料や保存料がADHDで見られる特徴と同様の行動を引き起こす可能性があることが指摘されました[9]。そのような添加物を除外した食事を摂取すると、ADHDを持つ子どもの一部で、ADHDの症状が低減したとの報告もあります[10]。また、限定的な研究によると、グルテンを含まない食事（小麦たんぱく質を含むパン、パスタ、その他の食物をほとんど除いた食事）に変更すると、一部の人でADHDの症状を低減する可能性があることも示されています[11]。

　しかし、食べ物や着色料、添加物が、成人まで継続するADHDの原因であるという結論は得られていません。砂糖、添加物、あるいはグルテンが、あなたの健康上の問題であるかどうか調べるために、添加物を除去した食事を試してみることは良いことだと思います。例えば1ヵ月間、青いネオン色のドリンクなど、自然の色ではない着色された食べ物や、アジア料理レストランや加工食品の一部で使用されているMSG（グルタミン酸ソーダ：うまみ調味料）などの調味料の摂取を完全にやめてみた場合、あなたの行動に変化が見られるかどうか、誰かに頼んでモニターしてもらう

こともできます。また、これらの添加物を摂取しなかった場合、あなた自身が自分の感覚や行動に違いを感じるか、検討してみてください。けれども、グルテンを完全に除去することは実際には困難です。なぜなら、特別な表示があるパン製品を除き、ほとんどすべてのサンドイッチ、ピザ、朝食用シリアル、パスタは除外しなければならないからです。またグルテンは、しょうゆやケチャップなど、パン以外の製品にも含まれています。その上、グルテンを含む食事と含まない食事を摂取した場合の真の違いを検討するためには、数ヵ月には及ばなくとも、最低数週間は観察する必要があるとも指摘されています。

　私たちの文化にはカフェインがたくさん存在し、"エネルギードリンク"の消費は急増しています。ADHDやFAST MINDSの特徴を持つ人の多くは、カフェインやエネルギードリンクによって、体の調子がいくらか改善すると感じているようです。ある研究では、カフェインがADHDの症状にある程度は対処できるものの、その効果は治療薬ほどではないことが示されました[12]。他の研究では、エネルギードリンクにはパフォーマンスを改善する効果はあるけれども、その効果は量が多い時よりも少ない時の方が高く、また、アルコールと一緒に摂取すると、飲酒による鎮静を除去することから、危険である場合があることも指摘されています[13]。

　警戒心が高まり鋭敏になっている状態は、注意力をコントロールできる状態とは異なりますが、警戒心を持つということは、適切に行動する上で重要なことです。コーヒーを習慣的に飲んでいた人が刺激薬の服用を開始すると、集中力が増し、この違いを感じることもあるようです。

　カフェインを含む飲み物を過剰に飲んだり、夜遅くに摂取すると、睡眠障害を起こしたり、行動に支障をきたすことがあります。また、カフェインと治療薬を併用すると、治療薬の副作用が生じる場合や、睡眠がさらに困難となる可能性があります。カフェインは、他の刺激薬と同様に不安による身体症状を悪化させる場合があるので、不安障害を持つ人は、カフェインの量を減らすことで利益を得る場合が多くあります。

　夜、寝つきを良くするために、睡眠薬などの治療薬を服用している人は

多くいるようです。しかし、それらの薬の一部は睡眠の質に影響し、翌朝の寝起きが悪くなったり、だるさが継続するといった症状を引き起こす場合があります。そのような薬を服用しなくても、睡眠の問題を解消するための方法は他にもたくさんあります（睡眠の心得については第8章を参照してください）。

天然由来成分や栄養補助食品

　ADHDや、その関連症状を改善することを目的として、さまざまな天然物の効果を検討する200を超える研究が現在実施されています。しかし、これらの研究は、治療法評価の標準的方法である無作為化臨床試験の形で実施されていないことが多いため、治療法として推奨できるほどの根拠を得ることは困難です。2011年5月に発表された、小児と成人を対象とした試験の総説では、無作為化臨床試験は16試験のみであったため、ADHDの治療法として推奨できるかどうかを結論づけることは困難であったと述べられています[14]。亜鉛、鉄、Pinus marinus（フランスの船員が好む松樹皮）、ニンドン顆粒（中国伝統医学の漢方薬）を検討した試験の中には、有効性を示唆する知見が得られたものもありましたが、すべての試験で効果が確認されたわけではありませんでした。現在、サーマン博士らは、米国食品医薬品局（Food and Drug Administration：FDA）が医学的な有用性を認定する"医療食（medical foods）"を、ADHD向けに開発する研究を始めています。以下に、過去にもっとも多く研究された栄養補助食品に関する情報をまとめます。

　オメガ3脂肪酸： オメガ3脂肪酸は細胞膜の主成分であり、特に脳内部位の連結部に多く存在します。小児を対象とした試験で、オメガ3脂肪酸がADHDの症状を改善する可能性があることが示唆されています。プラセボを対照とした10の試験において、脂肪酸を摂取した時にADHDの特徴に軽微な改善が認められたという報告があります[15]。オメガ3脂肪酸には、DHAとEPAという二つの形があり、これらは主に、魚、乳製品、

肉、海藻、ある種の植物性油の中に含まれています。EPAが、ADHDや気分の安定化により効果があるとの指摘もあります。他の試験では、オメガ3の欠如がADHDに影響するかどうかが検討されました。8つのうち2試験では、ADHDを持つ人とそれ以外の人の間にオメガ3の差は認められなかった一方、他の6試験では、ADHDを持つ人でオメガ3脂肪酸の濃度が低い、あるいは、オメガ3に対するオメガ6の比率が高いという結果が示されています[16]。ADHDを持つ若年者と持たない若年者で脂肪酸の濃度に違いがあることを示した試験では、この違いは食生活によるものではなく、これらの脂肪酸の体内での代謝に遺伝子的な違いがあることによる可能性が指摘されています[17]。

亜鉛と鉄：亜鉛と鉄がADHDの症状を改善することを示す根拠は限られているものの、これらの栄養素の欠如とADHDが関連する可能性を指摘する報告があります[18]。ある試験では、亜鉛のサプリメントを服用すると、ADHD治療薬が有効性を示す量を下げることができたと指摘しています[19]。鉄のサプリメントを用いた試験では、鉄が欠乏状態にある小児においてのみ、鉄の補給に意味があったと報告しています[20]。睡眠を障害する体の落ちつきのなさは、鉄分の低下によって引き起こされる可能性があります。

マグネシウム：マグネシウム濃度が低値になると、ADHDに似た症状や、筋肉の痙攣、うずくような痛み、しびれが現れる場合があります。これらの症状がある場合は、主治医にマグネシウム濃度の測定を依頼すると良いでしょう。特に、緑黄色野菜やフルーツ、ナッツ類、大豆製品、全粒粉など、マグネシウムを豊富に含む食事をあまり食べる習慣がない場合は、マグネシウムが不足しがちになっている可能性があります。マグネシウムが不足した状態を是正すると、関連するADHDの症状が改善したとの報告もあります[21]。

ビタミンB12：50歳を超える成人の約3％はビタミンB12欠乏症であるとの指摘があり、そのリスクは年齢と共に上昇します。ビタミンB12が低くなると、手足のうずくような痛みや感覚障害、バランス感覚の障害、記

憶力に変化が現れる場合があります。このような症状は、ビタミンB12を補給すると改善する場合がほとんどです。

脳のエクササイズ

　ニューロフィードバックという手法は、ある特定の脳波が上昇するような運動を、頭皮に電極を装着してモニターしながら行うものです。この手法に関する研究は1970年代後半から行われています。ADHDを持つ小児を対象とした研究では、この手法と比較検討のための効果のない手法を行い、ニューロフィードバックによる効果が示唆されました[22]。しかし、これらの試験の多くは、誰が効果のある手法を用いて、誰が効果のない方法を試したか、被験者も研究者もわかった状態で行われていました。現在行われているニューロフィードバックの試験では、被験者と研究者のいずれも、誰がどちらの手法を受けているかわからない状態（盲検試験といいます）で試験するようデザインされています。この研究デザインを用いた、より大規模な試験が、ニューロフィードバックの効果を明らかにすると考えられます[23]。

　ADHDの成人を対象としたある試験において、研究者は、ニューロフィードバックは有望であるが、その有効性を示す根拠は弱いと結論づけました[24]。また、より安価で有効な治療法があることも指摘しています。その試験では、「患者や家族がそれだけの時間やエネルギー、お金をかけるのならば、その限られた資源を、有望かもしれないが証明されていない高価で時間のかかる治療法に向けるか、それとも他のもっと根拠のある治療法や他のより差し迫った家庭内の問題に向けるべきか、よく考えた方がよい」と述べられています。ニューロフィードバックを考慮する場合は、Biofeedback Certification Institute of America（BCIA：www.bcia.org）などの団体から認定を受けているセンターを利用することを推奨します。BCIAは消費者に対する心得も発表しています。

　リハビリテーションの専門家は、脳梗塞や脳損傷の患者に対して、話

す、書く、学習する能力などを回復することを目的とした訓練を実施しています。脳内のある特定の部位が損傷を受けた場合、訓練によってその他の部位が、損傷を受けた部位の機能を果たせるようになる場合があります。ADHDを持つ人でも同様の訓練をすることによって、情報を一時保存するワーキングメモリなどの機能を強化することができるかということに注目が集まっています。ADHDを持つ人の一部ではこのワーキングメモリに障害があるため、研究者は、特別にデザインされたコンピュータープログラムや、その他の治療法によって、ワーキングメモリの機能を改善することができるかどうかの研究を始めています。一部有望な結果も得られていることから、その有効性をより明らかにするために、規模が大きく適切な比較対象が設定された試験が今後実施されるよう期待されています[25]。

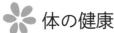 体の健康

　脳損傷や、慢性疾患である糖尿病、甲状腺に関係する代謝性疾患、レストレスレッグス症候群や睡眠時無呼吸症候群などの睡眠障害など、いくつかの病気では、FAST MINDSに似た症状が現れる場合があります。医師がADHDの診断をする際には、脳に影響を与える可能性があるこれらの疾患を持っているかどうかも確認します。

　マインド・ボディ・テクニックは、体をリラックスさせることによって、心もリラックスさせることに着目した手法ですが、この手法によって、ストレスによる攻撃・逃避反応に拮抗する副交感神経系のコントロールが改善したという報告があります[26]。これらの手法はADHDではまだ十分に研究されていませんが、一部の人では、ヨガ、瞑想、指圧、マッサージによって、快適さやリラックス効果が得られています。第4章で紹介した、逆Uカーブを描くストレス-パフォーマンス曲線を覚えていますか？　ストレスを抑えることができると、より落ちついて集中した状態で行動できるようになります。

専門家の支援を受ける際に考慮すべきこと

- その専門家がどのようなトレーニングを受け、どんな専門領域を持っているか。
- ADHDを持つ人を支援した経験はあるか。人それぞれに適した方法を検討しているか、それとも、一般的な方法を用いる傾向にあるか。
- 家でも練習できる方法を教えてくれたり、トレーニング中にも技術を習得する機会を与えてくれるか。
- 同様の事例で過去にうまく対処した実例を示してくれたか。
- トレーニングの効果を補完する他の方法を提案できるか。

 これらの方法を実際に試してみる

　本書で紹介したエクササイズの中から、実際にやってみようと決めたあなた独自の方法について、再び考えてみてください。あなたの時間と労力に見合った効果的な方法を見つけ出していただきたいと思います。この章では、あなたが支援を得ようとする際に、どのように探せばいいかについて、その考え方をいくつか示しました。しかし大切なことは、たとえ専門家と一緒に取り組むとしても、何を優先させるのかという明確な考えをあなた自身が持っていることです。専門家を始め、家庭、学校、職場、あなたが属する地域社会から支援を得る場合でも、まずあなた自身が積極的に取り組んだ上で、あなたにとって可能な限り最高の支援が得られるチームの協力を得ることが重要です。この本で紹介した考え方を振り返り、あなたにとって最適な方法を見出し、さまざまな治療法やコーチング、マインド・ボディ・テクニック、あなたが見つけ出した計画的に行動するための戦略から、最大の効果を得ていただきたいと思います。

part3　あなたが望む生活を築く

　ADHDやその問題をあまり扱ったことのない医師の場合は、診察中に失望させられることがあるかもしれません。また、何かを約束した日には必ずリマインダーの電話がかかってくるといった、ADHDを持つ人が求める環境がいつもどこでも整っているわけではありません。本書の中に紹介されている、自分で対処できるさまざまな方法をよく読んで、あなたが得たいと思っている支援策から最大限の利益を得るためにはどのようにすればよいかを考えてみてください。

　ADHDの患者団体があなたの住む地域にあれば、どのような支援を得ることができるか相談するととても役立ちます。また、大学には通常、障害を持つ学生を支援するオフィスがあり、その地域にいる専門家のリストなどを持っている可能性があります。専門家に相談したいと思ったら、そのような情報を参考にすると良いでしょう。脳梗塞や脳損傷に代表される、重度の神経障害を持つ人の機能回復を専門とするリハビリテーションの専門家からも、あなたにとって有益な助言が得られる場合があります。インターネットにも、あなたに役立つ情報がたくさんあるでしょうし、オンライン上のグループに参加して、お互いの取り組みを確かめあったり、さまざまな方法を提案しあうこともできます。

　ある特定の人と定期的に会って取り組みの様子を確認することを好む人もいますし、直接面談するのは必要な時だけにするという人もいます。例えばある女性は、彼女が通う教会の指導者を2〜3週間ごとに訪問し、彼女が立てた計画を予定通りにこなせているか、一緒に確かめています。その指導者は、彼女が自分自身を支え、責任を持って物事に取り組んでいるか、例えば、次の週の計画は明確に理解しているか、ネガティブな考えに囚われていないか、自分の健康を保つことに優先的に取り組んでいるか、そのような習慣を継続的に実行しているかなどを一緒に確認していきます。このように、客観的な評価を得る機会を定期的に持つことによって、CBTを通じて学んだ技術を忘れずに応用したり、精神科医を受診する際にも、薬の効果について主治医に正しい情報を伝えることができるようになっていると言います。

第11章　他の治療法

　以下のチェックリストを用いて、もっとも役に立つ新しい習慣、支援、しくみに組み込んでいく事柄などを特定してください。あなたが支援を得たいと思う上位3～5項目を選んでチェックを入れてみましょう。

チェック	さらに取り組みたい領域	あなたを支援してくれるもの
	FAST MINDSやADHDが生活にどのような影響を与えているか、より理解を深めたい	精神科医、心理療法士、ADHD専門コーチ、ADHD支援グループ・団体
	内的な注意散漫を減らすため、マインドフルネスの技術を習得したい	マインド・ボディーワーク（瞑想、ヨガなど）
	集中する能力を阻むネガティブな自問自答や態度を改め、心をクリアにしたい	精神科医、CBT、弁証法的行動療法、自己解決型の精神疾患ワークブック
	鮮明にイメージして覚えることができるステップに作業を分解できるようになりたい	計画的な行動/仕事上の問題の解決やADHDを専門とするコーチ、助言者、計画的な行動が得意な友人・家族、CBT
	家の中、職場、学校から、気が散るものを取り除きたい（目に見えるもの、見えないものを含む）	計画的な行動やADHDを専門とするコーチ、計画的な行動が得意な友人、社員サポート部門/人事部、学生支援部門
	to do listとプランナーを継続的に使いこなしたい	自己管理術に関する本やコーチ、計画的な行動が得意な友人・家族、リハビリテーション専門家、行動管理用の携帯アプリ
	役に立つ行動パターン、しくみ、習慣を見出したい	ADHD専門コーチ、ADHD支援グループ、助言者、親友/家族、学生支援部門、リハビリテーション専門家
	電話、コンピューター、タブレット端末などを"第二の脳"として使いこなしたい	コンピューターや携帯電話会社などのセミナー、オンラインの手引書、職場、コミュニティーカレッジのクラス
	不得意なこと、あまり集中できないことを生活から取り除きたい	キャリアカウンセラー、ADHD専門コーチ、親友/家族、職業適性カウンセリング、ファイナンシャルアドバイザー

チェック	さらに取り組みたい領域	あなたを支援してくれるもの
	他の人が実践している良い習慣を参考にしたい	助言者、親友/家族、支援グループ
	身につけたい習慣やしくみを人と一緒に練習したい	親友/家族、同僚、リハビリテーション専門家、パーソナルトレーナー
	より良い選択ができる決定的瞬間を特定したい	親友/家族、ADHD専門コーチ、支援グループ、心理療法士
	自分に最適の仕事、家庭・社会環境を見つけて、順応したい	キャリアカウンセラー、ADHD専門コーチ、支援グループ、職業適性カウンセリング、親友/家族
	日々の健康的なリズムを身につけたい	パーソナルトレーナー、支援グループ、親友/家族、マインドフルネス・エクササイズ
	ソシアルスキルを磨きたい	コーチ、話し方教室、親友/家族、マインドフルネス・エクササイズ
	職場や学校で特別な措置をお願いしたい	人事部、学校の障害者支援オフィス、ADHD専門コーチ、親友/家族
	課題への取り組みの様子や、責務を果たしているかどうかを評価したい	親友/家族、ADHD専門コーチ、オンラインツール
	より充実した人生にするために、教育、仕事、その他の社会的な面での機会を得たい	キャリアカウンセラー、職業適性カウンセリング、助言者、親友/家族
	金銭管理を適切に行いたい	会計士/帳簿係、金銭管理カウンセリング

キーポイント

- コミュニティーの中で提供されているさまざまな支援や、専門家のアドバイス、オンラインツールなどは、本書を通じてあなたが見つけ出したさまざまな習慣や方法を実践する際に役立つ。
- 責任感を持って行動する、技術を習得する、ADHDや他の精神状態に

対する治療法についてなど、自分のニーズに合った適切な支援はどこから（誰から）得られるかを考えよう。
- ADHDに対するさまざまな治療法の中で、複数の無作為化二重盲検試験で効果が確認されている治療法は、より推奨される。
- 支援をより活用するために、責務や報酬、進捗管理、リマインダーなどのしくみを生活に取り入れよう。
- 新しい学習方法や対処方法を実践できたかどうかで、あなたの受けている治療法の成果を評価してみよう。

part 3　あなたが望む生活を築く

第12章　成長しながら生きていく

　第4章で紹介したカルロは、ADHDのせいで、職場での昇進が遅れ、学校での生活も台無しになったと思っています。しかしここ2～3年の間で、彼は自分が直面する課題についての見方を新たにし、また、幸せな結婚をしたことによって、新たな可能性が開かれました。彼が自分自身を受け入れる方法を学んだ時に、彼を受け入れてくれる人に出会ったのでした。アントネラです。彼女は、カルロの持つ課題に悩まされる以上に、彼の持つ強みにより多くの価値を見出したのです。カルロは、二人の絆を深めるためならば何でもします。地下室の作業場から夕食に間に合うように引きずり出されてもかまわないし、彼女が大好きなロマンティックな映画も見ようとします。

　アントネラは、カルロが彼女との関係を何よりも大切に思っていることがよくわかる、と言います。彼女はそんな彼が大好きです。「彼は素晴らしい夫です。とても誠実で、私のためなら何でもしてくれる」カルロは、アントネラに詩やラブソングを贈ります。家の修理も進んで行います。「彼は野心的でやる気に満ちていて、心も広い。私は彼のことを心から誇りに思う。本当に素晴らしいの」

　もちろん、彼の些細な欠点が時々気に障ることもあります。彼がリラックスできないことも心配です。でも、彼はいつでもそんな感じなのです。「人は誰でも何らかの問題を抱えている。私が彼に唯一悩まされているの

＊この章では、実在の人物がFAST MINDSから自分自身を見出していった実体験から得られた言葉が引用されています。あなたがこの本を自分自身のために読んでいるのか、あなたの大切な人のために読んでいるのかに関わらず、これらの物語が、あなたの希望、励みになればと思います。

第12章　成長しながら生きていく

は、彼が働きすぎること」

　他の多くの人たちと同様に、カルロも時間をかけてFAST MINDSを理解し、それに適応する方法を学んできました。そして、"なかなかうまくいっている"と思われます。"うまくできた"のではないことに注目してください。私たちの人生とは、それを望む、望まないに関わらず、自分が持って生まれた特性や課題に継続的に順応していくことだと考えます。カルロはこれからも、さまざまな課題を抱えることになるでしょう。しかし、彼は自分自身のことができるように変わったのです。そして、アントネラと一緒に家庭を築いていくという、彼が責任を負うべき未来のビジョンを見出したのです。

　この本を通じて私たちは、集中力を司る脳の機能や、明確なステップを踏むことや、責任感を持つことの重要性について述べてきました。あなたが未来に何を求めているかを知り、それに向かうステップを綿密に計画することが重要です。この長期的なビジョンには、あなたの価値観、あなたにとって本当に大切なことが反映されています。経済的に自立する、愛し合う関係を築く、あなたが属するコミュニティーで役割を担うなど、さまざまなことが描かれることと思います。

　この章では、本書で私たちが紹介してきたことのすべてを総括し、あなたのこれからの毎日、毎週、毎年をより過ごしやすいものとして、あなたの能力を生かした人生を築き上げる方法を、より鮮明に描いていただきたいと思います。カルロ、キャサリン、マーシャル、ゾエ、その他、私たちがこの本で紹介してきた人たちは、かつての試練に満ちた状況を生き抜き、彼ら自身の人生を彼らの強みや才能、関心に基づいて築いていくことを学んだのです。カルロとアントネラは、次の大きなステップに歩み出す準備が整っています。彼らにはもうすぐ初めての子どもが生まれるのです。キャサリンは、自分自身そして彼女の周りの人々との関係に満足しています。マーシャルは、つい最近新しい仕事を始めました。ADHDを持つ人を助けることに情熱を傾けているゾエは今、本を執筆しています。

> 「私は今、より良い世界が開ける可能性を感じている。これからの人生にわくわくするし、自分の可能性を最大限に発揮したいと思ってる」

　彼らは皆、気づくところから始めました。自分の強みを認識して評価すると同時に、彼らが本来歩む道からいつそれてしまったのかということにも気づいています。彼らは皆、ただ決まった方法に従うのではなく、地下室のカルロのように、自分にとって集中でき、能力が発揮できる何かを見出すための解決策を自らの手で作り上げていきました。

　彼らが自信を持つと、より多くのことに前向きにチャレンジして、人との関係やキャリアを築き、カオスから脱却して環境を整えました。ゾエは、他の多くの人たちと同様に、あまりにも長い間自分が誤解されていたことに対する悲しみに向き合っています。そして、彼女が今まで直面してきた数々の困難は、決して彼女が"悪い"人間だからという理由ではないことを認識し始めています。

　彼らは皆、新しい習慣やツールを学び、彼らが人生を歩んで行くことをサポートしてくれる人々から支援を得て、自分自身を支えてきました。キャサリンは今、ボーイフレンドに支えられ、個人資産管理のクラスを受講しています。彼女は自分の銀行口座を得て、今まで何度もくり返してきた小切手の不渡りや、未払いの税金のストレスから解放されつつあります。

> 「自分自身の強みを生かして、ADHDの良いところを前面に出すことによって、生活が変わり始めた」

　彼らはまた、日々の生活の中で遭遇する課題を前にして撃沈するのではなく、積極的に順応して変化していくことを学びました。マーシャルが前の職場でうまくいかなかった時、彼は変化を起こすという恐怖に負けることなく、コンサルタントになる方が良いと決心しました。新しい職場で働き始めて3週間、薬にも助けられながら、彼は自分の強みを生かせる仕事

第12章　成長しながら生きていく

で、以前より能力を発揮することができました。しかし、まだまだストレスを感じることがありました。彼は、その会社の社員支援プログラムでセラピストの治療を受け、自分が持つ不安に建設的に取り組みました。「僕は自分の恐怖心を言葉に置き換えることができた。特に、自分は直ちに100％正しく仕事を行わなければならないといった期待の中で、自分が無能に見えるのではないかという恐れを持っていた」彼は自分自身に対する評価を調整した結果、仕事は以前よりずっと快適なものになりました。「僕は、仕事をこなしている自分、環境に圧倒されていない自分、恐怖を感じていない自分を想像することができなかったんだ。でも今は希望を感じる。とてもワクワクするね」

あなたのFAST MINDSをコントロールする

短期目標

　何かを学ぶためのもっとも良い方法は、実際にそれをやってみることです。今、あなたはこの本をここまで読んできて、自分自身の能力を最適化する準備が整っている状態だと思います。ここで、本書に示したエクササイズの中からあなたにもっとも適していると感じたものをもう一度振り返り、今後どのように行動することができるか、改めて少し時間をとって考えてみることをお勧めします。

　付録Aでは、あなたがこの本で学んだ新しい技術、しくみ、治療の選択肢などを振り返ることができます。そして、あなたが取り組んでみたい習慣、あなたを取り巻く環境の中で変えたいこと、利用してみたい支援策などについて、ウィッシュリストを作れるようになっています。リストした事柄の中には、薬の治療を受けなければ実現が難しいものがあるかもしれません。あるいは友人やコミュニティー、専門家の支援を受けると実現できるものもあるでしょう。あなたが取り組みたいことに優先順位をつけ、その達成に向かう道程をステップに分けて、計画を立てましょう。

　ほとんどの人にとって、最初のステップはスケジュールを作成すること

です。まだ実践していないのなら、まず一つ作ってみてください。スケジュールを作るということは、ロボットのようなあなたを作ることではありません。あなたの最優先事項は何かを明確にして、それを目指すには毎日何を達成する必要があるのか、食事、運動、睡眠などの必須の活動も含めて考えることです。また、あなたの毎日、毎週のスケジュールには、翌日や翌週のことを計画する時間も確保してください。あなたにとって重要な習慣、特にある特定のタイミングで行う必要がある行動に関するリマインダーは、プランナーに書き留めておくことをお勧めします。そうすると、その行動を実行する時間を確実に確保でき、その重要性を覚えておくことができます。必要であればアラームもセットしてください。

　覚えておいてください。新しい習慣を身につけることは困難です。特にADHDを持っている場合はなおさら難しいものになります。車の運転や楽器の演奏を学ぶ時と同じように、新しい習慣が自然に身につくまでには、何回もくり返し練習する必要があります。最初の数週間は、新しい習慣を継続して行えるよう、どんなことからでもいいのでチャレンジしてみてください。練習する時間をあなたのスケジュールに確保することを忘れずに！

「私には今、この障害を和らげて以前よりももものごとをうまく管理するために、自分の生活を調整できるという希望がある」

中期目標

　中期的にも練習を継続し、新しい習慣を自由に使いこなせるようになってください。

　しくみ、構造、責任感、習慣、何であっても、あなたはそれらにいずれ退屈してしまう可能性があるということを認識してください（特に、FAST MINDSを持つ人には、他の人より早く退屈は訪れます）。あなたが編み出した独自の方法も、その新鮮度を保つために、数ヵ月ごとに見直す必要が出てくると思います。あなたのスケジュールの中で定期的に見直

第12章 成長しながら生きていく

す時間をとることによって、当初の勢いを失わずに継続することができます。リマインダーを設定することであなたが日々の計画を継続しやすくなるのと同様に、外部からの刺激を得ると、何週、何ヵ月と継続しやすくなるでしょう。コーチと定期的に面談する、電子カレンダーで月ごとのリマインダーを設定する、計画することが得意な友だちと定期的に会って、あなたの進捗具合を一緒に評価することなどが役立ちます。

　この本で私たちが紹介した指針に何度も立ち戻って確認してください（付録Aにその詳細が掲載されています）。
- 感情的でネガティブな考えは修正する。
- "前頭葉チェックリスト"を活用する。明確な道筋をつけて、あなたの精神状態や注意散漫になってしまう状態を管理する。
- 必要な時は、心の"一時停止ボタン"を押す。
- 目標を達成するため、"第二の脳"を使う。
- 計画的に物事に取り組むためのしくみを継続して活用できるよう、"決定的瞬間"に実行する習慣を見つける。
- 自分の目標や願望に責任感を持ち続けるための構造を作る。

・・・・・・・・・・・・・・・・・・・・・・・・・・・・・・・・・・・・・・

「診断されたことで、とんでもなくホッとした。自信とやる気、そして自立してコントロールできるという大いなる感覚を得ることができた」

・・・・・・・・・・・・・・・・・・・・・・・・・・・・・・・・・・・・・・

カルロ：毎日着実に歩む

　カルロは常に、さまざまな観点からADHDに取り組んでいます。毎日の生活をこなしていくために彼が立てた戦略の多くは、私たちがこの本で紹介したものです。ここにそのいくつかを示します。

　運動：カルロは毎日エクササイズをします。六つに割れた腹筋がそれを物語っています。彼は、今まではいつもうまくいかなかったと言います。「どうしてもバットでボールを打つことができなかった。学校では、僕は

どのチームでも最後にならなければ選ばれないヤツだった」現在彼は、毎日、ジムのトレーニングで湯気を吹いて、集中力を高めています。瞑想？「いや、それはあまりにも平和すぎる。バンジージャンプで飛び降りること、それが僕にとっての瞑想だ」

薬を飲む：カルロは薬を飲むようになってから、今まで退屈で仕方なかったことがこなせるようになったと言います。例えば読書、書類整理、ちょっとした会話などです。「今まで僕はきちんと座って教科書の1ページも読むことができなかった。それはほとんど不可能に近いことだったよ。今は、自動車保険更新の時、その約款を読むことができる。そんなことする人いるかい？」

カルロは今でも時々退屈してしまいますが、ほとんどの場合、それを乗り越えることができます。「現実の世界では、税金の手続きはしなければならないものだ。それは本当に重要なことか？　その通り。でも実際に取りかかることが難しいんだ。そんな時に薬が助けになる。薬を飲むと、自然にはできないことができるようになるんだ」

第二の脳を使う：カルロは次の瞬間に、大切なことを忘れてしまうこともあります。もし誰かが彼と、同じ部屋の隅で3分後に会う約束をしたら、カルロはブラックベリー（携帯端末）にそのことをすぐに書き込んで、アラームをセットします。「ブラックベリーがなかったら死んでしまう」と彼は言います。彼はそのうんざりする3分の間、約束を覚えておきたいと思うのですが、彼にはそれができないという現実を受け入れるしかありませんでした。ですから彼は、会議に出席することを忘れてしまうより、メモすることを誰かにからかわれるようなことがあっても、そのメモを頼りに会議に間に合う方を選びました。

また、カルロは、家の掃除が全然できないという事実も受け入れました。そのことについてアントネラとけんかになる代わりに、彼は掃除業者にお金を払って、代わりに片付けてもらうことにしました。「ヨーロッパからの移民だった母が掃除業者に気づいたら、それはヤバイよ。でも僕は家をきれいにしておきたいし、車もきれいにしておきたい。掃除しないで

第12章　成長しながら生きていく

済む時間は、地下で新しい風力タービンを作っているよ」

アントネラもいくつかの活動限界を設定しています。誰かがカルロに何かを頼んだら、彼は何も考えずにイエスと返事をしてしまいます。彼女はできるかぎり彼の門番役を引き受けたので、カルロが二人のための週末を横取りするような約束をすることはなくなりました。

最適な仕事を持つ：写真はカルロが最初に興味を持った仕事ですが、写真の世界で成功するのはほんのわずかの人だけなので、それを職業にするべきではないと、周囲の人から何年も聞かされました。高校時代、彼はエアレンチを使ってナットをはめ込む組み立てラインで働きました。「二日と続かなかったよ。地獄のようだった」と言います。彼は数年間マーケティング会社で働き、次にソフトウェア会社に転職しました。「僕はいつも仕事をやり終えることができなかったけど気にしなかった。どの仕事も好きじゃなかった。それはまるで、学校でお決まりの課題を何度もやっているようだった」

数年前、彼はテレビカメラマンとして転職しました。それは彼にピッタリで、とてもうまく仕事をこなすことができました。彼は卓越した眼を持っていたのです。そして彼の"スリル大好き"な性格に合っていました。職場に到着しても、その日に彼がどんな撮影をするのかはわかりません。それが彼にとって良かったのです。「歯医者の予約を入れることは難しいけど、この仕事は僕の人生を面白いものにする。そういう状況だから、僕は能力が発揮できるんだ」

自分自身を知る：カルロは、彼の妻がどうしてもと主張しない限り、フィクションを読んだり、女性向けのロマンス映画を見たりすることで時間を無駄にしたくはありません。しかし彼はドキュメンタリーやノンフィクションの本は好きだということがわかりました。何かを学んでいる時、自分は生産的だと感じます。「学校を落第した僕みたいなヤツは、とにかく何か学びたいんだ。学ぶことが好きなんだよ」と彼は言います。

自身の衝動性に向き合うためのルールも設定しました。彼は何か高価な物を買う時、必ず一晩考えてからでないと買わないと決めています。そし

part 3 あなたが望む生活を築く

て何かを買う時は、とにかく事前に調べ倒します。ですから、他の人が何か買い物をする時には、カルロに意見を聞きにくるほどです。結局、4人の友だちがカルロと同じテレビを買いました。なぜなら、カルロが選んだテレビがベストだと信頼しているからです。

　問題を具体的にする：カルロは幼少時代と青年期を、自分はなぜこんなに変わり者なんだろうと悩みながら過ごしました。身振り手振りを交えて話し、じっと座っていることができず、感情をむき出しにするので、誰よりも変なヤツだと思われていました。彼は、父親のように、朝ベッドから起き上がった瞬間から夜になって頭を枕につけるまで働きました。

　数年前、カルロは小さなイタリアの村（人口増加率は−3％）を訪れることにしました。彼の父親が生まれ育った村です。初日はまるで、神の啓示のようでした。この村では彼は変わり者ではなく、会う人すべてが彼にそっくりであることに気づいたのです。

「僕みたいな人間が何千といることに気づいたんだ。びっくりしたよ。信じられなかった」と彼は言います。

　その旅で彼は、自分の"奇異さ"は自分の本質が反映されたものであることを悟りました。厳格な北米では、彼は病気を持った変わり者とされました。でも彼がもし、先祖の故郷シチリア島で暮らしていたならば、今の彼と違っている方が変わり者でした。

　その旅で彼は、ADHDを違った観点から考えるようになりました。「病気？　そうだよ。欠陥？　それは違う」

・・・・・・・・・・・・・・・・・・・・・・・・・・・・・・・・・・・

「自分のような者が標準的であるような場所では、とても落ちつくことができた。自分がどう行動して、どう考えているか、説明しなくてもいいんだ」

・・・・・・・・・・・・・・・・・・・・・・・・・・・・・・・・・・・

長期目標

　生活に支障を来すFAST MINDSの特徴を治療することは、学校での生活に戻る、自分の職能をさらに掘り下げる、人との関係を築くなど、後れ

を取った成長に新たな展望を開きます。さらにあなたが自分の生活をより実りのあるものにしていくために、自分の可能性を最大限発揮することができ、あなたが成長していける環境に身を置くことが大切です。

　3年から5年後までの計画を立てることは、あなたが優先すべきことが何であるかを考える上で役立ちます。そして、自分がどこに向かっているのか確認しながら進むことができるでしょう。けれども、5年後、どこか想定外のところにたどりついても自分を責めないでください。人の人生は、誰でも偶然に左右されるものです。しかし、計画を持つことで、あなたの日々の行動を、あなたの長期的で個人的な優先事項や、あなたの価値観にマッチさせることができるのです。

　FAST MINDSに向き合うことは、困難で骨が折れることです。そんな時、かつてのあなたのある一日を思い出してください。たくさんのトラブルに見舞われたもっとも思い出しやすい一日です。新しい習慣があなたの生理的本能に逆らうようなものであるならば、それを身につけるのは容易ではないことを私たちは理解しています。少しくらい道からはずれてしまうようなことがあっても、自分を責めないでください。そして、たまにはガードを下げましょう。しかし、もしあなたがあまりにも長く横道にそれたままの状態、すなわち、新しい習慣を継続することができないならば、もっと準備を整えて、再び始めなければなりません。

　一方、新しいパターンを継続していくことによって、自分自身をより強化することができます。あなたが成功するたびに、また、あなたが決定的瞬間に気づき、今までのやり方ではなく、よく考えた別のやり方を選ぶたびに、あなたは自分が望んでいる場所に近づくことになります。また、ネガティブな心のささやきや疎外感によって、今まで何年間も（もしくは何十年間も）打ちのめされていた自尊心を再構築し始めます。あなたの脳は、あなたの生活をより難しいものにしてきましたが、今あなたは、それを配線し直す力を持っています。そして、新しいパターンを練習するにつれて、その配線の少なくとも一部は、別の回路に切り替えることができるでしょう。

part 3　あなたが望む生活を築く

変化を管理する

　人生は静止しているわけではありません。あなたの上司は最高かもしれないけれど、彼女はいずれ転職して会社を去るかもしれません。あなたが夢にまで見た子どもをついに持つかもしれません。そして、彼らがあなたと同じような特徴を持っていると知ることになるかもしれません。変化していく人生という織物では、新旧の作業が潮の満ち引きのようにくり返されています。過去の経験から、あなたは必要なことの一部を予測することができるかもしれませんが、時に物事はあなたの人生を台無しにしたり、想定外のハードルを課すものです。そういう時はこの本を持って座り、コーチやセラピストを再訪したり、他の支援を使うことを考えたり、あなたが身につけたい習慣に再び集中したり、有用な戦略や、あなたが見過ごしてしまっている決定的瞬間に集中する好機です。

　役割分担も変わります。あなたは立派な親になるか、それとも、子育てなど全く顧みない親になるのか。あるいは、あなたは今後転職するかもしれません。また、FAST MINDSの特徴に対するアプローチも変える必要が出てくるかもしれません。あなたに求められる実行機能が増えることで、あなたがケアすべき人が増える一方で、あなたをケアしてくれる人はほとんどいなくなるかもしれません。あなたは管理職になるかもしれず、子どもを持ったり、仕事で独立したり、秘書を失うかもしれません。あなたへの社会的な要求が変わることは、戦略の立て直しや薬物療法のアプローチを変える、もっともな理由となります。

　あなたが見越している生活上の変化の中には、適応するのに時間を要するものもあるでしょう。生活を変える時には、ゆっくりと変えなくてはならない人も多くいます。しかし、それが大学に行くことであれ、誰かと同居することであれ、家族としてやっていくことであれ、仕事と子育てのバランスをとることであれ、それら各々は、あなたがあなた自身について、さらに学ぶための実験となるでしょう。

第12章　成長しながら生きていく

　あなたが持って生まれた問題について、あなた自身を責めることは危険であると強調しました。そして、あなた自身を責めるよりも、FAST MINDSを責めた方がよいと助言しました。しかし多くの場合、問題はあなた自身にはまったくなく、環境や状況にあると言った方がより健康的です。期末テスト、新しい仕事、引越し、健康上の問題、一晩中泣き叫ぶ赤ちゃんは、誰にでもストレスとなるものです。視点をもう一方に向ける、すなわち、あなたが向かっているビジョンに向けると、これらの日常でのハードルに気が滅入ることは少なくなります。

「ついにいくつかの解決策と、より良くなるための計画を得ることができたので、安心できるし、勝利した気がする」

　もしあなたが、自分の大切な役割に対する道を見つけ、あなたの一日の楽しみを最大にする道を見つけたなら、FAST MINDSを管理するのに、そんなに労力はかからなくなります。私たちは、あなたが責任感――それは、しばしば他の誰かに対する責任感という形で現れますが――を持つことによって、睡眠や食事、運動といった身体的なニーズを満たすより良い行動パターンに適合しやすくなると語りました。自分の果たす役割に関して、責任感を持ち続けることができる対象を積極的に見つけることをお勧めします。例えばあなたの赤ちゃんに対しては、責任感を持つためにそんなに意識的な努力を必要としないでしょう。赤ちゃんに早く会うためならば、仕事を定時で終えて帰宅することが上手になるはずです。

　その他のことでは、より積極的な努力が必要かもしれません。仕事の退屈な部分を魅力的なものにすることは難しいでしょう。しかし、同僚との会議をスケジュールすることによって、あなたにはそのプロジェクトに対する責任感が生まれないでしょうか？

　人生の中で大きな変化を経験する時には、あなたが必要とする支援の内容も変わるかどうか、時間を確保して考えるようにしてください。そして、そのしくみが適切かどうかについても。もしあなたがどこのコミュニ

ティーにも属していないのなら、今こそ参加してみる好機です。そしてそこで新たな経験や成長を共にするのです。

　あなたが一人で暮らしていても、理解を示してくれる友人や家族に囲まれていても、あなたは人とは違う高度で飛行しているということを、いつも忘れないでおくと良いでしょう。FAST MINDSに適応するのは難しいことです。そして時に、密かな努力を必要とします。運動選手が高地でトレーニングすることで心肺能力が高まり、より持久力が増すように、FAST MINDSと共に生活することは、あなたに大きな適応能力をもたらします。日常生活で遭遇する不可避な問題に対しても、そして、他の人のさまざまな個人的な問題を理解することにおいても。あなたの強みを受け止めることにフェアであってください。あなたが適応して成長しようとする努力を自ら称賛し、ありのままのあなたを満足させるように励んでください。自分はこうあるべき、と考えたあなたではなく。

探求は続く

　この本を書くにあたり、私たちは名高い児童文学に出てくる、有名な冒険の旅について考えました。トールキンの『ロード・オブ・ザ・リング』でのモルドールへの旅、『プリンセス・ブライド』で真実の愛を追い求めること、または『ハリー・ポッターと死の秘宝』でヴォルデモートの分霊箱を探し求める旅などです。どの物語でも主人公は最終的には目標地点に到達します。でも彼らは暗黒の領域を旅して、多くの困難に遭遇し、彼ら自身についてより多くを学びます。FAST MINDSと共に歩むことも同じような旅路です。苦悩、困難、洞察を乗り越えていきます（私たちが知る限り、魔法を使うことなく）。人それぞれに歩む道は違います。そして、その道は、あなたが偶然出くわした秘密の近道であったり、あなたがやってしまったミスによって見つかることもあります。時には、炎の沼地で火傷するかもしれません。敵に囲まれたり、道に迷うこともあるでしょう。あなたが道を進む途中、私たちがこの本の中で述べていない領域に出会う

ことになるかもしれません。その時には、あなた自身が自分の進む道を見つけなくてはなりません。

　また、あなたが旅路をどう進んで行くか、いくつもの選択肢があります。自分の強みや弱みを認識しながら、あなたにとってもっとも危険である可能性がある領域は避けて通りますか？　それとも、ボトル１本の水も持たずに出発して、道中で起こるさまざまなことにその場で対処しますか？　もしあなたに、地図と、いくつかの道具と、一緒に旅する仲間がいたなら、特に、あなたの力を信じる仲間がいたなら、あなたの旅路はよりスムーズだと思います。そのことで、今日、今週、短期、長期の目標が明確になり、困難な障害を明確ないくつかのステップに分けることができます。あなたの旅路は、他の多くの人が歩む道より、もっと面白い可能性があります。あなたがFAST MINDSの特徴を持っているからこそ、おそらく他人は気づかないようなことに気づき、浅瀬を渡ってくる嵐や、張り巡らされている障害物に、創造的な解決策を作り出すことでしょう。

　あなたの旅の目的は何ですか？　大切なことは、目的地がどこかというよりは、あなたがどのように旅路を進むかであると思います。私たちがあなたにその旅路から得てほしいと思うものは、自己実現です。あなたがあなた自身であるために、あなたの持てる力を使ってください。あなた自身であることを楽しみ、あなたが意味を見出したことに貢献してください。FAST MINDSを理解し、受け入れ、それに適応していくことが、この旅路で成功するための秘訣です。

　私たち、そして私たちが学んだ何千人という人たちは、あなたがあなたの旅を着実に歩んでいくことを願い、この本が良い手引書として生かされることを望みます。

「私はこの日を待っていた。私はついに前を向いて歩み出し、私の生活の質を高めることができる」

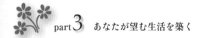

part3 あなたが望む生活を築く

成人期ADHDで成功するための FAST MINDSピラミッド

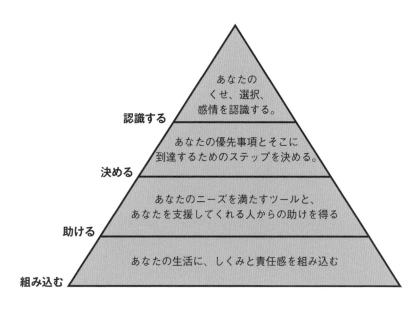

認識する：あなたの感情、行動、習慣を変える最初のステップとして、まずはそれを認識しましょう。

決める：あなたの優先事項を選択し、そこに到達するために必要なステップを明確にしましょう。

助ける：あなたのニーズを満たすツールや、あなたを支援してくれる人を得ましょう。

組み込む：あなたが着実に進んで行けるよう、生活にしくみと責任感を組み込みましょう。

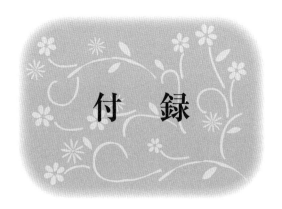

付　録

- A　各章の要約とワークブック　318
- B　考え事日記　332
- C　FAST MINDS追跡チャート　335
- D　FAST MINDS 24時間サイクルレビュー　337
- E　FAST MINDS決定的瞬間プランナー　339
- F　成人期のADHDの自己記入式症状チェックリスト　341

付録 A
各章の要約とワークブック

　本書で紹介したエクササイズについて、あなたがそれらを行った成果を記録できるように、そのうちのいくつかをここに再度まとめています。あなたの特徴にあった独自の解決法を得るためには、各章を通じて考えみる必要がありますが、ここでは、私たちが紹介してきたことの要点を示し、あなたが見つけた解決法を記録して、復習ができるように構成されています。また、ここに記述した要点を参照しながら、あなたが再度読み返したい章を特定することにも役立ちます。

　以下に各章のまとめをワークブック形式で示します。第1章のFAST MINDSの特徴から始めましょう。

　以下に示す特徴のうち、あなたにあてはまると思うものを選んで印をつけてください。

- ☐ 忘れっぽい
- ☐ 力を発揮できない
- ☐ 行き詰まりがち
- ☐ 時間に追われる
- ☐ 意欲がない
- ☐ 衝動的
- ☐ 新し物好き
- ☐ 注意散漫
- ☐ 散らかしがち

付録A

　あなたにあてはまるFAST MINDSの特徴が、あなたの生活にもっとも影響を及ぼしていること、あなたが優先的に改善したいと思っている課題、あるいは状況を三つ書いてください。

1. ＿＿＿＿＿＿＿＿＿＿＿＿＿＿＿＿＿＿＿＿＿＿＿＿＿＿＿

2. ＿＿＿＿＿＿＿＿＿＿＿＿＿＿＿＿＿＿＿＿＿＿＿＿＿＿＿

3. ＿＿＿＿＿＿＿＿＿＿＿＿＿＿＿＿＿＿＿＿＿＿＿＿＿＿＿

　第2章では、FAST MINDSのさまざまな現れ方と、それがその人の強み、課題、責任にどのように影響するかということにも着目しました。"悩める学生""結婚して子どもがいる""注意散漫な空想家"というカテゴリーや、習慣を身につけやすい人、身につけにくい人についても考察しました。また、他の精神疾患の存在、学習障害、社会的困難が与える影響についても考えました。

　あなたのFAST MINDSの現れ方と、関連する状況について記述してみましょう。

＿＿＿＿＿＿＿＿＿＿＿＿＿＿＿＿＿＿＿＿＿＿＿＿＿＿＿＿＿＿＿＿

＿＿＿＿＿＿＿＿＿＿＿＿＿＿＿＿＿＿＿＿＿＿＿＿＿＿＿＿＿＿＿＿

＿＿＿＿＿＿＿＿＿＿＿＿＿＿＿＿＿＿＿＿＿＿＿＿＿＿＿＿＿＿＿＿

＿＿＿＿＿＿＿＿＿＿＿＿＿＿＿＿＿＿＿＿＿＿＿＿＿＿＿＿＿＿＿＿

＿＿＿＿＿＿＿＿＿＿＿＿＿＿＿＿＿＿＿＿＿＿＿＿＿＿＿＿＿＿＿＿

あなたがもっとも良い状態で機能している時、あなたはフローの状態にあり、作業に没頭することができるようになります。その例を三つ、具体的に書いてみましょう。どのような時にどんな場所で、そのような体験を得ることができたでしょうか。

　　1._____

　　2._____

　　3._____

　第3章では、あなたが状況をどのように認識するかが重要であることを強調しました。あなたが本当に残念に思うこと、深い悲しみを持っているとしても、あなた自身を責めることより、FAST MINDSを責めることの方がよっぽど健康的です。自分自身に抱いているネガティブな感じ方や自分の能力を、より合理的な考え方に転換する方法として認知行動療法（CBT）が持つ力について紹介しました。

　あなたが抱きやすいネガティブな考えをいくつか書き出してみて、それらの考えを感情的ではなくバランスのとれた考えとしてとらえると、どのように表現できるか、たとえばあなたのコーチが助言してくれるような言葉を書いてみましょう。その言葉を、あなたの感情を解きほぐす必要がある時にあなた自身に語りかけるような言葉にしてみましょう。例えば、「私はこれが苦手」というネガティブな考えを持っている場合は、あなた自身に対して「これは私の課題。でも、他に私が得意なことはたくさんある」というように表現することができます。

ネガティブな考え　　　　　　　**バランスのとれた考え**

　　1._____　　_____

　　2._____　　_____

　　3._____　　_____

第4章では、物事に集中する能力には、脳の前頭前皮質の状態が関係していることを説明しました。あなたが思うように行動できない時は、明確な計画があるかどうか、あるいは、脳が何か別のことで占拠されたり、気が散っていないかを考えることの重要性を考察しました。
　そのような時、前頭葉チェックリストが役立ちます。

前頭葉チェックリスト
- 頭の中で次の行動ステップが鮮明に描けていますか？
- 内的な注意散漫要因はありますか？（考え事、気分、精神的または身体的に気になること）
- 注意散漫になる環境にいますか？（感覚的、仮想的な注意散漫や、他の仕事の存在などにも注意しましょう）

　前頭前皮質が求める明確な計画を描くためには、プランナー（スケジュール表）、備忘録、to do listを主に用います。計画を立てる時間を確保しましょう。優先順位をつけ、作業に取り組むべき時間をあらかじめ割り当てておくことによって、それを達成するための道筋が明確になります。プランナーの時間枠にアクションアイテムを埋めていく基本的な方法と、役割ごとのto do listを使うことの有益性について、そして、必要な場合はある程度の柔軟性を確保することの重要性について説明しました。
　まだプランナーを購入していないか、携帯電話やパソコン上でこれらのツールをまだ用意していない場合は、ぜひ用意して使ってみてください。
　気が散る対象を減らして前頭前皮質がより機能できるようにするために、あなたの生活の中のどの部分で注意散漫の問題が存在しているかに注目しましょう。注意散漫には、内的な注意散漫（ストレス、思考、感覚など）と、外的な注意散漫（車の警告音、泣く子ども、散らかった机の上など）がありました。マインドフルネス・エクササイズによって、あなたの心がどれだけ忙しく動いているかを認識し、あなたが自分自身の状態に気づき、コントロールできる能力を持っていることを確認する重要性を述べ

ました。

　あなたにとっての内的な注意散漫、外的な注意散漫の例を記録しましょう。そして、どのようなことが、あなたの精神状態や、あなたがいる環境を変えることができるか、考えてみてください。

内的/外的な注意散漫	注意散漫を減らすためのステップ
	(例：考え事日記、マインドフルネス、エクササイズ、ヘッドフォンの利用、仕事場を片付ける、インターネットを切る)
1._____	_____
2._____	_____
3._____	_____
4._____	_____
5._____	_____

　第5章では、時間感覚、優先順位づけ、計画を立てることなど実行機能の問題を管理するために、あなたがあなた自身の秘書になることの重要性について述べました。プランナー、アラームを設定できる機器、コンピューター、人の力を借りることなどの"第二の脳"を得ることによって、あなたが得意としないことを外部に委託するという考え方を学びました。

　以下に、あなたが持つ実行機能の問題をリストしてみてください。これらの問題を解決するために、あなたが得ることができる"第二の脳"（コーチ、秘書、パートナー、カウンセラー、電子機器、ソフトウェアなど）を考えてみてください。具体的であればあるほど効果的です。

　あなたにとって有効なシステムや習慣を見つけること、そしてそれらを注意深く使ったり練習することが重要です。

実行機能の問題	第二の脳
考えや計画の認識	
物事の記憶力	
時間感覚	
将来の予定の立案	
書類管理	
優先順位づけ	
その他に直面している問題	

　より注意深く行動を選択すること、現状に則した習慣を身につけることによって結果に大きな違いを与える決定的瞬間の存在についても考えました。あなたにとってもっとも重要な意味を持つ管理スキルを注意深く選択しましょう。

　決定的瞬間とは、会議時間をプランナーに記入しなかった時（そのため会議に出席できなかった）、ダブルブッキングをしてしまった時（それに気づかなかった）、別のことをしようと思った時（そのために遅れた）などです。また、次のステップが明確に描けていなかった、例えば、明日やるべきこと、別の作業に移る時のステップが明確でなかった時などにも決定的瞬間は存在しています。あなたがプランナーを確認することなく新しい作業を引き受けてしまった時、そのことによって翌日気が滅入ってしまった時なども該当します。

　あなたが身につけたいと思っている習慣をリストしてください。例えば、夕食のすぐ後に皿洗いをする、オフィスを出る前に机の上を整理整頓するなどです。これらのことに関する決定的瞬間はいつなのかを特定してください。決定的瞬間でのあなたの行動が、成功に導かれるかどうかの運

命の分かれ目となります。付録Eの決定的瞬間プランナーを用いて、どのタイミングで行動すべきかを考えてみてください。

身につけたい習慣　　　　　決定的瞬間での行動

1.＿＿＿＿＿＿＿＿＿＿＿　＿＿＿＿＿＿＿＿＿＿＿

2.＿＿＿＿＿＿＿＿＿＿＿　＿＿＿＿＿＿＿＿＿＿＿

3.＿＿＿＿＿＿＿＿＿＿＿　＿＿＿＿＿＿＿＿＿＿＿

4.＿＿＿＿＿＿＿＿＿＿＿　＿＿＿＿＿＿＿＿＿＿＿

　第6章では、衝動的な選択、すなわち取るべきではない選択について考察しました。衝動的な選択をすると、充実した生活を送ることから脱線してしまいます。衝動性の一部は、薬による治療なしではコントロールしにくい場合があります。薬の他にも、心の"一時停止ボタン"を押すことが役に立ちます。

　あなたの生活を映画のようにイメージして、どのタイミングで結果を大きく分けることになる選択を迫られる決定的瞬間が訪れるか、想像してみてください。そして、その瞬間には、行動に移す前に一時停止ボタンを押して、選択肢についてよく考えることができる習慣を身につけましょう。例えば、食事について、あなたは衝動的な選択をしてしまうでしょうか。買い物、飲酒、言動、その他のことはどうでしょうか？

　あなたが経験した衝動性の例を書き出してみましょう（例：浪費、不健康な食生活、リスクのある行動に出る、衝動的なコミュニケーションなど）。また、どの衝動性のタイプ（感情的な意思決定、短絡的な考え、目新しさの追求）が当てはまるか、考えてみてください。

衝動性の例 　　　　　　　　　衝動性のタイプ（感情的な意思決定、短絡的な考え、目新しさの追求）

1. _____　　_____

2. _____　　_____

3. _____　　_____

4. _____　　_____

5. _____　　_____

6. _____　　_____

　考え事日記（付録B）を用いて、衝動的な選択を助長する考え方や気持ちを客観的に眺めてみると、より合理的な反応が浮かび上がってくると思います。

　第7章では、あなたの環境にどのように"しくみ"を組み込んでいくかということについて考察しました。"しくみ"の重要な構成要素は、報酬と責任感です。報酬と責任感を組み込んでいくことで、計画的な行動をすることや、衝動性をコントロールできる良い習慣を身につけることができるようになります。短期的な報酬を設定すると、より良い行動を継続できるようになります。例えば、お気に入りのウェブサイトをチェックするのは、あなたがその日やるべきことを成し遂げた後にするといったことです。責任感は、計画性のある上司やコーチ、子どもといった"第二の脳"や、チームの一員であるという認識からもたらされます。これらの第二の脳は、あなたに目的意識を植え付けてくれる存在であり、そのことによって、あなたの一つ一つの行動に意味が生まれることになります。また、日常生活をこなしていくための習慣を身につける際にも、これらの第二の脳の役割を果たしてくれる人たちが支援してくれます。

　過去に、困難な仕事を成し遂げた時、何があなたの動機づけとなっていたかを考えてください。例えば、人を助けた時、人と協力して何かに取り

組んだ時、書類仕事をうまくこなせた時、あなたにとって大切な役割（仕事、家族など）を果たせた時などです。あなたにとって有効な報酬と責任感が得られる環境を探してみてください。例えば、あなたの強みが生かせる職場、あなたが動機づけられることがある場所、あなたが人に対して責任感を感じる場所などです。

　あなたに責任感を持たせるものは何なのか、あなたはどんな時に報われたと感じるかを記入してください。これらの動機づけについて、あなたが第5章で見つけた決定的瞬間や身につけたい習慣に、どのような報酬を結びつけたり、責任感を与えることができるか、考えてみてください。

決定的瞬間	何があなたに責任感を持たせるか、どんな時に報われたと感じるか？
1.＿＿＿＿＿＿＿＿＿＿＿＿＿	＿＿＿＿＿＿＿＿＿＿＿＿＿＿＿
2.＿＿＿＿＿＿＿＿＿＿＿＿＿	＿＿＿＿＿＿＿＿＿＿＿＿＿＿＿
3.＿＿＿＿＿＿＿＿＿＿＿＿＿	＿＿＿＿＿＿＿＿＿＿＿＿＿＿＿
4.＿＿＿＿＿＿＿＿＿＿＿＿＿	＿＿＿＿＿＿＿＿＿＿＿＿＿＿＿

　第8章では、習慣はどのように変化させることができるか、自分の健康管理を向上させることを例にして考えました。FAST MINDSを持つ人が健康的な習慣を身につけることになぜ苦労しているのかについても考察しました。また、どのように習慣を変えていくか、より良い睡眠、食生活、運動パターンを得るためにどのようにアプローチすればよいかについて考えました。付録DのFAST MINDS 24時間サイクルレビューを用いると、あなたが自分の健康管理にどのように取り組んでいるかを追跡できます。

　十分な睡眠、脳の働きを保つ十分な栄養、定期的な運動、休息の時間な

ど、あなたが健康を管理する上で必要なことを記入しましょう。これらについて、計画的に行動するため、あるいは衝動性を抑えるための決定的瞬間を考えてみましょう。また、あなたが不健康な選択肢を取りそうになった時、自分自身にどのような言葉をかけるとよいかについても考えてみてください。これらの決定的瞬間において、どのようなツールが役に立つかも考察してください。例えば、前頭葉チェックリスト（より明確な計画、内的・外的な注意散漫を減らすこと）を使う、第二の脳を駆使する、一時停止ボタンを押す、しくみ（責任感、報酬）を組み込むなど。

あなたの健康上のニーズ	どのような方法が役に立つか？
1._____	_____
2._____	_____
3._____	_____
4._____	_____

　付録EにあるFAST MINDS決定的瞬間プランナーを用いて、これらの健康上のニーズを満たすためには、一日の中でどのタイミングが重要かを明確に予測してください。

　第9章では、良い人間関係を構築していく際の問題と、FAST MINDSが組み合わさった場合の影響について、また、他者からどのような支援を得ることができるかについて考えました。あなたが持つFAST MINDSが、人にどのような影響を与える可能性があるかを認識することだけをとっても、大きな意味があります。良いコミュニケーションとは、お互いの利益が双方向に満たされるものです。あなたが何を言いたいのかをより明確にし、あなたがもし衝動的に意見を言いそうになったら心の"一時停止ボタン"を押し、ネガティブで感情的な考えを減らすことで、人との会話は向上します。

さまざまな場面（例：上司との面談、グループ会議など）あるいは、どのような人（例：パートナー、同僚など）と話している時に、あなたはイライラしてストレスがたまりやすくなるのかを書いてみましょう。そして、これらの状況に対する解決策を考えてみましょう。あなたは、どのように、いつ、どこで、何についてコミュニケーションをとるのか、意識的に計画できますか？　会話が感情的になるのを回避できるでしょうか？心の"一時停止ボタン"を押すことができますか？

コミュニケーション上の問題　　　可能な解決策

1.＿＿＿＿＿＿＿＿＿＿＿＿＿＿　＿＿＿＿＿＿＿＿＿＿＿＿＿＿＿

2.＿＿＿＿＿＿＿＿＿＿＿＿＿＿　＿＿＿＿＿＿＿＿＿＿＿＿＿＿＿

3.＿＿＿＿＿＿＿＿＿＿＿＿＿＿　＿＿＿＿＿＿＿＿＿＿＿＿＿＿＿

4.＿＿＿＿＿＿＿＿＿＿＿＿＿＿　＿＿＿＿＿＿＿＿＿＿＿＿＿＿＿

　職場や学校、あるいは、あなたにとって大切な人との関係において、あなたがどういった点で違うかを強調するより、講じてほしい措置（対応策）について働きかけた方がより有用です。
　学校では、学生の心身の状態にあわせて、さまざまな学習スタイルを認めてくれることが多い一方、職場ではそれほど柔軟な対応は望めないことが多くあります。しかし、法的に認められている権利の中で、職場に合理的な対応を求めることはできます。そのような時には、ADHDについて細かく説明するよりは、あなたが求める環境やサポートが何なのかを、はっきりさせた方がよいでしょう。
　あなたにとって困難な仕事や環境（雑音が多い仕事場など）をリストアップし、その横にあなたが望むこと（例：使っていない会議室で仕事をすることなど）を記入してください。

付録A

あなたにとって困難な作業	提案する具体的な対応
1.＿＿＿＿＿＿＿＿＿＿＿＿	＿＿＿＿＿＿＿＿＿＿＿＿
2.＿＿＿＿＿＿＿＿＿＿＿＿	＿＿＿＿＿＿＿＿＿＿＿＿
3.＿＿＿＿＿＿＿＿＿＿＿＿	＿＿＿＿＿＿＿＿＿＿＿＿
4.＿＿＿＿＿＿＿＿＿＿＿＿	＿＿＿＿＿＿＿＿＿＿＿＿

　第10章では、ADHDの治療薬を服用することのリスクとベネフィットについて、また、医師があなたに適した治療薬を処方する時に、あなたがどのような情報を提供すると役に立つかについて考察しました。ADHDの治療薬を服用することによって、日常の中で集中を維持しやすくなることは多く見受けられますが、計画的に行動するという問題を改善するためには、薬だけでなく、本書で紹介したさまざまな方法とセットでアプローチすることが大切です。あなたのFAST MINDSチェックリスト（第1章のまとめを参照）を受診時に持参し、あなたが持つFAST MINDSの特徴が薬物療法を受けている間にどのように変化するかを、FAST MINDS追跡チャート（付録C）や「成人期のADHDの自己記入式症状チェックリスト」（付録F）を用いて追跡してください。

　治療薬で改善したい症状を記入してください（忘れっぽさ、注意散漫、一貫性のない思考など）

1.＿＿＿＿＿＿＿＿＿＿＿＿＿＿＿＿＿＿＿＿＿＿＿＿＿＿＿＿＿＿

2.＿＿＿＿＿＿＿＿＿＿＿＿＿＿＿＿＿＿＿＿＿＿＿＿＿＿＿＿＿＿

3.＿＿＿＿＿＿＿＿＿＿＿＿＿＿＿＿＿＿＿＿＿＿＿＿＿＿＿＿＿＿

4.＿＿＿＿＿＿＿＿＿＿＿＿＿＿＿＿＿＿＿＿＿＿＿＿＿＿＿＿＿＿

　あなたに最適な治療薬を見つけるまでに、いくつかの薬を試す必要があ

るかもしれません。いずれの薬であっても、低用量からゆっくり服用を開始します。薬の選択肢について学んだこと（特にADHDの治療薬の種類、用量がさまざまであることなど）は遠慮なく医師に伝えてください。

第11章では、ADHDに対する治療として、薬以外で現在検討されているさまざまな方法についてみていきました。そして、個人でできる練習や、あなたが住む地域で得られるサポート、専門家の支援など、あなたがFAST MINDSの問題について取り組む際に有用な資源について紹介しました。ADHDの専門家やコーチが存在しない場合は、同じような経験をしている個人やグループが、あなたに"しくみ"をもたらす存在になったり、新しい習慣を練習する機会を与えてくれる場合があります。

この章を読んで、あなたが活用できそうな薬以外のアプローチや外部からの支援と、それによって取り組むことができる課題を書いておきましょう。

取り組む課題　　　　　　　**薬以外の支援**

1._____　　_____

2._____　　_____

3._____　　_____

4._____　　_____

第12章では、全体像を描くことの重要性と、そのビジョンをより具体的なステップに分解することで目標を達成しやすくなるということを説明しました。

あなたがより充実した生活を送るための、短期、中期、長期目標を記載しましょう。

付録A

短期目標

1. _____
2. _____
3. _____

中期目標

1. _____
2. _____
3. _____

長期目標

1. _____
2. _____
3. _____

あなたにとってもっとも有益だった章やエクササイズは定期的に再確認し、特にあなたの生活に変化があった時や新たな困難が浮上した時は、くり返し実践してみましょう。

付録 B
考え事日記

衝動性などのFAST MINDSに関する問題に取り組もうとする時に、あなたの精神的なエネルギーを消耗させてしまうネガティブな考えから脱するには、この考え事日記が役立ちます。使い方の詳細については、第3章、第6章を参照してください。

1. 状況の概要

_____

_____

2. 内容：いつ、どこで、どのように起こったか？　何か引き金はあったか？

_____

_____

3. その状況を思い出すと、その時のあなたの考えや感情の強さはどれくらいだったか？（1〜10で評価）

_____

_____

4. 以下に示す考え違いをしていたか？ その場合、どのように考え違いしていたか？

オール・オア・ナッシングの考え方

過剰一般化

前向きな考えを否定する

結論を急ぐ、心を読む

拡大または縮小

些細なことを大惨事のように感じる

_____

_____

感情による理由づけ

_____

_____

個人化

_____

_____

5. その状況で取り得る、合理的な考えや反応を記述してください。次に同様の状況が起こった時に、あなたは自分自身にどんな言葉をかけることができるでしょうか？

_____

_____

6. 感情をある程度流してしまうことができましたか？　同じ状況をもう一度考えてみましょう。あなたの反応の強度（1〜10）は変化しましたか？

_____

_____

付録 C
FAST MINDS追跡チャート

　FAST MINDS追跡チャートを使って、あなたが持つFAST MINDSの症状を記録し、それらが薬の治療によってどのように変化したかを追跡してください。診察の際にはこのチャートを持参し、薬物療法を受けている間の症状の変化について経時的に記録して、医師と話し合ってください。また、あなたの身近にいる人にもこのチャートを見てもらい、あなたが自分自身の症状変化を正しく認識しているか、確認する際にも役立ちます。

FAST MINDS追跡チャート

FAST MINDS の特徴	薬を始める前（程度を1~10で評価）	治療中の評価：用量、週、薬を始めてからの程度（1 ～ 10）		
F 忘れっぽい		用量＿＿ 週 ＿＿	用量＿＿ 週 ＿＿	用量＿＿ 週 ＿＿
A 力を発揮できない		用量＿＿ 週 ＿＿	用量＿＿ 週 ＿＿	用量＿＿ 週 ＿＿
S 行き詰まりがち		用量＿＿ 週 ＿＿	用量＿＿ 週 ＿＿	用量＿＿ 週 ＿＿
T 時間に追われる		用量＿＿ 週 ＿＿	用量＿＿ 週 ＿＿	用量＿＿ 週 ＿＿
M 意欲がない		用量＿＿ 週 ＿＿	用量＿＿ 週 ＿＿	用量＿＿ 週 ＿＿
I 衝動的		用量＿＿ 週 ＿＿	用量＿＿ 週 ＿＿	用量＿＿ 週 ＿＿
N 新し物好き		用量＿＿ 週 ＿＿	用量＿＿ 週 ＿＿	用量＿＿ 週 ＿＿
D 注意散漫		用量＿＿ 週 ＿＿	用量＿＿ 週 ＿＿	用量＿＿ 週 ＿＿
S 散らかしがち		用量＿＿ 週 ＿＿	用量＿＿ 週 ＿＿	用量＿＿ 週 ＿＿
その他の問題 （我慢強さ、気分の安定度など）				
薬による他の良い影響とその効果継続期間				
副作用				
（身体的な不快感、気分、性格の変化、睡眠パターンの変化）				
一日の中で、いつ副作用が起こったか？				
薬による、他のマイナスの影響				

付 録 D
FAST MINDS
24時間サイクルレビュー

このチャートを用いて、あなたが毎日の健康を維持するために、睡眠、運動、食生活などのニーズを満たしているか、追跡してください。

FAST MINDS 24 時間サイクルレビュー

睡眠／覚醒サイクル

	1日目	2日目	3日目	4日目	5日目	6日目	7日目
寝る前に体を休めてリラックスしましたか？							
7〜9時間の睡眠時間をとりましたか？							
休息できる暗い睡眠環境を確保しましたか？							
一日を予定通りに始めるために、余裕を持って早起きしましたか？							
カフェインの摂取は避けましたか？							
日中うたた寝しませんでしたか？							
7〜9時間の睡眠時間を確保するため、早めに就寝しましたか？							

栄養

	1日目	2日目	3日目	4日目	5日目	6日目	7日目
健康的な朝食をとりましたか？							
家には健康的な食べ物が用意されていますか？							
一日を通じて、少量を定期的に食べましたか？							
ファストフードやジャンクフードは避けましたか？							
エネルギー源としてたんぱく質と炭水化物を摂取しましたか？							

運動／リラクゼーション

	1日目	2日目	3日目	4日目	5日目	6日目	7日目
最低30分間は運動しましたか？							
運動に必要な道具をあらかじめ用意しましたか？							
日中、リラックスする時間をとりましたか？							

付録 E
FAST MINDS
決定的瞬間プランナー

FAST MINDS 決定的瞬間プランナー

取り組むべき項目	行動	いつ実行するか	午前 6	7	8	9	10	11	正午	午後 1	2	3	4	5	6	7	8	9	10	11
睡眠	就寝準備を90分前から開始する	毎日																*		
健康的な食事	少量を1日4食	毎日		*					*			*				*				
運動	ジムに行く／バッグを用意する	火曜日／木曜日／土曜日																*		

使い方：このチャートは、日々、あなたが行うべきことをより実行しやすくするため、決定的瞬間の行動を計画する際に役立ちます。時間を無駄にすごしたり、不健康な行動などの落とし穴に対処するともって前もって対処することができる決定的瞬間について考えてください。1. 最初の列には、あなたが取り組むべき項目（例：睡眠、健康的な食事、運動）を書きます。2. 二つめの列には、行うべき行動をリストします。3. 三つめの列には、その行動をいつ実行するかを書き込みます。4. 一日のどの時間帯にその行動をするか * 印をつけましょう。最初の3行に示した例を参考にして記入してみてください。

付録 F
成人期のADHDの自己記入式症状チェックリスト

　この症状チェックリストは、アメリカ精神医学会の診断基準である『DSM-Ⅳ-TR』にある18の基準から成り立っています。全18問中、ADHDの診断をもっとも鋭敏に予測する6問がわかっており、パートAはこの6問により構成されています。パートBは残りの12問で構成されています。

【使い方】
1. 症状チェックリストのパートAおよびパートBのすべての質問に回答します。各症状のみられる頻度にもっとも近い回答欄にチェックをつけます。
2. パートAを採点します。パートAのグレーで色づけした回答欄に4つ以上チェックがついている場合は、成人期のADHDに該当する症状を持っている可能性が高いので、さらなる受診が必要です。
3. パートBへの回答から、症状に関するさらなる情報を得ることができます。グレーで色づけした回答欄へのチェックに特に注目します。症状の頻度がADHDを予測する鋭敏さは質問によって異なります。パートBの12の質問には診断的な意義はありません。パートAの6問がADHDを最も鋭敏に予測でき、スクリーニング(ふるい分け)として最適です。

成人期のADHDの自己記入式症状チェックリスト（ASRS-v1.1）

●パートA、パートBのすべての質問に回答してください。
●それぞれの症状がみられる頻度にもっとも近い回答欄にチェックをつけてください。

氏　名		日　付	

質問に答える際は、過去6ヵ月間におけるあなたの感じ方や行動をもっともよく表す欄にチェック印を付けてください。 医師に面談する際にこれを持参し、回答結果について相談してください。	全くない	めったにない	時々	頻繁	非常に頻繁
1. 物事を行なうにあたって、難所は乗り越えたのに、詰めが甘くて仕上げるのが困難だったことが、どのくらいの頻度でありますか。					
2. 計画性を要する作業を行なう際に、作業を順序だてるのが困難だったことが、どのくらいの頻度でありますか。					
3. 約束や、しなければならない用事を忘れたことが、どのくらいの頻度でありますか。					
4. じっくりと考える必要のある課題に取り掛かるのを避けたり、遅らせたりすることが、どのくらいの頻度でありますか。					
5. 長時間座っていなければならない時に、手足をそわそわと動かしたり、もぞもぞしたりすることが、どのくらいの頻度でありますか。					
6. まるで何かに駆り立てられるかのように過度に活動的になったり、何かせずにいられなくなることが、どのくらいの頻度でありますか。					
					パートA

付録F

7. つまらない、あるいは難しい仕事をする際に、不注意な間違いをすることが、どのくらいの頻度でありますか。			
8. つまらない、あるいは単調な作業をする際に、注意を集中し続けることが困難なことが、どのくらいの頻度でありますか。			
9. 直接話しかけられているにもかかわらず、話に注意を払うことが困難なことはどのくらいの頻度でありますか。			
10. 家や職場に物を置き忘れたり、物をどこに置いたかわからなくなって探すのに苦労したことが、どのくらいの頻度でありますか。			
11. 外からの刺激や雑音で気が散ってしまうことが、どのくらいの頻度でありますか。			
12. 会議などの着席していなければならない状況で、席を離れてしまうことが、どのくらいの頻度でありますか。			
13. 落ち着かない、あるいはソワソワした感じが、どのくらいの頻度でありますか。			
14. 時間に余裕があっても、一息ついたり、ゆったりとくつろぐことが困難なことが、どのくらいの頻度でありますか。			
15. 社交的な場面でしゃべりすぎてしまうことが、どのくらいの頻度でありますか。			
16. 会話を交わしている相手が話し終える前に会話をさえぎってしまったことが、どのくらいの頻度でありますか。			
17. 順番待ちしなければならない場合に、順番を待つことが困難なことが、どのくらいの頻度でありますか。			
18. 忙しくしている人の邪魔をしてしまうことが、どのくらいの頻度でありますか。			
			パートB

ADHD-ASRS Screener v1.1 and ADHD-ASRS Symptom Checklist v1.1 are copyrighted by the World Health Organization. The scale was translated by Toshinobu Takeda, MD, PhD, Ryukoku University.

参考文献一覧

第1章

1) "Deficient emotional self-regulation and adult attention deficit hyperactivity disorder: a family risk analysis," Surman CB, Biederman J, Spencer T, Yorks D, Miller CA, Petty CR, Faraone SV. *Am J Psychiatry*. 2011 Jun; 168(6): 617-23.
2) "The prevalence and correlates of adult ADHD in the United States: results from the National Comorbidity Survey Replication," Kessler RC, Adler L, Barkley R, Biederman J, Conners CK, Demler O, Faraone SV, Greenhill LL, Howes MJ, Secnik K, Spencer T, Ustun TB, Walters EE, Zaslavsky AM. *Am J Psychiatry*. 2006 Apr; 163(4): 716-23.
3) "The worldwide prevalence of ADHD: a systematic review and metaregression analysis," Polanczyk G, de Lima MS, Horta BL, Biederman J, Rohde LA. *Am J Psychiatry*. 2007 Jun; 164(6): 942-8.
4) "Molecular genetics of attention-deficit hyperactivity disorder," Faraone SV, Perlis RH, Doyle AE, et al. *Biol Psychiatry*. 2005; 57: 1313-23.
5) "High risk for attention deficit hyperactivity disorder among children of parents with childhood onset of the disorder: a pilot study," Biederman J, Faraone SV, Mick E, Spencer T, Wilens T, Kiely K, et al. *Am J Psychiatry*. 1995; 152: 431-5.
6) "Causal heterogeneity on attention-deficit/hyperactivity disorder: Do we need neuropsychologically impaired subtypes?," Nigg JT, Wilcutt EG, Doyle AE, Sonuga-Barke JS. *Biol Psychiatry*. 2005; 57: 1224-30; "Impact of psychometrically defined deficits of executive functioning in adults with attention deficit hyperactivity disorder," Biederman J, Petty C, Fried R, Fontanella J, Doyle AE, Seidman LJ, et al. *Am J Psychiatry*. 2006; 163: 1730-8.
7) Levine is a spokesperson for the ad campaign "Own Your ADHD," sponsored by shire Pharmaceuticals. A video of the ad is available here: http://www.youtube.com/watch?v=7f_3OQxMfLU.
8) Here is one of hundreds of references to Phelps's ADHD: "A New Face for A.D.H.D., and a Debate," by Tara Parker-Pope, November 24, 2008, http://www.nytimes.com/2008/11/25/health/25well.html.
9) "Cammi Granato & ADHD: Female Role Model," Jeff Hamilton, *Psychology Today* online, September 1, 2011, http://www.psychologytoday.com/blog/pills-dont-teach-skills/201109/cammi-granato-adhd-female-role-model

10) His ADHD is mentioned in the promotional material for his autobiography, *Keep it Simple* (Pocket Books, August 26, 2003) on Amazon: http://www.amazon.com/Keep-Simple-Terry-Bradshaw/dp/0743417313.
11) "Behind the JetBlue founder's new startup," Patricia Sellers, *Fortune Magazine* online, July 13, 2010, http://postcards.blogs.fortune.cnn.com/tag/david-neeleman/.
12) "Career Advice from Powerful ADHD and LD Executives," Lois Gilman, ADDitude Magazine, Dec/Jan 2005, http://www.additudemag.com/adhd/article/754.html.

第2章

1) "Sex and age differences in attention-deficit/hyperactivity disorder symptoms and diagnoses: implications for DSM-V and ICD-11," Ramtekkar UP, Reiersen AM, Todorov AA, Todd RD. *J Am Acad Child Adolesc Psychiatry*. 2010 Mar; 49(3): 217-28.
2) "Attention-deficit/hyperactivity disorder and its comorbidities in women and girls: an evolving picture," Quinn PO. *Curr Psychiatry Rep*. 2008 Oct; 10(5): 419-23.
3) "Association between attention-deficit/hyperactivity disorder and bulimia nervosa: analysis of 4 case-control studies," Surman CB, Randall ET, Biederman J. *J Clin Psychiatry*. 2006 Mar; 67(3): 351-4.
4) *ADHD in Adults: What the Science Says*, Barkley RA, Murphy KR, Fischer M. New York: Guilford Press, 2008: 378.
5) "Symptoms of attention-deficit/hyperactivity disorder in first-time expectant women: relations with parenting cognitions and behaviors," Ninowski JE, Mash EJ, Menzie KM. *Infant Ment Health J*. 2007; 28(1): 54-75.
6) "Maternal ratings of attention problems in ADHD; evidence for the existence of a continuum," Lubke GH. *J Am Acad Child Adolesc Psychiatry*. 2009 Nov; 48(11): 1085-93.
7) "Attention deficit hyperactivity disorder: an evolutionary perspective," Shelley-Tremblay JF, Rosén LA. *J Genet Psychol*. 1996 Dec; 157(4): 443-53.
8) "Cortical thinning of the attention and executive function networks in adults with attention-deficit/hyperactivity disorder," Makris N, Biederman J, Valera EM, Bush G, Kaiser J, Kennedy DN, Caviness VS, Faraone SV, Seidman LJ. *Cereb Cortex*. 2007 Jun; 17(6): 1364-75.
9) "Anterior cingulate volumetric alterations in treatment-naïve adults with ADHD: a pilot study," Makris N, Seidman LJ, Valera EM, Biederman J, Monu-teaux MC,

Kennedy DN, Caviness Jr VS, Bush G, Crum K, Brown AB, Faraone SV. *J Atten Disord*. 2010; 13: 407. DOI: 10.1177/1087054709351671, http://jad.sagepub.com/content/13/4/407; "Gray matter alterations in adults with attention-deficit/hyperactivity disorder identified by voxel based morphome-try," Seidman LJ, Biederman J, Liang L, Valera EM, Monuteaux MC, Brown A, Kaiser J, Spencer T, Faraone SV, Makris N. *Biol Psychiatry*. 2010. DOI: 10.1016/j.biopsych.2010.09.053

10) "Functional magnetic resonance imaging of methylphenidate and placebo in attention-deficit/hyperactivity disorder during the multi-source interference task," Bush G, Spencer TJ, Holmes J, Shin LM, Valera EM, Seidman LJ, Makris N, Surman C, Aleardi M, Mick E, Biederman J. *Arch Gen Psychiatry*. 2008 Jan; 65(1): 102-14.

11) "Attention deficit/hyperactivity disorder in adults with bipolar disorder and major depressive disorder: results from the International Mood Disorder Collaborative Project," McIntyre R, Kennedy S, Nguyen H, Bilkey T, et al. *Prim Care Companion J Clin Psychiatry*. 2012; 12(3).

12) "Bipolar disorder and attention deficit/hyperactivity disorder in adults: differential diagnosis or comorbidity," Baud P, Perround N, Aubry JM. *Rev Med Suisse*. 2011 Jun 1; 7(297): 1219-22.

13) "Howie Mandel on OCD and ADD: I've been afraid of being labeled'crazy,'" Hamilton J. *Psychology Today*, April 27, 2011.

第3章

1) "When two isn't better than one: predictors of early sexual activity in adolescence using a cumulative risk model," Price MN, Hyde JS. *J Youth Adolesc*. 2009; 38: 1059-71. DOI: 10.1007/s10964-008-9351-2

2) "Modeling the pathways linking childhood hyperactivity and substance use disorder in young adulthood," Tarter RE, Kirisci L, Feske U, Vanyukov M. *Psychol Addict Behav*. 2007 Jun; 21(2): 266-71. DOI 10.1037/0893-164X.21.2.266

3) "Attributional styles and psychosocial functioning of adults with ADHD: practice issues and gender differences," Rucklidge J, Brown D, Crawford S, Kaplan B. *J Atten Disord*. 2007; 10: 288. DOI: 10.1177/1087054706289942, http://jad.sagepub.com/content/10/3/288

4) "Cognitive behavioral therapy vs. relaxation with educational support for medication-treated adults with ADHD and persistent symptoms: a randomized controlled trial," Safren SA, Sprich S, Mimiaga MJ, Surman C, Knouse L, Groves

M, Otto MW. *JAMA*. 2010 Aug 25; 304(8): 875-80.
5)"A combined treatment approach for adults with ADHD—results of an open study of 43 patients," Rostain AL, Ramsay JR. *J Atten Disord*. 2006 Nov; 10(2): 150-9. DOI: 10.1177/1087054706288110; "Efficacy of meta-cognitive therapy for adult ADHD," Solanto MV, Marks DJ, Wasserstein J, Mitchell K, Abikoff H, Alvir JM, Kofman MD. *Am J Psychiatry*. 2010 Aug; 167(8): 958-68. DOI: 10.1176/appi.ajp.2009.09081123
6)"Cognitive therapy: current status and future directions," Beck AT, Dozois DJA. *Annu Rev Med*. 2011 Feb; 62. DOI: 10.1146/annurev-med-052209-100032, http://www.annualreviews.org/doi/abs/10.1146/annurev-med-052209-100032?journalCode=med
7)"Evaluation of group cognitive behavioral therapy for adults with ADHD," Bramham J, Young S, Bickerdike A, Spain D, McCartan D, Xenitidis K. *J Atten Disord*. 2009 Mar; 12(5): 434-41. DOI: 10.1177/1087054708314596
8)"Emotion processing influences working memory circuits in pediatric bipolar disorder and attention-deficit/hyperactivity disorder," Passarotti AM, Sweeney JA, Pavuluri MN. *J Am Acad Child Adolesc Psychiatry*. 2010 Oct; 49(10): 1064-80.

第4章

1)"Cerebral glucose metabolism in adults with hyperactivity of childhood onset," Zametkin AJ, Nordahl TE, Gross M, King AC, Semple WE, Rumsey J, Hamburger S, Cohen RM. *N Engl J Med*. 1990 Nov 15; 323(20): 1361-6; "Task-specific hypoactivation in prefrontal and temporoparietal brain regions during motor inhibition and task switching in medication-naive children and adolescents with attention deficit hyperactivity disorder," Smith AB, Taylor E, Brammer M, Toone B, Rubia K. *Am J Psychiatry*. 2006 Jun; 163(6): 1044-51.
2)"Attention-deficit/hyperactivity disorder is characterized by a delay in cortical maturation," Shaw P, Eckstrand K, Sharp W, Blumenthal J, Lerch JP, Greenstein D, Clasen L, Evans A, Giedd J, Rapoport JL. *Proc Natl Acad Sci U S A*. 2007 Dec 4; 104(49): 19649-54.
3)"The unique contribution of emotional impulsiveness to impairment in major life activities in hyperactive children as adults," Barkley RA, Fischer M. *J Am Acad Child Adolesc Psychiatry*. 2010 May; 49(2): 503-13.
4)"Deficient emotional self-regulation and adult attention deficit hyperactivity disorder: a family risk analysis," Surman CB, Biederman J, Spencer T, Yorks D,

Miller CA, Petty CR, Faraone SV. *Am J Psychiatry.* 2011 Jun; 168(6): 617-23.

5)"Abnormal amygdalar activation and connectivity in adolescents with attention-deficit/hyperactivity disorder," Posner J, Nagel BJ, Maia TV, Mech-ling A, Oh M, Wang Z, Peterson BS. *J Am Acad Child Adolesc Psychiatry.* 2011 Aug; 50(8): 828-37.

6)"Molecular mechanisms of stress-induced prefrontal cortical impairment: implications for mental illness," Hains AB, Arnsten AF. *Learn Mem.* 2008 Aug 6; 15(8): 551-64; "The stressed prefrontal cortex and goal-directed behaviour: acute psychosocial stress impairs the flexible implementation of task goals," Plessow F, Kiesel A, Kirschbaum C. *Exp Brain Res.* 2011 Nov 19 [E-pub ahead of print].

7)"Molecular mechanisms of stress-induced prefrontal cortical impairment: implications for mental illness," Hains AB, Arnsten AF. *Learn Mem.* 2008 Aug 6; 15(8): 551-64; "The stressed prefrontal cortex and goal-directed behaviour: acute psychosocial stress impairs the flexible implementation of task goals," Plessow F, Kiesel A, Kirschbaum C. *Exp Brain Res.* 2011 Nov 19 [E-pub ahead of print].

8)*ADHD in Adults: What the Science Says,* Barkley RA, Murphy KR, Fischer M. New York: Guilford Press, 2008: 113-4.

9)"What does distractibility in ADHD reveal about mechanisms for top-down attentional control?" Friedman-Hill SR, Wagman MR, Gex SE, Pine DS, Leibenluft E, Ungerleider LG. *Cognition.* 2010 Apr; 115(1): 93-103.

10)"Neural correlates of dispositional mindfulness during affect labeling," Creswell JD, Way BM, Eisenberger NI, Lieberman MD. *Psychosom Med.* 2007; 69(6): 560-5; "Enhanced response inhibition during intensive meditation training predicts improvements in self-reported adaptive socioemotional functioning," Sahdra BK, Maclean KA, Ferrer E, Shaver PR, Saron CD. *Emotion.* 2011; 11(2): 299-312. PMID: 21500899.

11)"Mindfulness in medicine," Ludwig DS, Kabat-Zinn J. *JAMA.* 2008; 300(11): 1350-2. PMID: 18799450.

第5章

1)"Dorsal anterior cingulate cortex: a role in reward-based decision making," Bush G, Vogt BA, Holmes J, Dale AM, Greve D, Jenike MA, et al. *Proc Natl Acad Sci USA.* 2002; 99: 523-8; "Human anterior cingulate neurons and the integration of monetary reward with motor responses," Williams ZM, Bush G, Rauch SL, Cosgrove GR, Eskandar EN. *Nat Neurosci.* 2004; 7(12): 1370-5.

2)"Stability of executive function deficits in girls with ADHD: a prospective longitudinal followup study into adolescence," Biederman J, Petty CR, Doyle AE, Spencer T, Henderson CS, Marion B, Fried R, Faraone SV. *Dev Neuropsychol.* 2008; 33(1): 44-61. http://www.ncbi.nlm.nih.gov/pubmed/18443969
3)"Improving adherence and compliance in adults and adolescents with ADHD," Dodson WW. *Medscape Psychiatry Ment Health.* 2006; 11(1).
4)"Dynamical origin of the effective storage capacity in the brain's working memory," Christian Bick C, Mikhail I, Rabinovich MI. *Phys Rev Lett.* 2009; 103(21) :218101.(2009)PMID: 20366069; "The magic number seven plus or minus two: some limits on our capacity to process information," Miller, GA(1956). *Psychological Rev.* 1956; 63(2): 81-97. doiDOI; 10.1037/h0043158, PMID: 13310704.
5)"Neural suppression of irrelevant information underlies optimal working memory performance," Zanto TP, Gazzaley A, *J Neurosci.* 2009 Mar 11; 29(10): 3059-66. PMID: 19279242.

第6章

1)"Behavioral inhibition, sustained attention, and executive functions: constructing a unifying theory of ADHD," Barkley RA. *Psychol Bull.* 1997; 121(1): 65-94. PMID: 9000892; "Common inhibitory mechanism in human inferior prefrontal cortex revealed by event-related functional MRI," Konishi S, Nakajima K, Uchida I, Kikyo H, Kameyama M, Miyashita Y. *Brain.* 1999; 122: 981-91; "The basal ganglia: focused selection and inhibition of competing motor programs," Mink JW. *Prog Neurobiol.* 1996; 50: 381-425; "Hold your horses: a dynamic computational role for the subthalamic nucleus in decision making," Frank MJ. *Neural Netw.* 2006; 19: 1120-36; "Functional significance of the cortico-subthalamo-pallidai 'hyperdirect' pathway,"Nambu A, Tokuno H, Takada M. *Neurosci Res.* 2002; 43: 111-7; "Prefrontal cortex and impulsive decision making," Kim S, Lee D. *Biol Psychiatry.* 2011 Jun 15; 69(152): 1140-6. DOI: 10.1016/j.bio psych. 2010.07.005
2)"The valence strength of unpleasant emotion modulates brain processing of behavioral inhibitory control: neural correlates," Yuana J, Menga X, Yanga J, Yaoc G, Hua L, Yuana H. *Biol Psychiatry.* 2012 Jan: 89(1): 240-51.
3)"Deficient emotional self-regulation and adult attention deficit hyperactivity disorder: a family risk analysis," Surman CBH, Biederman J, Spencer T, Yorks D, Miller CA, Petty CR, Faraone SV. *Am J Psychiatry.* 2011; 168: 617-23. DOI: 10.1176/appi.ajp.2010.10081172

4)"Bulimia nervosa symptoms in the Multimodal Treatment Study of Children with ADHD," Mikami AY, Hinshaw SP, Arnold LE, Hoza B, Hechtman L, Newcorn JH, Abikoff HB. *Int J Eat Disord*. 2009. PMID: 19378318.

5)"Impulsivity and long-term prognosis of psychiatric patients with anorexia nervosa/bulimia nervosa," Sohlberg S, Norring C, Holmgren S, et al. *J Nerv Ment Dis*. 1989; 177: 249-58.

6)"Are some individuals diagnosed with ADHD prone to alcohol abuse? Consideration of two possible mediating factors for this susceptibility," Maxwell A. *J Atten Disord*. 2011. DOI: 10.1177/1087054711427400, PMID: 22100688.

7)"Impulsivity as a mediating mechanism between early-life adversity and addiction: theoretical comment on Lovic et al.," Hosking J, Winstanley CA. *Behav Neurosci*. 2011; 125(4): 681-6; "Neurobehavioral disinhibition in childhood predicts early age at onset of substance use disorder," Tarter RE, Kirisci L, Mez-zich A, Cornelius JR, Pajer K, Vanyukov M, Clark D. *Am J Psychiatry*. 2003; 160: 1078-85; "Does childhood treatment of ADHD with stimulant medication affect substance abuse in adulthood?" Volkow ND, Swanson JM. *Am J Psychiatry*. 2008 May; 165(5): 553-5. DOI: 10.1176/appi.ajp.2008.08020237

8)*Mastering Your Adult ADHD: A Cognitive-Behavioral Treatment Program*, Safren SA, Sprich S, Perlman CA, Otto MW. Oxford, UK: Oxford University Press, 2005: 84-90; *Cognitive Therapy: Basics and Beyond*, Beck J. New York: Guilford Press, 1995; *An Introduction to Cognitive Behaviour Therapy Skills and Applications*, Westbrook D, Kennerley KJ. London: Sage Publications, 2007; *Mind over Mood: Change How You Feel by Changing the Way You Think*, Padesky CA, Greenberger D. New York: Guilford Press, 1995; *Cognitive-Behavioral Therapy for Adult ADHD: Targeting Executive Dysfunction*, Solanto MV. New York: Guilford Press, 2001.

第7章

1)"A laboratory driving simulation for assessment of driving behavior in adults with ADHD: a controlled study," Biederman J, Fried R, Monuteaux MC, Reimer B, Coughlin JF, Surman CB, Aleardi M, Dougherty M, Schoenfeld S, Spencer TJ, Faraone SV. *Annu Gen Psychiatry*. 2007 Jan 30; 6: 4.

2)"Manual transmission enhances attention and driving performance of ADHD adolescent males: pilot study," Cox DJ, Punja M, Powers K, et al. *J Atten Disord*. 2006; 10(2): 212-5.

3)"Prefrontal cortex and impulsive decision making," Kim S, Lee D. *Biol Psychiatry*. 2001 Jun 15; 69(12): 1140-6. DOI: 10.1016/j.biopsych.2010.07.005
4) Reviewed in"Neural hyporesponsiveness and hyperresponsiveness during immediate and delayed reward processing in adult attention-deficit/hyperactivity disorder," Plichta MM, Vasic N, Wolf RC, Lesch KP, Brummer D, Jacob C, Fallgatter AJ, Grön G. *Biol Psychiatry*. 2009; 65: 7-14.
5)"Willpower over the life span: decomposing self-regulation," Mischel W, Ayduk O, Berman MG, Casey BJ, Gotlib IH, Jonides J, Kross E, Teslovich T, Wilson NL, Zayas V, Shoda Y. *SCAN*. 2011; 6: 252-6.

第8章

1)"Acquisition and performance of goal-directed instrumental actions depends on ERK signaling in distinct regions of dorsal striatum in rats," Shiflett MW, Brown RA, Balleine BW. *J Neurosci*. 2010 Feb 24; 30(8): 2951-9.
2)"Neurobiology of skill and habit learning," Salmon DP, Butters N. *Curr Opin Neurobiol*. 1995; 5: 184-90.
3)"How are habits formed: modelling habit formation in the real world," Lally P, Van Jaarsveld CHM, Potts HWW, Wardle J. *Eur J Soc Psychol*. 2010; 40: 998-1009.
4)"Alcohol has a dose-related effect on parasympathetic nerve activity during sleep," Sagawa YY, Kondo HH, Matsubuchi NN, Takemura T, Kanayama H, Kaneko Y, Kanbayashi T, Shimizu T, Hishikawa Y, Shimizu TT. *Alcohol Clin Exp Res*. 2011 Nov 1; 35(11): 2093-100.
5)"Physical Activity Guidelines for Americans," U.S. Dept. of Health and Human Services. 2008. http://www.health.gov/paguidelines/guidelines/summary.aspx
6) There's an excellent summary and list of references on the Harvard School of Public Health's website: http://www.hsph.harvard.edu/nutritionsource/staying-active/staying-active-full-story/index.html#references
7)"Exercise influences hippocampal plasticity by modulating brain-derived neurotrophic factor processing," Ding Q, Ying Z, Gómez-Pinilla F. *Neuroscience*. 2011 Sep; 192: 773-80.
8)"Association between attention-deficit/hyperactivity disorder and sleep impairment in adulthood," Surman CBH, Adamson JJ, Petty C, Biederman J, Kenealy DC, Levine M, Mick E, Faraone SV. *J Clin Psychiatry*. 2009; 70(11): 1523-9.
9) Division of Sleep Medicine at Harvard Medical School website, http://healthysleep.med.harvard.edu

10) "The Sleepless Elite: Why Some People Can Run on Little Sleep and Get So Much Done," Melinda Beck, April 5, 2011, http://online.wsj.com/article/SB10001424052748703712504576242701752957910.html
11) Personal communication from Daniel Buysse, University of Pittsburgh Medical Center, September 5, 2011, and from Christopher R. Jones, University of Utah, September 22, 2011.
12) "Food additives and hyperactive behaviour in 3-year-old and 8/9-year-old children in the community: a randomised, double-blinded, placebo-controlled trial," McCann D, Barrett A, Cooper A, Crumpler D, Dalen L, Grimshaw K, Kitchin E, Lok K, Porteous L, Prince E, Sonuga-Barke E, Warner JO, Stevenson J. *Lancet.* 2007; 370(9598): 1560-7.
13) Some studies related to whole/refined grains and health: "Whole-grain consumption and risk of coronary heart disease: results from the Nurses' Health Study," Liu S, Stampfer MJ, Hu FB, et al. *Am J Clin Nutr.* 1999; 70: 412-9; "Whole grain intake and cardiovascular disease: a meta-analysis," Mellen PB, Walsh TF, Herrington DM. *Nutr Metab Cardiovasc Dis.* 2007; "Whole grain, bran, and germ intake and risk of type 2 diabetes: a prospective cohort study and systematic review," de Munter JS, Hu FB, Spiegelman D, Franz M, van Dam RM, *PLoS Med.* 2007 Aug; 4(8): e261; "White rice, brown rice, and risk of type 2 diabetes in US men and women," Sun Q, Spiegelman D, van Dam RM, et al. *Arch Intern Med.* 2010; 170: 961-9; "Whole-grain intake and cancer: an expanded review and meta-analysis," Jacobs Jr DR, Marquart L, Slavin J, Kushi LH. *Nutr Cancer.* 1998; 30: 85-96; "Dietary fiber and whole-grain consumption in relation to colorectal cancer in the NIH-AARP Diet and Health Study," Schatzkin A, Mouw t, Park Y, et al. *Am J Clin Nutr.* 2007; 85: 1353-60; "Dietary carbohydrate, glycemic index, and glycemic load and the risk of colorectal cancer in the BCDDP cohort," Strayer L, Jacobs Jr DR, Schairer C, Schatzkin A, Flood A. *Cancer Causes Control.* 2007; 18: 853-63; "Whole-grain consumption is associated with a reduced risk of noncardiovascular, noncancer death attributed to inflammatory diseases in the Iowa Women's Health Study," Javobs Jr DR, Andersen LF, Blomhoff R. *Am J Clin Nutr.* 2007; 85: 1606-14.
14) "Food sources of energy among U.S. population, 2005-2006." Risk Factor Monitoring and Methods. Control and Population Sciences. National Cancer Institute. 2010. http://riskfactor.cancer.gov/diet/foodsources/
15) "New frontiers in cardiovascular behavioral medicine: Comparative effectiveness of exercise and medication in treating depression," Blumenthal JA. *Cleve*

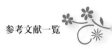

Clin J Med. 2011 Aug; 78(1): S35-S43. DOI: 10.3949/ccjm.78.s1.06
16)"Exercise as an augmentation treatment for nonremitted Major depressive disorder: a randomized, parallel dose comparison," Trivedi MH, Greer TL, Church TS, Carmody TJ, Grannemann BD, Galper DI, Dunn AL, Earnest CP, Sunderajan P, Henley SS, Blair SN. *J Clin Psychiatry*.

第9章

1)"Understanding ADHD in girls," Grskovic JA, Zentall SS. *Int J Spec Ed*. 2010; 25(1): 171-84.
2)"Patterns of friendship among girls with and without attention-deficit/hyperactivity disorder," Blachman DR, Hinshaw SP. *J Abnorm Child Psychol*. 2002 Dec; 30(6): 625-40.
3)"The social competence of children with attention deficit hyperactivity disorder: A review of the literature," Nixon E. *Child Psychol Psychiatry Review*. 2001; 6: 172-80.
4)"Differences in heterosocial behavior and outcomes of ADHD-symptomatic subtypes in a college sample," Canu WH, Carlson CL. *J Atten Disord*. 2003 Apr; 6(3): 123-33.
5)http://www.eeoc.gov/policy/docs/accommodation.html
6)"Stephanie Sarkis, Ph.D.: A Lot of Education and a Bit of Technology," http://www.everydayhealth.com/add-adhd/stephanie-sarkis-a-lot-of-education-and-a-bit-of-technology.aspx, July 26, 2011.
7)"Friends: A Natural Treatment for Adult ADHD," Kessler Z, Additude Magazine online. http://www.additudemag.com/adhd/article/8390-2.html

第10章

1) A sampling of research on safety of ADHD medications: "Long-term safety and effectiveness of mixed amphetamine salts extended release in adults with ADHD," Biederman J, Spencer TJ, Wilens TE, et al. *CNS Spectr*. 2005; 10(20): 16-25; "Long-term treatment outcomes with lisdexamfetamine dimesylate for adults with attention-deficit/hyperactivity disorder stratified by baseline severity," Ginsberg L, Katic A, Adeyi B, Dirks B, Babcock T, Lasser R, Sheckner B, Adler LA. *Curr Med Res Opin*. 2011 Jun; 27(6): 1097-107; "Long-term safety of OROS methylphenidate in adults with attention-deficit/hyperactivity disorder: an open-label, dose-titration, 1-year study," Adler LA, Orman C, Starr HL, Silber S,

Palumbo J, Cooper K, Berwaerts J, Harrison D. *J Clin Psychopharmacol.* 2011 Feb; 31(1): 108-14; "Twenty-four-week treatment with extended release methylphenidate improves emotional symptoms in adult ADHD," Rösler M, Retz W, Fischer R, Ose C, Alm B, Deckert J, Philipsen A, Herpertz S, Ammer R. *World J Biol Psychiatry.* 2010 Aug; 11(5): 709-18; "Long-term, open-label safety and efficacy of atomoxetine in adults with ADHD: final report of a 4-year study," Adler LA, Spencer TJ, Williams DW, Moore RJ, Michelson D. *J Atten Disord.* 2008 Nov; 12(3): 248-53; "Two-year outcome of treatment with central stimulant medication in adult attention-deficit/hyperactivity disorder: a prospective study," Bejerot J, Rydén EM, Arlinde CM. *J Clin Psychiatry.* 2010 Dec; 71(12): 1590-7.

2) "ADHD drugs and serious cardiovascular events in children and young adults," Cooper WO, et al. *N Engl J Med.* 2001 Nov 17; 365: 1896-1904.

3) "ADHD medications and risk of serious cardiovascular events in young and middle-aged adults," Habel LA, Cooper WO, Sox CM, Chan KA, Fireman BH, *JAMA.* Published online December 12, 2011.

4) "Representativeness of participants in a clinical trial for attention-deficit/hyperactivity disorder? Comparison with adults from a large observational study," Surman CBH, Monuteaux MC, Petty CR, Faraone SV, Spencer TJ, Chu NF, Biederman J. *J Clin Psychiatry.* 2010; 71(12): 1612-6.

5) "Two-year outcome of treatment with central stimulant medication in adult attention-deficit/hyperactivity disorder: a prospective study," Bejerot S, Rydén EM, Arlinde CM. *J Clin Psychiatry.* 2010; 71(12): 1590-7.

6) "Functional magnetic resonance imaging of methylphenidate and placebo in attention-deficit/hyperactivity disorder during the multi-source interference task," Bush G, Spencer TJ, Holmes J, Shin LM, Valera EM, Seidman LJ, Makris N, Surman C, Aleardi M, Mick E, Biederman J. *J Arch Gen Psychiatry.* 2008 Jan; 65 (1): 102-14.

7) "A comparison of the efficacy of medications for adult attention-deficit/hyperactivity disorder using meta-analysis of effect sizes," Faraone SV, Glatt SJ. *J Clin Psychiatry.* 2010 Jun; 71(6): 754-63.

8) "Impact of stimulant pharmacotherapy on sleep quality: post hoc analyses of 2 large, double-blind, randomized, placebo-controlled trials," Surman CB, Roth TJ. *J Clin Psychiatry.* 2011 Jul; 72(7): 903-8.

第11章

1) "Cognitive behavioral therapy vs relaxation with educational support for medication-treated adults with ADHD and persistent symptoms: a randomized controlled trial," Safren SA, Sprich S, Mimiaga MJ, Surman C, Knouse L, Groves M, Otto MW. *JAMA*. 2010 Aug 25; 304(8): 875-80.
2) "Efficacy of meta-cognitive therapy for adult ADHD," Solanto MV, Marks DJ, Wasserstein J, Mitchell K, Abikoff H, Alvir JM, Kofman MD. *Am J Psychiatry*. 2010 Aug; 167(8): 958-68.
3) "Editorial: Coaching as a treatment for ADHD," Goldstein S. *J Atten Disord*. 2005; 9: 379-81.
4) "Does mindfulness training improve cognitive abilities? A systematic review of neuropsychological findings," Chiesa A, Calati R, Serretti A. *Clin Psychol Rev*. April 2011; 31(3): 449-64.
5) "Mindfulness-based stress reduction and mindfulness-based cognitive therapy: a systematic review of randomized controlled trials," Fjorback LO, Arendt M, Ornbøl E, Fink P, Walach H. *Acta Psychiatr Scand*. 2011 Aug; 124(2): 102-19; "The effect of mindfulness-based therapy on anxiety and depression: a meta-analytic review," Hofmann SG, Sawyer AT, Witt AA, Oh D. *J Consult Clin Psychol*. 2010 Apr; 78(2): 169-83.
6) "Mindfulness meditation training in adults and adolescents with ADHD: a feasibility study," Zylowska L, Ackerman DL, Yang MH, Futrell JL, Horton NL, Hale TS, Pataki C, Smalley SL. *J Atten Disord*. Published online November 19, 2007. http://www.wcbsthailand.com/download/cl_pdf/Mindful-ness%20ADHD-Zylowska%20et%20et%20al.pdf; "Comparing the effectiveness of mindfulness-based stress reduction and multidisciplinary intervention programs for chronic pain: a randomized comparative trial," Wong SY, Chan FW, Wong RL, Chu MC, Lam YK, Mercer SW, Ma SH. *Clin J Pain*. 2011 Oct; 27(8): 724-34; "Mindfulness-based stress reduction for stress management in healthy people: a review and meta-analysis," Chiesa A, Serretti A. *J Altern Complementary Med*. 2009 May; 15(5): 593-600; "Sahaja yoga meditation as a family treatment programme for children with attention deficit-hyperactivity disorder," Harrison L, Manocha R, Rubia K. *Clin Child Psychol Psychiatry*. 2004; 9(4): 479-97.
7) "Reduced ADHD symptoms in adults with ADHD after structured skills training group: results from a randomized controlled trial," Hirvikoskia T, Waaler E, Alfredsson J, Pihlgren C, Holmström A, Johnson A, Rück J, Wiwe C, Bothén P,

Nordström AL. *Behav Res Ther.* 2001 Mar; 49(3): 175-85.
8) "Attention-deficit/hyperactivity disorder: is it time to reappraise the role of sugar consumption?" Johnson RJ, Gold MS, Johnson DR, Ishimoto T, Lanaspa MA, Zahniser NR, Avena NM. *Postgrad Med.* 2001; 123(5): 39-49.
9) "Food additives and hyperactive behaviour in 3-year-old and 8/9-year-old children in the community: a randomised, double-blinded, placebo-controlled trial," McCann D, Barrett A, Cooper A, et al. *Lancet.* 2007; 5: 5.
10) "Effects of a restricted elimination diet on the behaviour of children with attention-deficit hyperactivity disorder (INCA study): a randomised controlled trial," Pelsser LM, Frankena K, Toorman J, Savelkoul HF, Dubois AE, Pereira RR, Haagen TA, Rommelse NN, Buitelaar JK. *Lancet.* 2011 Feb 5; 377(9764): 494-503.
11) "Association of attention-deficit/hyperactivity disorder and celiac disease: a brief report," Niederhofer H. *Prim Care Companion CNS Disord.* 2011; 13(3).
12) "Effects of caffeine on cognitive, psychomotor, and affective performance of children with attention-deficit/hyperactivity disorder," Leon MR. *J Atten Disord.* 2000; 4(1): 27-47; "Tea consumption maybe an effective active treatment for adult attention deficit hyperactivity disorder(ADHD)," Liu K, Liang X, Kuang W. *Med Hypotheses.* 2011; 76: 461-3.
13) "Acute effects of a glucose energy drink on behavioral control," Howard MA, Marczinski CA. *Exp Clin Psychopharmacol.* 2010 Dec; 18(6): 553-61.
14) "Complementary medicines(herbal and nutritional products)in the treatment of attention deficit hyperactivity disorder(ADHD): a systematic review of the evidence," Sarris J, Kean J, Schweitzer I, Lake J. *Complementary Ther Med.* 2011 Aug; 19(4): 216-27.
15) "Omega-3 fatty acid supplementation for the treatment of children with attention-deficit/hyperactivity disorder symptomatology: systematic review and meta-analysis," Bloch MH, Qawasmi A. *J Am Acad Child and Adolesc Psychiatry.* 2011 Oct; 50(10): 991-1000.
16) "Essential fatty acids and attention-deficit-hyperactivity disorder: a systematic review," Raz R, Gabis L. *Dev Med Child Neurol.* 2009; 51(8): 580-92.
17) "Association of fatty acid desaturase genes with attention-deficit/hyperactivity disorder," Brookes KJ, Chen W, Xu X, Taylor E, Asherson P. *Biol Psychiatry.* 2006; 60(10): 1053-61.
18) "Complementary and alternative treatments of attention deficit hyperactivity disorder," Kilincaslan A, et al. *Arch Neuropsychiatry.* 2011; 48: 94-102.; "Zinc in

attention-deficit/hyperactivity disorder," Arnold LE, Disilvestro RE. *J Child Adolesc Psychopharmacol.* 2005; 15(4): 619-27.
19)"Alternative treatments for adults with attention-deficit hyperactivity disorder (ADHD)," Arnold LE. *Ann N Y Acad Sci.* 2001; 931: 310-41.
20)"Iron deficiency in children with attention deficit hyperactivity disorder," Lahat E, Heyman E, Livne A, Goldman M, Berkovitch M, Zachor D. *Isr Med Assoc J.* 2011 Sep; 13(9): 530-3.
21)"Complementary and alternative treatments of attention deficit hyperactivity disorder," Kilincaslan A, et al. *Arch Neuropsychiatry.* 2011; 48: 94-102.
22)"Efficacy of neurofeedback treatment in ADHD: the effects on inattention, impulsivity and hyperactivity: a meta-analysis," Arns M, deRidder S, Strehl U, Breteler M, Coenen A. *Clin EEG Neurosci.* 2009; 40: 180-9.
23)"The effectiveness of EEG-feedback on attention, impulsivity and EEG: a sham feedback controlled study," Logemann HN, Lansbergen MM, Van Os TW, Böcker KB, Kenemans JL. *Neurosci Lett.* 2010 Jul 19; 479(1): 49-53; "A review of neurofeedback treatment for pediatric ADHD," Lofthouse N, Arnold LE, Hersch S, Hurt E, Debeus R. *J Atten Disord.* 2012 Jul; 16(5): 351-72.
24)"Biofeedback and neurofeedback treatment for ADHD," Lofthouse N, McBurnett K, Arnold LE, Hurt E. *Psychiatr Ann.* 2011 Jan; 41(1): 42-8. http://www.psychiatricannalsonline.com/showPdf.asp?rID=79275
25)"Training of working memory in children with ADHD," Klingberg T, Forssberg H, Westerberg H, Benninger J. *J Clin Exp Neuropsychol.* 2002 Sep; 24(6): 781-91; "A controlled trial of working memory training for children and adolescents with ADHD," Beck SJ, Hanson CA, Puffenberger SS, Benninger KL, Benninger WB. *J Clin Child Adolesc Psychol.* 2010: 39(6): 825-36.
26) *The Relaxation Response*, Benson H, Klipper MZ, New York: HarperTorch, 1976.

■著者

クレイグ・サーマン(医学博士)
Craig Surman, M.D.

成人のADHDの専門家。ハーバードメディカルスクール精神科部門のアシスタント・プロフェッサーであり、同スクール最大の関連病院であるマサチューセッツ総合病院成人ADHD研究プログラムの科学コーディネーターを務めている。

ティム・ビルキー(医学博士)
Tim Bilkey, M.D.

成人のADHDを専門とする精神科医。今までに3,400人を超える患者の診断に携わった。世界各地で講演活動を行っており、ADHDに関する映画も2本制作している。女性のためのADHDクリニックを世界に先駆けて開設。成人のADHDに関する教育プログラムFAST MINDSを開発し、2009年にカナダ家庭医協会(the College of Family Physicians of Canada)から認定を受けている。

カレン・ウェイントラーブ
Karen Weintraub

ジャーナリスト。ボストン・グローブ、USAトゥデイなどの米国主要紙、その他の媒体にフリーランスライターとして寄稿し、受賞歴もある。ハーバード大学公開講座やボストン大学でジャーナリズムの教鞭もとっている。著書"The Autism Revolution(自閉症革命)"(Harvard Health Publications)。

■日本語版監修者

福西 勇夫
Isao Fukunishi

徳島大学医学部卒、医学博士。医療法人社団真貴志会・南青山アンティーク通りクリニック院長。精神科医として、成人期ADHDを始め幅広く心の病に対応している。本書の著者クレイグ・サーマンとその父オーウェン・サーマンとは親交があり、2000年から現在までにマサチューセッツ総合病院の客員教授として9回招聘されている。2007年には南イリノイ大学の客員教授として招聘されている。

福西 朱美
Akemi Fukunishi

国際医療福祉大学大学院卒、医療福祉心理学博士。米国、フランス、英国にて臨床心理学全般の研鑽を積んでいる。そのなかでもマサチューセッツ総合病院ではオーウェン・サーマンより精神医学全般を、クレイグ・サーマンより児童精神医学を学び、現在に至る。

■訳者

村木 美紀子
Mikiko Muraki

翻訳家。薬剤師。武庫川女子大学薬学部卒業。2002年ハーバード大学公衆衛生大学院修了（理学修士）。国内外の製薬会社や大学研究機関に勤務の後、現在はフリーランスで活動。

ハーバード式　大人のADHDパーフェクトガイド
FAST MINDSを持っているあなたへ
――誰にでも役立つ、成長しながら生きるコツ

平成 27 年 2 月 26 日　第 1 刷発行
令和 7 年 5 月 28 日　第 4 刷発行

著　　　者　　クレイグ・サーマン、ティム・ビルキー、
　　　　　　　カレン・ウェイントラーブ
監 修 者　　福西勇夫、福西朱美
訳　　　者　　村木美紀子
発 行 者　　東島俊一
発 行 所　　株式会社 **法 研**
　　　　　　東京都中央区銀座1–10–1（〒104–8104）
　　　　　　販売 03(3562)7671 ／編集 03(3562)7674
　　　　　　http://www.sociohealth.co.jp
印刷・製本　　研友社印刷株式会社　　　　　　0117

小社は㈱法研を核に「SOCIO HEALTH GROUP」を構成し、相互のネットワークにより、〝社会保障及び健康に関する情報の社会的価値創造〟を事業領域としています。その一環としての小社の出版事業にご注目ください。

Ⓒ Mikiko Muraki 2015, Printed in Japan
ISBN 978-4-86513-081-2 C0077　定価はカバーに表示してあります。
乱丁本・落丁本は小社出版事業課あてにお送りください。
送料小社負担にてお取り替えいたします。

|JCOPY|〈出版者著作権管理機構　委託出版物〉
本書の無断複製は著作権法上での例外を除き禁じられています。複製される場合は、そのつど事前に、出版者著作権管理機構（電話 03-5244-5088、FAX 03-5244-5089、e-mail: info@jcopy.or.jp）の許諾を得てください。